国家卫生健康委员会"十三五"规划教材

全国高等职业教育教材

供护理、助产专业用

护用药理学

第4版

主　编　秦红兵　姚　伟

副主编　沈华杰　黄幼霞　范业宏

编　者（以姓氏笔画为序）

王　梅（沧州医学高等专科学校）　　　范业宏（黑龙江护理高等专科学校）

王志亮（枣庄科技职业学院）　　　　　姚　伟（山东医学高等专科学校）

王知平（山西卫生健康职业学院）　　　秦红兵（江苏医药职业学院）

毛玉霞（聊城职业技术学院）　　　　　秦博文（承德护理职业学院）

孙宏丽（哈尔滨医科大学大庆校区）　　郭永洪（云南工商学院护理学院）

李　昶（娄底职业技术学院）　　　　　高春艳（首都医科大学燕京医学院）

严继贵（安徽医学高等专科学校）　　　黄幼霞（泉州医学高等专科学校）

何　颖（大庆医学高等专科学校）　　　褚燕琦（首都医科大学宣武医院）

沈华杰（天津医学高等专科学校）　　　熊存全（江苏医药职业学院）

张晓红（大理护理职业学院）

人民卫生出版社

图书在版编目（CIP）数据

护用药理学 / 秦红兵，姚伟主编. —4 版. —北京：
人民卫生出版社，2018

ISBN 978-7-117-27216-2

Ⅰ.①护… Ⅱ.①秦…②姚… Ⅲ.①护理学－药理
学－高等职业教育－教材 Ⅳ.①R96

中国版本图书馆 CIP 数据核字（2018）第 265146 号

人卫智网	www.ipmph.com	医学教育、学术、考试、健康，
		购书智慧智能综合服务平台
人卫官网	www.pmph.com	人卫官方资讯发布平台

护用药理学

第 4 版

主 编：秦红兵 姚 伟

出版发行：人民卫生出版社（中继线 010-59780011）

地 址：北京市朝阳区潘家园南里 19 号

邮 编：100021

E - mail：pmph @ pmph.com

购书热线：010-59787592 010-59787584 010-65264830

印 刷：人卫印务（北京）有限公司

经 销：新华书店

开 本：850×1168 1/16 印张：16 插页：8

字 数：506 千字

版 次：2001 年 7 月第 1 版 2018 年 12 月第 4 版
2023 年 10 月第 4 版第 10 次印刷（总第 50 次印刷）

标准书号：ISBN 978-7-117-27216-2

定 价：50.00 元

打击盗版举报电话：010-59787491 E-mail：WQ @ pmph.com
（凡属印装质量问题请与本社市场营销中心联系退换）

修订说明

　　高等职业教育三年制护理、助产专业全国规划教材源于原国家教育委员会"面向21世纪高等教育教学内容和课程体系改革"项目子课题研究,是由原卫生部教材办公室依据课题研究成果规划并组织全国高等医药院校专家编写的"面向21世纪课程教材"。本套教材是我国高等职业教育护理类专业第一套规划教材,第一轮于1999年出版,2005年和2012年分别启动第二轮和第三轮修订工作。其中《妇产科护理学》等核心课程教材列选"普通高等教育'十五'国家级规划教材""普通高等教育'十一五'国家级规划教材"和"'十二五'职业教育国家规划教材",为我国护理、助产专业人才培养做出卓越的贡献!

　　根据教育部和国家卫生健康委员会关于新时代职业教育和护理服务业人才培养相关文件精神要求,在全国卫生职业教育教学指导委员会指导下,2017年组建了新一届教材建设评审委员会启动第四轮修订工作。新一轮修订以习近平新时代中国特色社会主义思想为指引,坚持立德树人,对接新时代健康中国建设对护理、助产专业人才培养需求。评委会在来自全国30个省、市、自治区140余所高等职业院校的申报专家中全面比较、反复研究,遴选出600余名专家参与第四轮修订。

　　本轮修订的重点:

　　1. **秉承三基五性**　对医学生而言,院校学习阶段的学习是一个打基础的过程。本轮教材修订工作秉承人民卫生出版社国家规划教材建设"三基五性"优良传统,在基本知识、基本理论、基本技能三个方面进一步强化夯实医学生基础。整套教材从顶层设计到选材用材均强调思想性、科学性、先进性、启发性、适用性。在思想性方面尤其突出新时代育人导向,各教材全面融入社会主义核心价值观,体现"敬佑生命、救死扶伤、甘于奉献、大爱无疆"的卫生与健康工作者精神,将政治素养和医德医技培养贯穿修订、编写及教材使用全过程。

　　2. **强化医教协同**　本套教材评审委员会和编写团队进一步增加了临床一线护理专家,更加注重吸收护理业发展的新知识、新技术、新方法以及产教融合新成果。评委会在全国卫生职业教育教学指导委员会指导下,在加强顶层设计的同时注重指导各修订教材对接最新专业教学标准、职业标准和岗位规范要求,更新包括疾病临床治疗、慢病管理、社区护理、中医护理、母婴护理、老年护理、长期照护、康复促进、安宁疗护以及助产等在内的护士执业资格考试所要求的全部内容,力求使院校教育、毕业后教育和继续教育在内容上相互衔接,凸显本套教材的协同性、权威性和实用性。

　　3. **注重人文实践**　护理工作的服务对象是人,护理学本质上是一门人学,而且是一门实践性很强的科学。第四轮修订坚持以学生为本,以人的健康为中心,注重人文实践。各教材围绕护理、助产专业人才培养目标,将知识、技能与情感、态度、价值观的培养有机结合,引导学生将教材中学到的理论、方法去观察病情、发现问题、解决问题,在加深学生对理论的认知、理解和增强解决未来临床实际问题的能力的同时,更加注重启发学生从心灵深处自悟、陶冶灵魂,从根本上领悟做人之道。

　　4. **体现融合创新**　当前以信息技术、人工智能和新材料等为代表的新一轮科技革命迅猛发展,包括护理学在内的多个学科呈深度交叉融合。本套教材的修订与时俱进,主动适应大数据、云计算和移动通讯等新技术新手段新方法在卫生健康和职业教育领域的广泛应用,体现卫生健康及职业教育与新技术的融合成果,创新教材呈献形式。除传统的纸质教材外,本套教材融合了数字资源,所选素材主题鲜明、内容实用、形式活泼,拉近学生与理论课和临床实践的距离。通过扫描教材随文二维码,线上与线下的联动,激发学生学习兴趣和求知欲,增强教材的育人育才效果。

全套教材包括主教材、配套教材及数字融合资源,分职业基础模块、职业技能模块、人文社科模块、能力拓展模块、临床实践模块 5 个模块,共 47 种教材,其中修订 39 种,新编 8 种,预计于 2018 年 12 月出版,供护理、助产 2 个专业选用。

教 材 目 录

序号	教材名称	版次	所供专业	配套教材
1	人体形态与结构	第2版	护理、助产	√
2	生物化学	第2版	护理、助产	√
3	生理学	第2版	护理、助产	√
4	病原生物与免疫学	第4版	护理、助产	√
5	病理学与病理生理学	第4版	护理、助产	√
6	正常人体结构	第4版	护理、助产	√
7	正常人体功能	第4版	护理、助产	
8	疾病学基础	第2版	护理、助产	
9	护用药理学	第4版	护理、助产	√
10	护理学导论	第4版	护理、助产	
11	健康评估	第4版	护理、助产	√
12	基础护理学	第4版	护理、助产	√
13	内科护理学	第4版	护理、助产	√
14	外科护理学	第4版	护理、助产	√
15	儿科护理学	第4版	护理、助产	√
16	妇产科护理学	第4版	护理	
17	眼耳鼻咽喉口腔科护理学	第4版	护理、助产	√
18	母婴护理学	第3版	护理	
19	儿童护理学	第3版	护理	
20	成人护理学（上册）	第3版	护理	
21	成人护理学（下册）	第3版	护理	
22	老年护理学	第4版	护理、助产	
23	中医护理学	第4版	护理、助产	√
24	营养与膳食	第4版	护理、助产	
25	社区护理学	第4版	护理、助产	
26	康复护理学基础	第2版	护理、助产	
27	精神科护理学	第4版	护理、助产	
28	急危重症护理学	第4版	护理、助产	

续表

序号	教材名称	版次	所供专业	配套教材
29	妇科护理学	第 2 版	助产	√
30	助产学	第 2 版	助产	
31	优生优育与母婴保健	第 2 版	助产	
32	护理心理学基础	第 3 版	护理、助产	
33	护理伦理与法律法规	第 2 版	护理、助产	
34	护理礼仪与人际沟通	第 2 版	护理、助产	
35	护理管理学基础	第 2 版	护理、助产	
36	护理研究基础	第 2 版	护理、助产	
37	传染病护理	第 2 版	护理、助产	√
38	护理综合实训	第 2 版	护理、助产	
39	助产综合实训	第 2 版	助产	
40	急救护理学	第 1 版	护理、助产	
41	预防医学概论	第 1 版	护理、助产	
42	护理美学基础	第 1 版	护理	
43	数理基础	第 1 版	助产、护理	
44	化学基础	第 1 版	助产、护理	
45	信息技术与文献检索	第 1 版	助产、护理	
46	职业规划与就业指导	第 1 版	助产、护理	
47	老年健康照护与促进	第 1 版	护理、助产	

数字内容编者名单

主　编　沈华杰　熊存全

副主编　姚　伟　黄幼霞　范业宏

编　者（以姓氏笔画为序）

马晓茜（山东医学高等专科学校）

王　晔（哈尔滨医科大学大庆校区）

王　梅（沧州医学高等专科学校）

王志亮（枣庄科技职业学院）

王知平（山西卫生健康职业学院）

毛玉霞（聊城职业技术学院）

刘　博（聊城市东昌府人民医院）

孙宏丽（哈尔滨医科大学大庆校区）

李　昶（娄底职业技术学院）

严继贵（安徽医学高等专科学校）

何　颖（大庆医学高等专科学校）

沈华杰（天津医学高等专科学校）

张晓红（大理护理职业学院）

范业宏（黑龙江护理高等专科学校）

姚　伟（山东医学高等专科学校）

秦红兵（江苏医药职业学院）

秦博文（承德护理职业学院）

郭　鹭（黑龙江护理高等专科学校）

郭永洪（云南工商学院护理学院）

高春艳（首都医科大学燕京医学院）

黄幼霞（泉州医学高等专科学校）

戚汉平（哈尔滨医科大学大庆校区）

谢　田（黑龙江护理高等专科学校）

褚燕琦（首都医科大学宣武医院）

熊存全（江苏医药职业学院）

主编简介与寄语

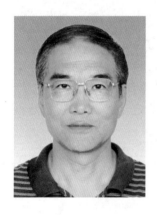

秦红兵，教授（三级），江苏医药职业学院。全国卫生职业教育药理学研究会副主任委员，江苏省药理学会卫生职业教育委员会主任委员，盐城市医疗事故技术鉴定专家。主要从事药理学教学和麋鹿角抗衰老作用研究，发表研究论文 30 余篇，主编教材 20 余部。主持的"护理药理学"课程为省级精品课程，获得江苏省教学成果奖一等奖、二等奖和盐城市人民政府科技进步奖一等奖、二等奖、三等奖各 1 项。

寄语：

护用药理学是护理类专业的一门专业基础课，其基本理论、基本知识和基本技能直接为后继课服务，为临床药物治疗工作奠定基础。学好该课程对于未来从事护理工作具有重要意义。

主编简介与寄语

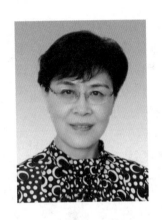

姚伟,教授,山东医学高等专科学校教务处副处长。主要从事药理学教学与研究工作。在《药学学报》和 *The American Journal of Surgery* 等刊物发表论文 15 篇。获山东省教育厅科技进步二等奖一项,临沂市科学技术进步二等奖三项、三等奖四项。近年来,主编、参编《护用药理学》《药理学》《美容药物学》《护理药理学》等规划教材 8 部。兼职临沂市医疗事故鉴定专家、山东省自然科学课题评审专家等。

寄语:

药理学是基础医学和临床医学、医学和药学的桥梁,是筑牢临床护理工作的基石。拾级而上,跬步致远,方能洞悉其中的奥秘,扎稳合理用药的根基,增强药物治疗服务的才干。

前　言

护用药理学是护理类专业一门重要的医学基础课程，也是医学基础课程与护理类专业课程之间的桥梁课程，为后续护理类专业课程服务，为未来护理临床药物治疗奠定基础。第 3 版教材为"十二五"职业教育国家规划教材，得到了使用学校师生的充分肯定。为进一步贯彻落实《关于加快发展现代职业教育的决定》《关于深化医教协同进一步推进医学教育改革与发展的意见》等有关文件精神，根据新时代下高等职业教育护理类专业教育教学改革的需要，按照护用药理学课程标准要求，对第 3 版教材进行修订。

《护用药理学（第 4 版）》为国家卫生健康委员会"十三五"规划教材，共 45 章，包括药理学总论和各系统药物药理部分，主要介绍药理学的基本理论和基本知识，以《国家基本药物目录》药物和临床常用药物为重点，介绍药物的药理作用、临床应用、不良反应和注意事项以及护理要点提示等内容。

教材的编写坚持三基（基本理论、基本知识、基本技能）、五性（思想性、科学性、启发性、先进性、适用性）和三特定（特定对象、特定要求、特定限制）的原则，在传承优秀教材的基础上，注重改革与创新。第 4 版教材主要有以下特点：一是精选内容，使教材内容与护理工作岗位对接、与护士执业资格考试对接，满足护理岗位工作任务需要；二是优化结构，使教材章节顺序编排符合学科内在之间逻辑关系以及学生认知规律，促进学生更好地掌握和理解药理学基本理论、基本知识；三是"纸数"融合，通过扫描纸质教材各章节相应部位的二维码，获得以 PPT、微课、图片和文档等形式呈现的知识链接、案例分析、思路解析、扫一扫测一测等数字内容，帮助学生自主学习和移动学习。

教材中涉及的药物剂量、用法等不作为临床用药依据，具体药物的用法、用量等请参照该药物的药品说明书。

在教材的编写过程中，编写组汲取和借鉴了相关教材和著作的研究成果，得到了各参编单位的鼎力支持。在此，一并致以崇高的敬意和衷心的感谢。

全体参编人员尽心竭力，力争打造一本"学生好学、教师好教"的精品教材，但限于学术水平等原因，书中不妥之处在所难免，敬请广大师生批评指正，以便修订完善。

秦红兵　姚　伟

2018 年 5 月

教学大纲（参考）

目 录

第一章　绪　言

01章 PPT

1. 掌握药物、药理学、药物效应动力学和药物代谢动力学的概念。
2. 熟悉药理学学科性质与任务；熟悉护用药理学学习目标。
3. 了解护士在药物治疗中的角色和职责；了解药品管理相关知识。

一、药理学学科性质与任务

药物（drug）是用于预防、治疗、诊断疾病以及计划生育的化学物质。绝大多数药物是能增强或减弱机体某些器官的生理功能和／或细胞代谢活动的活性物质。药物具有两重性，能够防治疾病，同时也可能会损害机体，甚至造成病人残疾、死亡。用药安全已成为全球性的严重问题。因此，必须正确认识药物的本质属性，科学合理应用药物，减少和规避药物不良反应的发生，提高临床药物治疗的效益。

药理学（pharmacology）是研究药物与机体（包括病原体）间相互作用规律及其机制的学科。其研究内容包括药物效应动力学（pharmacodynamics，简称药效学）和药物代谢动力学（pharmacokinetics，简称药动学）两方面。前者研究药物对机体的作用及作用机制；后者研究机体对药物的影响，包括药物体内过程以及血药浓度随时间而变化的规律等。

药理学是连接药学与医学、基础医学与临床医学的桥梁学科，其学科任务是：①在阐明药物效应动力学和药物代谢动力学的基础上，为临床合理应用药物防治疾病提供理论依据；②研究开发新药和发现药物新用途；③为其他生命学科的研究探索提供重要的科学依据和研究方法。

二、护用药理学学习目标

护用药理学是在阐明药理学基本理论和药物基本知识的基础上，为护士科学合理开展用药护理奠定基础的一门课程。护理类专业学生通过学习护用药理学课程，应达到以下目标要求：①理解药理学基本理论、基本概念及其临床意义；②掌握各类常用代表药物或基本药物的药理作用、临床应用、不良反应及注意事项等药物知识；③掌握护士执业资格考试所需药理学知识；④具有根据药物相关知识制订用药监护措施的临床思维能力，为用药护理奠定基础；⑤初步具有对病人及家属进行药物相关知识宣教的能力；⑥能通过药品说明书或药学书籍获取用药护理相关知识；⑦能辩证认识药物作用的两重性，充分认识用药护理的重要性；⑧养成严谨认真、以人为本、关爱生命健康的职业素养。

三、护士在药物治疗中的角色和职责

药物治疗是一个涉及面广、复杂而又严肃的工作，其内容包括合理的给药方案、具体的给药方法及评价给药的结果。护士在药物治疗中具有重要地位，他们既是药物治疗的执行者，也是药物治疗的监护者。

（一）严格遵守安全给药的原则

1. 根据医嘱给药　在药物治疗中，护士必须严格执行医嘱，不得擅自更改；对有疑问的医嘱，及时与医生沟通，确认无误后方可给药，切不可盲目执行；若发现给药错误，应及时报告、处理。

2. 严格执行"三查""七对"制度　查对制度是给药护理中的一项基本制度，必须严格遵守、认真执行。

（1）"三查"：操作前、操作中、操作后检查（查"七对"的内容）。

（2）"七对"：对床号、姓名、药名、浓度、剂量、用法、时间。

（3）检查药物的质量：确保药物在有效期内且没有变质，方可使用。

3. 及时用药，做到"五准确"　药物备好后应及时分发使用，避免久置引起药物污染、变质或药效降低。为确保安全及时用药，必须做到将准确的药品按准确的剂量，用准确的方法，在准确的时间，给予准确的病人。

4. 加强用药后监护　用药后应主动观察药物疗效和不良反应，做好相应记录和安全给药的评价。

（二）掌握正确的给药方法和技术

掌握正确的给药方法和技术是护士执行药物治疗工作的一个必备条件和基本要求。给药方法有多种，每种给药方法都有其相应的操作规程和具体要求，护士在执行药物治疗时，应根据药物性质和病情需要采取相应的给药方法，以确保病人的用药安全和药物治疗的效果。

（三）指导病人正确用药

用药依从性

在执行药物治疗过程中，护士应加强与病人及家属的交流沟通，以取得合作。药物的不良反应是可以预知的，给药前应耐心向病人解释清楚，以免误认为病情加重；几乎所有药物都有不同程度的不良反应，用药前应予以告知，使病人对此有充分的心理准备。对于需要病人掌握的用药知识及操作技术，护士应耐心、详细地给予指导，以提高病人的用药依从性及正确用药的能力。

四、药品管理相关知识

护理人员在临床药物治疗工作中，必须掌握药品管理的相关知识，主要涉及药品管理法、处方、药品的分类管理、药品名称、药品说明书、药品标签和特殊药品等方面。

（一）药品管理法简介

《中华人民共和国药品管理法》（简称《药品管理法》）是由国家颁布实施的药品管理的基本法律，是制定各项具体药品法规的基础，其他有关药品政策法规的制定不得违背《药品管理法》。制定《药品管理法》的目的是为加强药品监督管理，保证药品质量，保障人体用药安全，维护人民身体健康和用药的合法权益。凡是在中华人民共和国境内从事药品的研制、生产、经营、使用和监督管理的单位和个人必须共同遵守和执行《药品管理法》。

（二）处方

1. 处方概念　处方是由注册的执业医师和执业助理医师在诊疗活动中为病人开具的、由执业药师或取得药学专业技术职务任职资格的药学专业技术人员审核、调配、核对并作为病人用药凭证的医疗文书。医疗机构病区用药医嘱单也属于处方的范畴。护士必须严格按处方给病人用药。处方也是出现用药差错事故时追究责任的法律凭证。

2. 处方格式　处方格式由以下三部分组成。

（1）前记：包括医疗、预防、保健机构名称，处方编号，费别，病人姓名、性别、年龄、门诊或住院病历号，科别或病室和床位号，临床诊断，开具日期等，并可添列特殊要求的项目。麻醉药品和第一类精神药品处方还应当包括病人身份证明编码、代办人姓名及身份证明编码。

笔记

（2）正文：以 Rp.（拉丁文 Recipe"请取"的缩写）标示，分列药品名称、剂型、规格、数量、用法用量。

（3）后记：医师签名和／或加盖专用签章，药品金额以及审核、调配、核对、发药的药学专业技术人员签名。

3. 处方颜色　普通处方印刷用纸为白色；急诊处方印刷用纸为淡黄色，右上角标注"急诊"；儿科处方印刷用纸为淡绿色，右上角标注"儿科"；麻醉药品和第一类精神药品处方印刷用纸为淡红色，右上角标注"麻、精一"；第二类精神药品处方印刷用纸为白色，右上角标注"精二"。

（三）处方药与非处方药

为保障人民用药安全有效、使用方便，根据《中共中央、国务院关于卫生改革与发展的决定》，制定处方药与非处方药分类管理办法，自 2000 年 1 月 1 日起施行。

1. 处方药（prescription drug）　是指必须凭执业医师或执业助理医师处方才可调配、购买和使用的药品。处方药一般都具有强烈的药理作用，专用性强，有的会产生过敏反应和依赖性。

2. 非处方药（over the counter drug，OTC）　是指不需要执业医师或执业助理医师处方即可自行判断、购买和使用的药品。消费者只要按照使用说明书或标签上列出的规定，如用法、用量、适应证和注意事项等就能安全使用。根据药品的安全性，非处方药分为甲、乙两类，乙类比甲类的不良反应相对轻些，相对更安全些。

处方药和非处方药不是药品本质的属性，而是管理上的界定。无论是处方药，还是非处方药，都是经过国家药品监督管理部门批准的，其安全性和有效性是有保障的。其中非处方药主要是用于治疗各种使用者容易自我诊断、自我治疗的常见轻微疾病。

（四）药品名称

1. 药品通用名称　我国《药品管理法》第五十条规定，列入国家药品标准的药品名称为药品通用名称。药品通用名称是药品的法定名称，其特点是通用性。不同品种的药品拥有不同的药品通用名称，而同一品种的药品则只能使用同一个药品通用名称。

2. 药品商品名称　药品商品名称是指一家企业生产的区别于其他企业同一产品、经过注册的法定标志名称，其特点是专有性。商品名称体现了药品生产企业的形象及其对商品名称的专属权。

我国《处方管理办法》中规定，开具处方应当使用经药品监督管理部门批准并公布的药品通用名称、新活性化合物的专利药品名称和复方制剂药品名称。

（五）药品说明书和药品标签

1. 药品说明书　是指药品生产企业印制并提供的、用以指导临床正确使用药品的技术性资料。药品生产企业生产供上市销售的最小包装必须附有说明书。药品说明书既是对药品本身内容的解释和说明，体现了药企对其产品公开、透明的承诺，又是指导规范后续包括医院购药、医师开药、药师调药与病人用药等环节的指南和依据。

2. 药品标签　是指药品包装上印有或者贴有的内容，分为内标签和外标签。药品内标签指直接接触药品的包装的标签，外标签指内标签以外的其他包装的标签。

3. 药品说明书和标签上的部分标示

（1）药品批准文号：是国家批准药品生产企业生产药品的文号，是最直接、最简单地从外观判断药品合法性的标志之一。其格式为：国药准字 +1 位拼音字母 +8 位数字。化学药品使用拼音字母"H"，如国药准字 H20020506；中药使用字母"Z"；生物制品使用字母"S"；进口分包装药品使用字母"J"。

（2）生产日期：是药品生产的具体日期，一般按照"年 + 月 + 日"顺序编制。

（3）有效期：指可保证药品安全有效使用的期限。药品标签中的有效期应当按照年、月、日的顺序标注，年份用四位数字表示，月、日用两位数表示。其具体标注格式为"有效期至 ×××× 年 ×× 月"或者"有效期至 ×××× 年 ×× 月 ×× 日"；也可以用数字和其他符号表示为"有效期至 ××××.××."或者"有效期至 ××××/××/××"等。例如，某药有效期至 2008 年 8 月，表明该药在 2008 年 8 月 31 日前使用均有效。

（4）批号：指在规定限度内具有同一性质和质量、并在同一周期中生产出来的一定数量的药品。

批号是用于识别"批"的一组数字或字母加数字,用它追溯和审查本药品的生产历史。虽然多数药品批号也按着"年+月+日"顺序编制,但药品批号不等同于生产日期。

(5)药品专用标识:麻醉药品、精神药品、医疗用毒性药品、放射性药品、外用药品和非处方药品必须印有规定的标识(图1-1)。

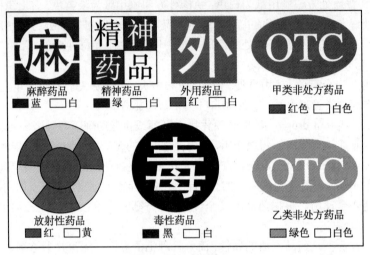

图1-1 药品专用标识

(六)特殊药品

根据临床特性,药品分为一般药品和特殊药品,后者指麻醉药品、精神药品、医疗用毒性药品和放射性药品。

1. 麻醉药品 是指连续使用后易产生身体依赖性、能引起瘾癖的药品。例如,吗啡、哌替啶、可卡因等。

2. 精神药品 是指直接作用于中枢神经系统,使之兴奋或抑制,连续使用能产生依赖性的药品。例如,咖啡因、地西泮等。根据精神药品使人体产生的依赖性的程度和危害人体健康的程度,将精神药品分为第一类精神药品和第二类精神药品两大类,其中第一类精神药品比第二类精神药品更易于产生依赖性,且毒性更强。

3. 医疗用毒性药品 指毒性剧烈、治疗剂量与中毒剂量相近,使用不当会致人中毒或死亡的药品。例如,洋地黄毒苷、阿托品等。

4. 放射性药品 是指含有放射性元素的一类特殊药品。例如,放射性碘。

国家对以上特殊药品均有特定的管理法规,对其生产、包装、运输、贮藏、销售等各个环节都有明确的规定,各生产、经营、使用单位及个人必须严格执行。

(秦红兵)

微课:特殊药品标识管理

思考题

1. 简述药物效应动力学和药物代谢动力学概念。

2. 护士在药物治疗中的角色和职责有哪些?

3. 特殊药品包括哪几类?

扫一扫,测一测

学习目标

1. 掌握药物的基本作用、药物作用的选择性、预防作用、治疗作用、不良反应、副作用、毒性反应、超敏反应、后遗效应、停药反应、继发反应、特异质反应、药物依赖性、受体激动药和受体拮抗药的概念。

2. 熟悉药物作用方式和药物作用的选择性的临床意义。

3. 了解药物作用机制。

第一节 药 物 作 用

一、药物作用和药物效应

药物作用（drug action）是指始发于药物与机体细胞之间的分子反应。药物效应（drug effect）是指继发于药物作用之后的机体功能和 / 或形态的变化。两者之间有因果关系，由于两者意义接近，在习惯用法上并不严加区别，但当两者同用时，应体现先后顺序。

二、药物的基本作用

尽管药物的种类繁多，作用各异，但其作用多是在机体原有生理生化功能基础上产生的，所以，药物作用于机体，其基本作用表现为兴奋（excitation）或抑制（inhibition）。使原有功能活动增强称为兴奋作用，如肌肉收缩、腺体分泌增多、心率加快等；使原有功能活动减弱称为抑制作用，如肌肉松弛、腺体分泌减少、心率减慢等。

三、药物作用的选择性

药物吸收进入血液循环后分布于全身，但并不是对各组织器官都产生相同的作用。大多数药物在治疗剂量时只对某一个或几个组织器官产生明显作用，而对其他组织器官无作用或无明显作用，此被称为药物作用的选择性（selectivity）。产生药物作用选择性的基础是：药物分布不均匀、药物与组织亲和力不同、组织结构有差异、细胞代谢有差异等。

药物作用的选择性是临床选药治疗疾病的依据，药物的适应证取决于药物作用的选择性。选择性高的药物针对性强，副作用少；而选择性低的药物针对性差，副作用多。药物作用的选择性是相对

微课：药物的
基本作用

的，目前还没有只有一种作用的药物。用药剂量影响药物作用的选择性，随着用药剂量的增大，药物作用的选择性降低，不良反应增多。

四、药物的作用方式

（一）局部作用和吸收作用

药物与机体接触后，在被吸收进入血液循环之前，在用药局部表现的效应，称为局部作用，如局麻药的局部麻醉作用。吸收作用是指药物吸收入血液循环后所产生的作用，如口服阿司匹林产生的解热作用。明确药物是发挥局部作用还是吸收作用，对于制订给药方案具有重要影响。例如，局麻药用于局部麻醉时，发挥的是局部作用，而吸收入血则可产生不良反应，为了减少局麻药吸收进入血液循环，常在局麻药中加入收缩血管药物肾上腺素。

（二）直接作用和间接作用

药物与组织器官直接接触后所产生的效应为直接作用，如肾上腺素激动心肌 β_1 受体兴奋心脏作用。间接作用是指由药物的某一作用而引发的另一作用，如酚妥拉明扩张血管作用导致血压下降，反射性地兴奋交感神经而引起的心脏兴奋作用。明确药物是直接作用还是间接作用，对于制订给药方案具有重要影响。例如，肾上腺素兴奋心脏是直接作用，因此，抢救心搏骤停时，采取心内注射给药起效最快。

五、药物作用的两重性

药物作用具有两重性，临床用药时，应充分发挥药物的治疗作用，尽量减少或规避药物不良反应的发生。

（一）防治作用

1. 预防作用（preventive action） 在疾病发生之前用药，可以防止疾病发生的作用，称为预防作用，如接种卡介苗预防结核病。

2. 治疗作用（therapeutic action） 符合用药目的、能达到治疗效果的作用称为治疗作用。根据治疗目的不同可将其分为对因治疗和对症治疗。

（1）对因治疗（etiological treatment）：用药目的在于消除原发致病因子，彻底治愈疾病，称为对因治疗，或称治本。例如，抗生素杀灭体内的病原微生物。

（2）对症治疗（symptomatic treatment）：用药目的在于改善疾病的症状，称为对症治疗，或称治标。例如，高热时用解热镇痛抗炎药来退热。

一般情况下，对因治疗比对症治疗更为重要。但在危重急症时，对症治疗的重要性不亚于对因治疗。例如，休克、惊厥、心力衰竭、高热等情况下，作为二级病因，严重的症状可使病情进一步恶化，此时立即对症处理，以防病情恶化，为对因治疗赢得时间。有些对症治疗还可延缓病程进展，预防并发症的发生，降低远期病死率，如抗高血压药的降压作用等。祖国医学提倡"急则治其标，缓则治其本""标本兼治"，这些至今仍然是临床实践所遵循的原则。

（二）不良反应

凡不符合用药目的或给病人带来痛苦与危害的药物反应称为不良反应（adverse reaction，ADR）。按其性质不同可分为以下几类：

1. 副作用（side reaction） 又称副反应，药物在治疗量时出现与用药目的无关的作用称为副作用。副作用一般都较轻微，是可逆性的功能变化。副作用是药物的固有作用，是可预知的。副作用产生的原因是药物作用的选择性低，具有多个作用，当其中一种作用作为治疗作用时，其他的作用就成为副作用。药物的副作用和治疗作用可随着用药目的的不同而互相转化，如阿托品具有抑制腺体分泌、松弛平滑肌、加快心率等多个作用，当其用于麻醉前给药时，其抑制腺体分泌作用为治疗作用，而松弛平滑肌、加快心率等作用是副作用；当用于治疗胃肠绞痛时，其松弛平滑肌作用为治疗作用，而抑制腺体分泌、加快心率等作用就成为副作用。

2. 毒性反应（toxic reaction） 用药剂量过大、用药时间过长或机体对药物敏感性过高时，药物对机体产生的危害性反应称为毒性反应。用药后立即发生的毒性反应称为急性毒性（acute toxicity）；长

药品不良反应报告制度

笔记

期反复用药,药物在体内蓄积而缓慢发生的毒性反应称为慢性毒性(chronic toxicity)。毒性反应对病人的危害性较大,在性质和程度上也与副作用不同。毒性反应的表现主要是对中枢神经系统、消化系统、血液及循环系统,以及肝、肾功能等方面造成功能性或器质性损害,甚至危及生命。因为药物毒性反应与用药剂量呈正相关,且一般是可预知的,所以在临床用药时,应注意掌握用药的剂量和间隔时间,并针对所用药物的特定毒性反应症状密切观察,尽量避免毒性反应的发生或及早发现以便采取补救措施。

致突变、致畸及致癌作用是药物损伤细胞遗传物质所致慢性毒性中的特殊毒性反应,简称"三致反应",常用于评价药物的安全性。药物损伤 DNA、干扰 DNA 复制所导致的基因变异或染色体畸变称为致突变(mutagenesis);药物通过妊娠母体进入胚胎,干扰胚胎正常发育,导致胎儿发生永久性形态结构异常称为致畸(teratogenesis);药物造成 DNA 或染色体损伤,使抑癌基因失活或原癌基因激活,导致正常细胞转化为癌细胞称为致癌(carcinogenesis)。

"反应停"
事件

3.超敏反应(allergic reaction) 又称过敏反应或变态反应。药物作为抗原或半抗原所引发的病理性免疫反应称为超敏反应。致敏物质可以是药物本身,也可以是药物的代谢产物或药物制剂中的其他物质。超敏反应发生与否与用药剂量无关,但反应的程度与用药剂量呈正相关。超敏反应与药物原有药理效应无关,一般是不可预知的。对于易致过敏的药物或过敏体质者,用药前应询问病人有无用药过敏史,并按有关规定确定是否需做过敏试验,凡有过敏史或过敏试验阳性反应者禁用。

微课:超敏
反应

4.后遗效应(residual effect) 停药后血药浓度已降至阈浓度(最小有效浓度)以下时残存的药理效应称后遗效应。例如,服用长效巴比妥类催眠药后,次晨仍有困倦、头晕、乏力等现象。

5.停药反应(withdrawal reaction) 长期应用某些药物,突然停药使原有疾病迅速重现或加剧的现象,称为停药反应。例如,长期应用普萘洛尔降血压,突然停药可出现血压骤升。

6.继发反应(secondary reaction) 由于药物治疗作用引起的不良后果,称继发反应,又称治疗矛盾,如长期服用广谱抗生素引起的二重感染。

7.依赖性(dependence) 长期应用某些药物后,病人对药物产生主观和客观上连续用药的现象,称为依赖性。若停药后仅表现为主观上的不适,没有客观上的体征表现,称为习惯性(habituation)或精神依赖性;若用药时产生欣快感,而停药后不仅会出现主观上的不适,还会发生严重生理功能紊乱的戒断症状,称为成瘾性(addiction)或生理依赖性。

8.特异质反应(idiosyncrasy) 少数病人因遗传异常而对某些药物所产生的异常反应,称为特异质反应。例如,缺乏葡萄糖 -6- 磷酸脱氢酶的病人,应用伯氨喹、磺胺类药物时可发生溶血性贫血。特异质反应的性质与常人不同,只在极少数人中发生,通常是有害的,甚至是致命的。特异质反应发生与否与剂量无关,但反应的严重程度与剂量呈正相关。

药品不良反
应分型

第二节 药物作用机制

药物作用机制是指药物产生作用的原理,研究药物如何与机体细胞结合而发挥作用。药物的作用机制是药物效应动力学研究的重要内容。明确药物作用机制,有助于理解药物产生治疗作用和不良反应的本质,从而为提高药物疗效、合理用药、安全用药、防止和缓解不良反应提供理论依据。

一、特异性药物作用机制

特异性药物作用机制主要与药物的化学结构有关,它们通过作用受体,改变酶、离子通道等功能,从而诱发一系列生理、生化效应。

1.作用于受体 根据近代分子生物学和生物化学的研究,大多数药物是通过与细胞上受体相结合而产生作用,以受体学说来阐明药物作用机制已占重要地位。作用于受体的药物,根据药物与受体结合后所产生效应的不同,分为受体激动药、部分受体激动药和受体阻断药。

(1)受体激动药(agonist):与受体既有较强亲和力又有较强内在活性的药物称为受体激动药。

(2)部分受体激动药(partial agonist):与受体有较强的亲和力,但内在活性不强的药物称为部分受体激动药。部分受体激动药只能产生较弱的效应,当与受体激动药合用时则拮抗受体激动药的部

笔记

分效应,表现为部分阻断作用。

（3）受体阻断药（antagonist）：与受体有较强的亲和力而无内在活性的药物称为受体阻断药或受体拮抗药。受体阻断药本身不能引起效应,但其占据受体后,可阻碍受体激动药与受体结合,从而对抗受体激动药的作用。根据它们与受体结合是否可逆分为竞争性和非竞争性阻断药。

2．参与或干扰细胞代谢　如维生素D参与钙磷代谢,可治疗佝偻病;巯嘌呤可干扰嘌呤代谢而呈现抗癌作用。

3．影响酶的活性　如依那普利可抑制血管紧张素转化酶,减少血管紧张素Ⅱ的形成,降低血压。

4．影响离子通道　如硝苯地平阻滞血管平滑肌的钙通道,从而舒张小动脉,降低血压。

5．影响物质转运　如大剂量碘抑制甲状腺激素释放,产生抗甲状腺作用。

6．影响免疫功能　如环孢素能选择性抑制T细胞的增殖与分化,产生抗排异作用。

7．影响核酸代谢　如喹诺酮类药物抑制DNA回旋酶,使DNA复制受阻,产生杀菌作用。

二、非特异性药物作用机制

非特异性药物作用机制主要与药物的理化性质如解离度、溶解度、表面张力等有关,通过酸碱反应、渗透压改变、络合作用等而发挥疗效。例如,口服硫酸镁后,由于Mg^{2+}、SO_4^{2-}不易被肠壁吸收,在肠内形成高渗盐溶液,可阻止肠道吸收水分,使肠内容积增大,刺激肠蠕动而导泻;口服氢氧化铝等抗酸药可中和胃酸、治疗消化性溃疡等。

由于药物的作用过程是一系列生理生化过程的连锁反应,上述对药物作用机制的分类只是人为的归纳,人类对药物作用机制的研究是一个不断发展和完善的过程。

（秦红兵）

思考题

1．举例说明药物作用的两重性。

2．药物的不良反应有哪些?

3．何为药物作用的选择性?

扫一扫,测一测

第三章　药物代谢动力学

学习目标

1. 掌握首过消除、肝药酶、血药稳态浓度、半衰期和生物利用度的概念。
2. 熟悉药物吸收、分布、代谢、排泄的基本规律及其影响因素；熟悉各种给药途径的特点。
3. 了解药物跨膜转运方式。

药物代谢动力学通过研究药物的体内过程，并运用数学原理和方法，阐述药物在机体内的动态变化规律，为临床合理用药提供依据。

第一节　药物的跨膜转运

药物通过生物膜的过程称为药物的跨膜转运。药物的跨膜转运方式主要有被动转运和主动转运。

一、被动转运

被动转运（passive transport）是指药物分子顺着生物膜两侧的浓度差，从高浓度侧向低浓度侧扩散转运，又称顺梯度转运。其特点是不需消耗能量，转运速度与膜两侧的浓度差成正比，浓度梯度愈大，扩散愈容易，当膜两侧药物浓度达到动态平衡时，转运相对停止。被动转运有以下类型：

1. 简单扩散（simple diffusion）　又称脂溶扩散，是脂溶性药物直接溶入生物膜脂质层而通过生物膜的一种转运方式，是药物跨膜转运的最主要方式。膜两侧的药物浓度差越大、膜面积越大、膜越薄、药物分子的脂溶性越高，扩散速率就越快。因为大多数药物呈弱酸或弱碱性，在体液中常以解离型（离子）和非解离型（非离子）两种形式存在，解离型的脂溶性低，非解离型的脂溶性高，所以药物解离度是影响药物脂溶性的重要因素。弱酸性药物，在 pH 低（酸性）的环境中解离度低，即大多数呈非解离型，易经生物膜转运；而在 pH 高（碱性）的环境中解离度高，即大多数呈解离型，则不易经生物膜转运。弱碱性药物则相反。故可通过改变药物所在环境的 pH 来调节某些药物的跨膜转运，如碱化尿液，可使酸性药物的解离度增大，减少在肾小管和集合管的重吸收，而用于加速酸性药物中毒时的排泄。

2. 滤过（filtration）　又称膜孔扩散，是水溶性药物通过生物膜膜孔转运的一种方式。毛细血管壁的膜孔较大，多数药物可以通过；肾小球的膜孔更大，大多数药物及代谢产物均可经过肾小球滤过而

笔记

排泄；但多数细胞膜的膜孔较小，只有小分子药物可以通过。

3. 易化扩散（facilitated diffusion） 指某些药物依赖生物膜上的特定载体通过生物膜的一种顺梯度转运方式。其特点是需要载体、有竞争性抑制现象及饱和限速现象。葡萄糖、氨基酸、核苷酸等即通过此种方式转运。

二、主动转运

主动转运（active transport）指药物分子能逆着生物膜两侧的浓度梯度，从低浓度一侧向高浓度一侧转运。其特点是需要载体、消耗能量、有饱和现象和竞争性抑制现象。如细胞内 Na^+ 转运到细胞外、细胞外 K^+ 转运到细胞内、血液中的碘进入甲状腺腺泡的转运以及青霉素等弱酸性药物和弱碱性药物从肾近曲小管的分泌均为主动转运。

第二节 药物的体内过程

药物自进入机体到从机体消除的全过程称为药物的体内过程。药物的体内过程一般包括吸收、分布、生物转化和排泄四个过程（图3-1）。

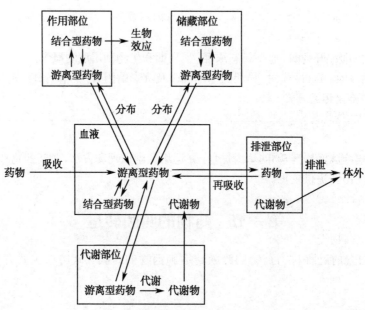

图 3-1 药物体内过程示意图

一、吸收

药物从给药部位进入血液循环的过程称为吸收（absorption）。药物吸收的快慢和多少，直接影响着药物起效的快慢和作用强弱。

药物吸收的多少和快慢受给药途径不同等诸多因素的影响，其中吸收部位的血液循环状况是影响药物吸收的共性因素。吸收部位的血液循环越丰富，药物吸收越快，否则，药物吸收则慢。不同给药途径的吸收特点如下：

1. 口服给药 口服是最常用的给药途径，大多数药物口服后在胃肠道内是以简单扩散的方式被吸收的。其吸收过程是：药物先通过胃肠黏膜进入毛细血管，然后经肝门静脉进入肝，最后进入体循环。小肠是口服药物吸收的主要部位。有些药物口服后，在从胃肠道内进入肠壁细胞和经门静脉系统首次通过肝脏时被部分代谢灭活，使进入体循环的有效药量减少，此现象称为首过消除（first pass elimination），也称首过代谢（first pass metabolism）或首过效应（first pass effect）。首过消除高的药物，口服给药机体对其可利用的有效药量少（即生物利用度低），要达到治疗浓度，必须加大剂量但可能出现代谢产物的毒性反应。因此，对于首过消除高的药物，当通过增加口服剂量来达到治疗浓度时，应先了解其代谢产物的毒性反应和消除过程，采用非口服给药途径是常用的解决方法。

口服给药的优点是：应用方便、经济，较注射给药相对安全，适用于大多数病人和药物。其缺点是：①影响药物吸收的因素多（如药物的剂型、药物颗粒大小、服药时的饮水量、饭前饭后、胃肠道的pH、胃肠蠕动、胃肠内容物、首过消除以及胃肠内正常存在的酶和菌群等都可能会影响胃肠道对药物的吸收），吸收慢而不规则，个体差异大，不适用于急救；②不适合用于不能口服用药的病人，如昏迷、呕吐、抽搐及不合作的病人；③不适合易被消化液破坏的药物；④不适合需产生吸收作用而在胃肠道不易吸收的药物。

2. 舌下给药 将药物含于舌下，通过舌下丰富的毛细血管迅速吸收。此法给药起效迅速，应用方便，可在很大程度上避免首过消除，故有些首过消除高的药物，如硝酸甘油可采用舌下给药。但舌下给药吸收面积小，仅适用于脂溶性高且用量少、无异味的药物。

3. 直肠给药 药物经肛门灌肠或使用栓剂置入直肠或结肠，经直肠或结肠黏膜吸收，可在一定程度上避免首过消除，药物吸收较快。此法较适合小儿给药，以避免小儿服药时的困难和胃肠道刺激。

4. 皮下注射和肌内注射

（1）皮下注射：是将药液注入皮下组织，药物通过皮下毛细血管吸收较快且完全，但注射量有限，以 1～2ml 为宜，主要适用于水溶液制剂。刺激性药物不宜皮下注射，以免引起局部疼痛、炎症、硬结等。

（2）肌内注射：是将药液注入肌肉组织，药物通过肌内毛细血管进入血液循环。肌内注射一次量以 1～5ml 为宜，水溶液、混悬液、油溶液制剂均可肌内注射。药物在组织间液溶解越快，吸收就越快。水溶液制剂易溶于组织间液，故吸收快，而混悬液、油溶液等制剂吸收较慢。

当休克时，因周围组织循环衰竭，无论是皮下注射还是肌内注射吸收速度均显著减慢，此时宜采用静脉给药。

5. 静脉注射和静脉滴注 将药液直接注入血管，没有吸收过程，药物迅速而准确地直接进入体循环，可立即起效，特别适用于危重病症的治疗。常用给药部位为手背或足背静脉，婴儿可用头皮静脉。此法给药危险性较大，对制剂、配伍用药和给药速度等均有严格要求，用药不慎易致严重不良后果。

6. 吸入给药 药物经鼻、口吸入，从肺泡吸收进入血液循环。因肺泡表面积大且血流丰富，吸收极其迅速。气体、挥发性液体和气雾剂等均可通过肺泡壁而被迅速吸收。对呼吸道有刺激性是其常见不良反应。

7. 皮肤、黏膜给药 传统上一些膏剂通过皮肤给药治疗肌肉和关节疼痛。近些年发现不少药物能透过皮肤吸收而发挥长效作用。例如，临睡前应用硝酸甘油透皮贴剂贴于前臂内侧或胸前区可预防夜间心绞痛发作。

二、分布

分布（distribution）是指药物吸收后从血液循环到达机体各个部位和组织的过程。药物分布与药物作用密切相关，大多数药物在体内的分布是不均匀的，其影响因素如下：

1. 血浆蛋白结合率 多数药物吸收进入血液循环后，可不同程度地与血浆蛋白呈可逆性结合，使药物以结合型和游离型两种形态存在，只有游离型药物能通过毛细血管壁到达组织细胞发挥作用。结合型药物有如下特点：①药理活性暂时消失；②分子变大，不易通过毛细血管壁，药物暂时"储存"于血液中；③结合是可逆的，随游离型药物向血管外的转运而逐渐分离，两种形态保持动态平衡；④药物与血浆蛋白结合特异性低，两个或两个以上药物可竞争性与同一血浆蛋白结合而发生置换现象，当这样的药物同时应用时，就会发生游离型药物增多，使药效增强甚至出现毒性反应；⑤药物与血浆蛋白结合具有饱和性，当血药浓度过高、血浆蛋白结合达到饱和时，游离型药物突然增多，可使药效增强甚至出现毒性反应。

2. 局部器官血流量 吸收的药物通过血液循环向全身组织器官输送。因人体各组织器官的血流量是不均一的,所以药物首先到达血流量大的组织器官如肝、肾、脑、肺等,随后再向血流量少的组织分布。例如,静脉注射麻醉药硫喷妥钠,首先分布到血流量大的脑组织发挥作用,随后由于其脂溶性高又向血流量少的脂肪组织转移,致使脑组织内硫喷妥钠浓度迅速降低,麻醉作用迅速消失,这种现象称为药物在体内的再分布(redistrbution)。因此,在其他因素相似的情况下,药物向血流丰富组织的分布比向血流少的组织分布迅速。

3. 药物与组织的亲和力　有些药物对某些组织有特殊的亲和力,使其在该组织中的浓度明显高于其他组织,使药物的分布具有一定的选择性。如碘在甲状腺中的浓度比血浆中浓度高约 25 倍,比其他组织高约 1 万倍;氯喹在肝组织中的浓度高于血浆 700 倍,适用于治疗阿米巴肝脓肿。药物对某些组织有特殊的亲和力是药物作用部位具有选择性的重要原因。

4. 体液 pH　生理状态下细胞内液 pH 约为 7.0,细胞外液 pH 约为 7.4。弱酸性药物在酸性环境下解离少,易通过细胞膜,故在细胞外液的浓度略高于细胞内液;弱碱性药物则在细胞外液的浓度略低于细胞内液。碱化血液,可促进弱酸性药物从组织向血液转移,而促进弱碱性药物从血液向组织转移;酸化血液,可促进弱碱性药物从组织向血液转移,而促进弱酸性药物从血液向组织转移。

5. 体内屏障

(1)血脑屏障:脑组织内的毛细血管内皮细胞紧密相连,内皮细胞之间无间隙,且毛细血管外表面几乎均为星形胶质细胞包围,这种特殊结构形成了血浆与脑脊液之间的屏障。此屏障能阻碍许多大分子、水溶性或解离型药物通过,只有脂溶性高的药物才能以简单扩散的方式通过血脑屏障。这种大脑自我保护的生理屏障,有利于维持中枢神经系统内环境的相对稳定。婴幼儿血脑屏障发育不完善,中枢神经系统易受某些药物的影响。血脑屏障的通透性并非一成不变,如炎症可改变其通透性,如有脑膜炎时,血脑屏障对青霉素的通透性增高,使青霉素在脑脊液中达到有效治疗浓度,而在健康人即使注射大剂量青霉素也难以进入脑脊液。

(2)胎盘屏障:胎盘绒毛与子宫血窦之间的屏障称为胎盘屏障。因胎盘对药物的通透性与一般毛细血管无明显差别,几乎所有进入母体的药物都能穿透胎盘屏障进入胎儿体内,胎盘屏障对药物的转运并无屏障作用,因此,对孕妇用药要特别慎重,应禁用可引起畸胎或对胎儿有毒性的药物,其他药物的应用也应十分审慎。

(3)血眼屏障:是血液与视网膜间、血液与房水间、血液与玻璃体间屏障的总称。此屏障可影响药物向眼内的分布,若采用全身给药方法治疗眼病,很难在眼内达到有效治疗浓度,故治疗眼病应采取局部滴眼或眼周边给药,包括结膜下注射、球后注射、结膜囊给药等,如此,既能提高眼内药物浓度,又可减少全身不良反应。

三、生物转化

生物转化(drug biotransformation)又称代谢,是指进入机体内的药物发生化学结构变化的过程。代谢药物的器官主要是肝,其次是肠、肾、肺等组织。

1. 生物转化的意义　大多数药物经生物转化后其药理活性消失或减弱,且其代谢产物水溶性增加有利于排出体外,因此,药物的生物转化是药物自机体消除的重要方式之一。但也有些药物经生物转化后其代谢产物仍有药理活性或毒性。还有少数药物经生物转化后,从无药理活性变为有药理活性或有毒性的代谢物。有药理活性药物在体内转化为无药理活性代谢物的过程称为灭活;无药理活性的前药在体内转化为有药理活性药物的过程称为活化。

2. 生物转化的方式　药物在体内的生物转化方式有氧化、还原、水解、结合。其转化步骤常分两相进行:

(1)Ⅰ相反应:即氧化、还原及水解反应,是机体向原形药物分子加入或从原形药物分子去除某个极性基团的过程,如加入或去除—OH、—COOH、—NH、—SH 或—CH$_3$ 等。这类化学反应使大部分有药理活性的药物转化为无药理活性的代谢物。

(2)Ⅱ相反应:即结合反应,经Ⅰ相反应的代谢物或某些原形药物,可与体内的葡萄糖醛酸、甘氨酸、硫酸、乙酰基等内源性物质在相应基团转移酶的催化下进行结合反应。结合后的产物药理活性降低或消失、水溶性和极性增加,易经肾排泄。

3. 药物生物转化酶系　药物在体内的生物转化绝大多数是在酶的催化下进行的,体内催化药物代谢的酶被称为药物代谢酶,简称药酶。药酶根据特异性不同分为专一性酶和非专一性酶。

(1)专一性酶:是指催化作用选择性很高的酶,如胆碱酯酶水解乙酰胆碱、单胺氧化酶催化单胺类药物等。

(2)非专一性酶:一般指肝细胞微粒体混合功能酶系统(细胞色素 P450 酶系),又称肝药酶,是促进药物转化的主要酶系统,其特点:①选择性低,能催化多种药物代谢,药物间可发生竞争;②个体差异大,常因遗传、年龄、机体状态、营养状态、疾病的影响而产生明显的个体差异;③活性可变,受某些化学物质及药物的影响而增强或减弱。

4. 药酶诱导剂与药酶抑制剂　某些药物可改变药酶的活性,因而影响本药及其他药物的代谢速度并可影响药物疗效,在临床联合用药时应注意。

(1)药酶诱导剂:凡能增强药酶活性或加速药酶合成的药物称为药酶诱导剂,如苯巴比妥、苯妥英钠、利福平等是肝药酶诱导剂。

(2)药酶抑制剂:凡能减弱药酶活性或减少药酶生成的药物称为药酶抑制剂,如氯霉素、西咪替丁、异烟肼等是肝药酶抑制剂。

因肝是参与药物代谢的最重要器官,临床用药时,应了解病人肝功能状况。肝功能受损者,以肝代谢为主要消除途径的药物的消除变慢,此时宜相应减少药物剂量或延长给药间隔时间,以免产生蓄积中毒。

四、排泄

药物原形及其代谢产物经排泄器官或分泌器官排出体外的过程称为排泄(excretion)。肾是药物排泄的最主要器官,胆、肠、乳腺、唾液腺、汗腺、肺等也有一定排泄药物的功能。药物的排泄是药物自机体消除的重要方式之一。各药的排泄速度及程度不尽相同,因此,为了维持药物的有效血药浓度,应根据其排泄速度和程度,按一定的间隔时间应用一定剂量的药物。

1. 肾排泄　肾是药物排泄最重要的器官,很多药物的大部分甚至是全部经肾排出体外。肾对药物的排泄方式为肾小球滤过和肾小管分泌。

(1)肾小球滤过:是肾对药物排泄的主要方式。因肾小球毛细血管膜孔大,除了与血浆蛋白结合的药物外,游离型药物及其代谢物均可从肾小球滤过,其滤过速度受肾小球滤过率(即肾功能)和分子大小的影响。

(2)肾小管分泌:有些药物可由近曲小管细胞以主动转运的方式自血浆分泌到肾小管内。近曲小管细胞具有两种非特异性转运机制,分别分泌阴离子(酸性药物离子)和阳离子(碱性药物离子)。两种转运各有其转运载体(弱酸性载体和弱碱性载体),这些载体的选择性不高,同类药物间可有竞争性抑制。例如,丙磺舒与青霉素合用时,两药竞争肾小管细胞上的弱酸性载体转运系统,丙磺舒可抑制青霉素主动分泌,提高青霉素血药浓度,延长抗菌作用。

(3)肾小管重吸收:肾主要在远曲小管以简单扩散的方式对经肾小球滤过和肾小管分泌转运到肾小管内的药物进行重吸收。脂溶性高的药物易被重吸收,在尿中排泄少且慢;脂溶性低的药物不易被重吸收,在尿中排泄快。尿液的 pH 决定了药物的解离度,因此,通过调节肾小管内液体的 pH,可改变弱酸性或弱碱性药物的解离度,从而加速或减慢药物排泄。碱化尿液可增加弱酸性药物的解离,减少其重吸收,促进其排泄;碱化尿液可减少弱碱性药物的解离,增加其重吸收,延缓其排泄。酸化尿液可增加弱碱性药物的解离,减少其重吸收,促进其排泄;酸化尿液可减少弱酸性药物的解离,增加其重吸收,延缓其排泄。

药物经肾排泄受肾功能状态的影响,当肾功能受损时,以肾排泄为主要消除途径的药物自肾排泄变慢,此时宜相应减少药物剂量或延长给药间隔时间,以免产生蓄积中毒。

2. 胆汁排泄　许多药物和代谢物可从肝细胞转运到胆汁,随胆汁流入十二指肠,然后随粪便排出体外。有些药物随胆汁排入肠腔后可在肠腔内重新被吸收入血,这种现象称为肝肠循环(hepato-enteral circulation)或肠肝循环。肝肠循环使药物排泄减慢,作用时间延长。肝肠循环量多的药物在连续应用时,应注意防止发生蓄积中毒。

3. 乳汁排泄　药物经简单扩散的方式自乳汁排泄。由于乳汁偏酸性,故弱碱性药物(如吗啡、氯霉素、阿托品、抗甲状腺药丙硫氧嘧啶等)易自乳汁排出,故哺乳期妇女用药应慎重,以免对乳儿产生不良反应。

4. 其他　挥发性药物如麻醉药异氟烷、氧化亚氮等主要从肺排出。很多药物可从唾液排出,且排出量与血药浓度有相关性,如茶碱、安替比林等,故可通过测定唾液药物浓度以代替检测血药浓度。胃肠也能排泄药物,如吗啡中毒时洗胃、导泻有一定治疗意义。某些药物也可从汗腺排泄。

第三节　药物代谢动力学的基本概念和参数

一、药物消除动力学

药物消除是指药物经生物转化和排泄使药理活性消失的过程。按药物消除速率与血药浓度之间的关系特征,可将药物消除动力学过程分为两类:

1. 恒比消除　是指单位时间内消除恒定比例的药物。消除速率与血药浓度的高低相关,即血药浓度高,单位时间内消除的药量多;当血药浓度降低后,药物消除量也按比例下降。恒比消除也称一级消除动力学(first-order elimination kinetics)。当机体消除功能正常、用药量又未超过机体的最大消除能力时,绝大多数药物都按恒比消除。

2. 恒量消除　是指单位时间内消除恒定数量的药物。药物的消除速率与血药浓度高低无关。恒量消除也称零级消除动力学(zero-order elimination kinetics)。当机体消除功能低下或用药量过大超过机体最大消除能力时,药物则按恒量消除。

二、药物半衰期

药物半衰期一般是指药物消除半衰期(half life, $t_{1/2}$),即血浆中药物浓度下降一半所需要的时间。药物半衰期是反映药物自体内消除速度的重要指标,消除快的药物,其半衰期短;消除慢的药物,其半衰期长。按恒比消除的药物,其半衰期理论上是一个定值,一般不受给药剂量和给药途径的影响。因大多数药物是以恒比消除的方式消除,所以,大多数药物的半衰期是一个定值。按恒量消除的药物,其半衰期不是一个定值,给药剂量越大,半衰期越长。

药物半衰期的意义:①药物分类的依据:根据半衰期长短分为短效药、中效药、长效药;②确定给药间隔时间的依据:半衰期短则给药间隔时间短,半衰期长则给药间隔时间长;③预测达到血药稳态浓度的时间:恒速、恒量给药,经过5个半衰期,消除速度与给药速度相等即达到血药稳态浓度;④预测药物基本消除的时间:通常停药时间达到5个半衰期,药量消除95%以上即达到基本消除。

虽然大多数药物的半衰期在理论上是一个定值,一般不会受给药剂量和给药途径的影响,但其会因人而异,特别是老年人、新生儿、婴幼儿、肝肾功能减退者,药物半衰期通常会不同程度的延长,临床用药时必须注意。

微课:药物
半衰期

三、生物利用度

生物利用度(bioavailability)是指血管外给药后能被机体吸收进入体循环的程度和速度,可用 F 来表示。

$$F = A/D \times 100\%$$

(A 为进入体循环的药量,D 为服药剂量)

不同厂家生产的同一种制剂,甚至同一厂家生产的同一种制剂的不同批号之间,生物利用度均可能有差异,从而影响疗效。为了保证用药的有效性和安全性,将生物利用度列为药物制剂质量控制标准。

四、血药稳态浓度

血浆中药物的浓度称血药浓度。通常药物作用与血药浓度成正比,监测血药浓度是保障临床用药有效、安全的重要措施。在临床治疗中,为了达到和维持有效血药浓度,发挥药效,药物治疗通常采取连续多次给药,尤以口服多次给药常见。由多次给药的示意图(图 3-2)可以看出,当以恒速恒量给药时,随着给药次数的增加,药物血药浓度不断增加,但增加到一定程度时,血药浓度曲线呈现稳定状态,随着每次给药做周期性变化,此时的血药浓度称为血药稳态浓度(steady-state concentration,Css),又称坪值。通常连续多次用药约经 5 个半衰期,达到血药稳态浓度。血药稳态浓度分为稳态峰浓度和稳态谷浓度。平均血药稳态浓度的高低与给药总量呈正相关。当给药总量不变时,稳态峰浓度和稳态谷浓度的差值与每次给药的剂量呈正相关。若因病情需要,希望迅速达到稳态浓度时,采用首剂加倍的办法,可迅速达到稳态血药浓度。

视频:血药稳态浓度

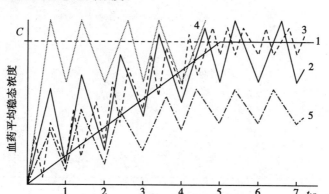

图 3-2 连续给药药 - 时曲线示意图

注:1:总剂量 D,静脉匀速滴注;2:总剂量 D,平均间隔 1 个 $t_{1/2}$ 肌内注射 1 次;3:总剂量 D,平均间隔 1/2 个 $t_{1/2}$ 肌内注射 1 次;4:总剂量 D,首剂加倍,以后平均间隔 1 个 $t_{1/2}$ 肌内注射 1 次;5:总剂量 1/2D,平均间隔 1 个 $t_{1/2}$ 肌内注射 1 次

血浆清除率和表观分布容积

(秦红兵)

思考题

1. 当连续用药时,确定给药时间间隔的主要依据是什么?
2. 何为肝药酶?肝药酶具有哪些特点?

扫一扫,测一测

第四章　影响药物作用的因素

学习目标

1. 掌握极量、安全范围、治疗指数、效能、效价强度、耐受性和配伍禁忌的概念。
2. 熟悉影响药物作用的因素。

　　每个药物都有其固有药理作用和效应,但药物进入机体产生的药理作用和效应会受药物方面和机体方面诸多因素的影响,这些因素可以使药效增强或减弱,也可发生作用性质的改变,因此,如果不了解影响药物作用的因素,不结合病人的具体情况加以调整,就难以使药物治疗达到最大疗效和最少不良反应的目的。

第一节　药物方面因素

一、药物结构

　　一般说来,化学结构相似的药物其作用相似,如喹诺酮类药物的化学结构相似,其抗菌谱和抗菌作用也相似。但化学结构相似的药物也可表现相反或拮抗作用,如维生素 K 与华法林结构相似但作用相反,前者能促进凝血过程,后者能对抗凝血过程。

二、药物剂量

　　药物剂量是指用药的分量。药物剂量是影响药物作用的重要因素之一。

　　1. 量 - 效关系　在一定的剂量范围内,绝大多数药物的效应随药物剂量的增减而增减,这种关系称为药物剂量与效应关系,简称量 - 效关系。量 - 效关系按药理效应的性质可以分为量反应型量 - 效关系和质反应型量 - 效关系。

　　(1) 量反应型量 - 效关系:药理效应随药物剂量或浓度的增减呈连续性量的变化,可用具体数量或最大反应的百分率表示者称为量反应型量 - 效关系。例如,心率的加快或减慢、血压的升降、血糖浓度的升降等。

　　(2) 质反应型量 - 效关系:药理效应不随药物剂量或浓度的增减呈连续性量的变化,而表现为反应性质的变化,称为质反应型量 - 效关系。质反应以阳性或阴性、全或无的方式表现。例如,死亡与生存、有效与无效、惊厥与不惊厥等。

微课:量反应型量 - 效关系

微课:质反应型量 - 效关系

2. 量 - 效关系中常用术语

（1）无效量：是指由于用药剂量过小，不呈现任何治疗效应的剂量。

（2）最小有效量：是指药物呈现治疗效应的最小剂量，又称阈剂量。

（3）最大治疗量：是指药物呈现最大治疗效应且又不引起毒性反应的剂量，又称极量。极量是安全用药的极限，如果没有特殊需要，一般用药不须超过极量。

（4）常用量：临床用药时，为了使用药疗效可靠而又安全，常采用比最小有效量大些而比最大治疗量小些的剂量，称为常用量。

（5）最小中毒量：是指药物引起毒性反应的最小剂量。

（6）致死量：是指能引起死亡的剂量。

（7）安全范围：是指最小有效量到最小中毒量之间的范围，或指 95% 有效量与 5% 致死量之间的距离，即 $ED_{95} \sim LD_5$ 之间的距离，其范围越大药物越安全。

（8）半数致死量（LD_{50}）和半数有效量（ED_{50}）：LD_{50} 是指使一半实验动物死亡的剂量，作为衡量药物毒性大小的指标，LD_{50} 大说明药物毒性小，反之，则毒性大。ED_{50} 是指使一半实验动物有效的剂量，是衡量药效强弱的指标，ED_{50} 小，说明药效强，反之，则药效弱。在评价药物毒性、疗效和安全性的动物实验中，常测定药物 LD_{50} 和 ED_{50}。

（9）治疗指数（therapeutic index，TI）：半数致死量与半数有效量的比值称为治疗指数，即 $TI=LD_{50}/ED_{50}$。治疗指数是衡量药物安全性的重要指标，通常治疗指数愈大，说明药物的安全性愈大，反之，则说明药物安全性差。但治疗指数非常大的药物也非绝对安全，例如治疗指数非常大的青霉素，可引起过敏性休克而危及病人生命。

（10）效能（efficacy）和效价强度（potency）：效能是指药物产生最大效应的能力；效价强度是指达到某一效应所需的剂量，用于作用性质相同的药物之间等效剂量的比较，达到同等效应时所用剂量小者效价强度高，用药量大者则效价强度低。效能和效价强度反映药物效应的不同性质，两者无平行关系，即效能高的药物其效价强度不一定高，效价强度低的药物其效能也不一定低（图 4-1）。效能和效价强度两者具有不同的临床意义，在临床用药时，均可作为选择药物和确定剂量的依据。

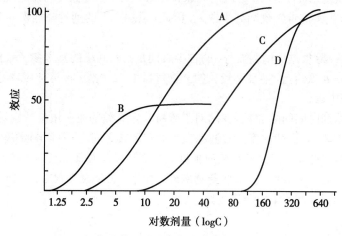

图 4-1　几种药物的效价强度及效能比较示意图

要使药物产生适当的治疗效应，就必须给予适当的剂量。剂量过小，不会呈现疗效或疗效不显著，而剂量过大，又会发生毒性反应，甚至导致死亡。因此，临床用药，一定要注意药物量 - 效关系，严格掌握用药剂量，以期达到良好的治疗效果。

三、药物制剂

药物制剂是指根据药典或部颁标准等要求将药物制成具有一定规格形态的药品。每种药物都有与其不同给药途径相适应的制剂，以产生理想的药效。同一药物的不同制剂，可因药物在体内的吸收程度和速度（生物利用度）不同，而产生不同的药效。例如，口服剂型按药物的生物利用度来表示，一般其大小顺序是：溶液剂>混悬剂>散剂>胶囊剂>片剂>包衣片剂。尤其注意的是，不同厂家相同药物的同一制剂，甚至同一厂家同一药物不同批号的同一制剂，均可因生产工艺的微小差异，造成生物利用度或成分的改变，从而影响药效。临床用药时，特别是应用安全范围小的药物时，应尽量给同一病人连续应用同一厂家的同一制剂，最好是同一批号，否则，可能会因更换不同厂家或不同批号的药物而发生原有药效减弱或增强、甚至无效或中毒的现象。

四、给药途径

给药途径是影响药物吸收快慢和多少的重要因素，详见第三章内容。绝大多数药物作用的快慢和强弱会随其给药途径的改变而发生变化，几种常用给药途径起效快慢的一般顺序是：静脉给药>吸入给药>舌下给药>肌内注射>皮下注射>口服。但也有例外，例如，地西泮肌内注射比口服起效慢。有些药物也可因给药途径不同而作用性质不同。例如，硫酸镁口服有强导泻作用，没有抗惊厥和降低血压作用；注射给药有抗惊厥和降低血压作用，无导泻作用。因此，临床用药时，为了使药物能按照治疗目的的需要及时、准确和有效地发挥治疗效果，医护人员应熟悉各种给药途径的特点，以选择恰当的给药途径。

五、给药时间和次数

给药的时间不同有时也可影响药物疗效。临床用药时，应根据具体药物特点、病情需要以及人体周期规律而定。如催眠药应在睡前服用；助消化药需在饭前或饭时服用；驱肠虫药宜空腹或半空腹服用；有的药物如利福平等，因食物影响其吸收也特别注明空腹服用；对胃肠道有刺激性的药物宜饭后服等；胰岛素在餐前给药更能发挥药物的疗效。

现代医学研究证实，很多药物的疗效、不良反应与人体的生物节律（生物钟）有着极其密切的关系。按照人体的生物节律变化设计临床给药方案，能够更好地发挥药物疗效，减少不良反应。如肾上腺糖皮质激素的分泌高峰在上午 8 时左右，然后逐渐降低，0 时达低谷，临床需长期应用糖皮质激素类药物治疗时，可依据此节律在上午 8 时一次顿服，既能达到治疗效果，又可减轻对肾上腺皮质的负反馈抑制作用。如呋塞米在上午 10 时服用利尿作用最强，并能避免夜间排尿过多影响休息和睡眠。例如，氨基糖苷类抗生素的毒性夜间高于白天，因此，增加白天的剂量降低夜间剂量，可以增强疗效和降低毒性反应。

每日用药的次数，除根据病情需要外，药物半衰期是给药间隔的基本参考依据，一般来说半衰期较短的药物，每日 3～4 次给药，半衰期较长的药物每日 1～2 次给药，这样可较好地维持有效血药浓度，且不会导致蓄积中毒。

给药次数决定给药时间间隔的长短，这对于维持稳定有效的血药浓度特别重要。尤其是化学治疗中抗生素和抗肿瘤药，若血药浓度经常波动在有效和无效之间，常可影响疗效发挥，甚至导致病原体或肿瘤细胞产生耐药性。一般给药次数应根据病情需要以及血浆半衰期而定。如阿奇霉素半衰期为 35～48h，每日只需给药一次。但有些药物例外，如青霉素半衰期仅 0.5～1h，但由于抗菌后效应长，可采用一日 2 次给药，减少了给药次数。

六、给药速度

给药速度有时可影响药物治疗效果，静脉给药时的速度对药物作用的影响尤为突出。静脉滴注的滴速应根据病人的病情、年龄和药物性质确定。对于一般药物，成人通常滴速为每分钟 40～60 滴；而强心药、升压药、含钾药、中枢兴奋药等药物滴速为每分钟 20～40 滴。滴速过快则容易引起严重的不良反应，护士在使用这些药物时一定要把握好给药速度。而在使用甘露醇静脉滴注治疗脑水肿时，则应调节滴速为每分钟 100 滴以上，否则就不能迅速提高血浆渗透压达到脱水目的。但是，对于心、肺、肾功能不全的病人滴速不宜过快，以免加重心脏负担。

七、疗程

疗程是指给药持续时间。对于一般疾病和急重症病人，通常症状消失后即可停止用药；对于某些疾病,尤其是感染性疾病应用抗菌药物治疗时,应按规定疗程用药,以防疾病复发或加重。

八、联合用药

两种或两种以上的药物同时或先后使用称为联合用药或配伍用药。

1. 药物相互作用 联合用药时所引起的药物作用和效应的变化,均称为药物相互作用。药物相互作用发生的途径,既可通过影响药动学发生,如影响血浆蛋白结合率、影响药酶活性、影响吸收等;也可通过影响药效学发生,如影响与受体的结合、影响递质的释放等。药物相互作用的结果是双向的,既可能产生对病人有益的结果,使疗效增强或毒性降低;也可能产生对病人有害的结果,使疗效降低或毒性增强,有时会带来严重后果,甚至危及生命。

2. 配伍禁忌 通常是指体外配伍时直接发生物理、化学的相互作用,出现使药物中和、水解、破坏失效等理化反应,发生浑浊、沉淀、产生气体及变色等外观异常的现象。注射剂在混合使用或大量稀释时易产生化学或物理改变,因此静脉滴注时应特别注意配伍禁忌,避免发生严重后果。以下情况也属配伍禁忌:药物配伍使药物的治疗作用减弱,导致治疗失败;药物配伍使副作用或毒性增强,引起严重不良反应;药物配伍使治疗作用过度增强,超出了机体所能耐受的能力,也可引起不良反应,乃至危害病人等。

3. 协同作用和拮抗作用 当药物联合应用时,若使原有作用增强称为协同作用;若使原有作用减弱称为拮抗作用。

4. 联合用药的目的 主要有:①为了达到多种预防治疗目的;②利用药物间的协同作用提高疗效;③利用药物间拮抗作用减少不良反应;④避免或延缓病原体产生耐药性;⑤减少单个药物应用剂量,以降低单药毒性反应的发生率。但是,不恰当的联合用药常由于药物间相互作用而使疗效降低或发生意外的毒性反应,也使药物不良反应的发生率大大提高。统计表明药物不良反应的发生率随合用药物种类的增多而升高,因此,应根据临床需要,严格掌握控制联合用药的药物数量。

第二节 机体方面因素

一、生理因素

(一)年龄

一般所说的给药剂量是适用于18~60岁成年人的药物平均剂量。小儿及老年人由于生理特点不同,在机体生长发育以及衰老等过程的不同阶段,各种生理功能和机体对药物的处置能力都可能有所不同,因此对药物的反应可能与成年人有所不同。

1. 小儿 尤其是新生儿、早产儿和婴幼儿,各组织器官正处于生长、发育阶段,年龄越小各组织器官的发育越不完善,特别是肝、肾功能发育不完善,使其对药物的处置及反应与成年人有很大差别。由于小儿对药物反应一般比较敏感,加之新药临床试验一般不用小儿,缺乏小儿的药动学数据,故对小儿临床用药必须慎重,一般不首先考虑应用新药。如果应用不当会造成组织器官发育障碍,甚至造成严重后遗症或死亡。

2. 老年人 由于各器官功能逐渐减退,尤其是肝、肾功能的逐渐减退,对药物的代谢和排泄能力降低,对药物的耐受性较差,用药剂量一般约为成人的3/4。在敏感性方面,老年人与成年人也有不同。老年人对中枢抑制药、利尿药、降压药、抗凝血药等药物的敏感性增高,易引起严重的不良反应;使用氨基糖苷类抗生素、呋塞米易引起听力损害,应用这些药物时应特别谨慎。

另外,老年人由于记忆力减退等方面的原因,用药依从性较差,容易发生漏服、误服和过量服药。因此,除医护人员需耐心解释处方中的用药目的、剂量、用法及疗程外,应尽量简化治疗方案,使老年病人易于领会和接受。总之,临床用药时,应综合考虑每个老年人的具体情况,制定出最佳治疗方案。

(二)性别

男、女在身高、体重、肌肉及脂肪多少等方面有所不同,但男、女对药物的反应通常无明显差别。

但应注意女性以下特殊生理时期：①月经期：不宜应用强泻药和抗凝血药，以免引起盆腔充血和月经过多；②妊娠期：用药更应慎重，既要考虑药物是否对正常妊娠有不利影响，更要考虑药物是否对胎儿产生不利影响，尤其是在受孕后 3～12 周，因为此期是胚胎、胎儿各器官处于高度分化、迅速发育阶段，药物影响此过程，可能导致某些系统和器官畸形；③临产期：不能应用影响正常分娩的药物，也不能应用半衰期较长、会随胎儿娩出在新生儿体内发生不良反应的药物；④哺乳期：不能应用影响泌乳或能从乳汁排泄而对婴儿产生不利影响的药物。

二、心理因素

药物的作用在一定程度上受病人的情绪、病人对药物的信赖程度及医护人员的言语、表情、态度、暗示及工作经验等因素影响。病人若对药物治疗信心不足，惧怕用药后产生的严重不良反应等，均会影响药物的疗效。医护人员必须运用自己掌握的药物知识，耐心细致地向病人及家属宣传解释所用药物的治疗效果、不良反应及其防治措施，尤其是对于一些不良反应多的药物，应讲清其利弊，消除病人的心理顾虑，正确对待用药反应，提高病人用药的依从性，使病人能够在良好的心理状态下接受药物治疗。同时，医护人员在药物治疗过程中，给予病人更多的关心、同情和理解，加强对用药者的心理护理工作，充分发挥积极的心理效应，以提高临床药物治疗效果。

三、病理因素

机体的病理因素常可影响药物效应。例如，当肾功能减退时，以原形由肾排泄的药物消除减慢，半衰期延长；当发生脑膜炎时，血脑屏障的通透性增加，有利于抗菌药物透过血脑屏障发挥作用。有些药物因机体的某种病理状态而不能应用，如当机体发热时，多数疫苗不适合应用。总之，临床用药时，应充分注意机体伴有的病理状态可能对药物作用的影响，根据具体情况，适当选择药物和剂量，以求达到最佳治疗效果。

四、遗传因素

遗传因素可影响药物的药动学和药效学，使药物作用表现因人而异。遗传因素对药动学的影响主要表现在药物体内代谢的异常，可分为快代谢型和慢代谢型，前者使药物快速灭活，后者使药物灭活较慢。因此，遗传因素影响药物血浆浓度及效应强弱和持续时间。遗传因素对药效学的影响是在不影响血药浓度的条件下使机体对药物的反应异常，如葡萄糖 -6- 磷酸脱氢酶缺乏者应用某些药物易发生溶血反应。

五、营养因素

营养不良者体重相对较轻，加上体内蛋白质、维生素、钙、镁等缺乏，可使血浆蛋白结合药物减少、肝药酶活性下降、各种抗体减少、脂肪组织储存药物能力下降等，以致血药浓度升高、半衰期延长，机体对药物反应比正常人较为敏感，而易发生毒性反应。因此，对严重营养不良的病人，应慎重选择药物和酌情减少给药剂量。

六、个体差异

在性别、年龄、体重相近的情况下，大多数人对药物的反应是相似的，但有少数人存在质或量的显著差异，多与遗传因素有关。质的差异可表现为超敏反应、特异质反应（内容详见第二章药物效应动力学）。量的差异表现为高敏性和耐受性。高敏性是指个体对药物特别敏感，应用小剂量即可呈现强大的药理作用，甚至出现中毒。耐受性是指个体对药物的敏感性降低、反应减弱的现象，此时，必须加大给药剂量才能产生应有的作用。极少数人在初次用药后即可发生，称先天耐受性，与其体内的酶系统异常有关，属遗传因素。耐受性更多见的是在反复使用某种药物后出现，称后天耐受性，可能与酶诱导作用、人体组织对药物产生适应性等因素有关。若在短时间内反复用药数次即产生耐受性者称为快速耐受性。

（秦红兵）

安慰剂

笔记

思考题

1. 为什么对小儿用药必须慎重？
2. 联合用药的目的是什么？联合用药时应注意什么？
3. 什么是治疗指数？治疗指数有何临床意义？

扫一扫，测一测

第五章　传出神经系统药理概论

05章PPT

学习目标

1. 掌握传出神经系统受体的类别及生理效应。
2. 熟悉传出神经系统按递质分类及药物的作用方式。

传出神经系统药物通过直接或间接影响传出神经的化学传递过程而改变效应器官的功能活动。掌握传出神经系统的生理功能，对于学习传出神经系统药物具有重要的意义。

第一节　传出神经系统的分类

一、按解剖学分类

1. **自主神经**　包括交感神经和副交感神经，主要支配心脏、平滑肌、腺体等效应器。自主神经从中枢发出后，经过神经节中的突触更换神经元，然后到达所支配的效应器，故自主神经有节前纤维和节后纤维之分（图5-1）。
2. **运动神经**　自运动中枢发出后，中途不更换神经元，直接到达骨骼肌支配其运动（图5-1）。

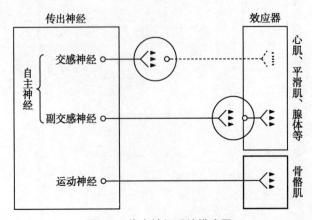

图5-1　传出神经系统模式图

二、按释放递质分类

1. 胆碱能神经 兴奋时从末梢释放乙酰胆碱的神经,包括全部交感神经和副交感神经的节前纤维、全部副交感神经的节后纤维、极少数交感神经的节后纤维(如支配汗腺分泌和骨骼肌的血管舒张神经)及运动神经(图 5-1)。

2. 去甲肾上腺素能神经 兴奋时从末梢释放去甲肾上腺素的神经,包括大部分交感神经的节后纤维(图 5-1)。

此外,在某些效应器官上存有多巴胺能神经、5-羟色胺能神经、嘌呤能神经和肽能神经等,这些神经主要在局部发挥调节作用。

第二节 传出神经系统的递质

传出神经释放的递质主要有乙酰胆碱(acetylcholine,ACh)和去甲肾上腺素(noradrenaline,NA)。

一、乙酰胆碱

乙酰胆碱主要在胆碱能神经末梢胞浆中生物合成。胆碱能神经末梢内的胆碱和乙酰辅酶 A,在胆碱乙酰转移酶的催化下合成乙酰胆碱。乙酰胆碱形成后即进入囊泡与 ATP、蛋白多糖共同贮存于囊泡中。当神经冲动到达神经末梢时,囊泡中的乙酰胆碱以胞裂外排的方式释放至突触间隙,与突触后膜上的胆碱受体结合,并使效应器产生生理效应。在产生效应的同时,数毫秒内即被突触间隙中的胆碱酯酶(acetylcholinesterase,AChE)水解为胆碱和乙酸。

二、去甲肾上腺素

去甲肾上腺素主要在去甲肾上腺素能神经末梢生物合成。酪氨酸是合成 NA 的基本原料,从血液循环进入神经元后,经酪氨酸羟化酶催化生成多巴(dopa),再经多巴脱羧酶的催化生成多巴胺(dopamine,DA),后者进入囊泡中,经多巴胺 β-羟化酶的催化,转变为去甲肾上腺素。去甲肾上腺素形成后,与 ATP 及嗜铬颗粒蛋白结合,贮存于囊泡中,以避免被胞浆中的单胺氧化酶(mono-amine oxidase,MAO)所破坏。在肾上腺髓质嗜铬细胞中,NA 在苯乙醇胺-N 甲基转移酶催化下,进一步生成肾上腺素。当神经冲动到达去甲肾上腺素神经末梢时,囊泡中的递质以胞裂外排的方式释放至突触间隙,释放的去甲肾上腺素在产生效应的同时,75%~95% 被突触前膜再摄取,是其作用终止的主要方式,摄取进入神经末梢的 NA 可进入囊泡中贮存,部分未进入囊泡中的 NA 可被由细胞内的儿茶酚氧位甲基转移酶(catechol-o-methyltransferase,COMT)和 MAO 代谢破坏。

此外,传出神经递质还有多巴胺、5-羟色胺(5-HT)等。

第三节 传出神经系统受体的类型、分布及生理效应

一、胆碱受体与效应

能选择性地与乙酰胆碱结合的受体称为胆碱受体,可分为毒蕈碱型胆碱受体(简称 M 胆碱受体)和烟碱型胆碱受体(简称 N 胆碱受体)。

1. M 胆碱受体 能选择性地与毒蕈碱(muscarine)结合的受体称为 M 受体,主要分布在副交感神经节后纤维所支配的效应器细胞膜上。根据不同组织 M 受体与配体的亲和力不同,已将 M 受体分为 M_1、M_2、M_3、M_4、M_5 受体 5 种亚型。M 受体激动所产生的效应常称为 M 样作用,主要包括心脏抑制、血管扩张、腺体分泌增加、瞳孔缩小,支气管及胃肠平滑肌收缩等(表 5-1)。

2. N 胆碱受体 能选择性地与烟碱(nicotine)结合的受体称为 N 受体,可分为 N_N 和 N_M 受体两种亚型。N_N 受体位于自主神经节突触后膜和肾上腺髓质,激动时可引起神经节兴奋和肾上腺髓质分

泌增加；N_M 受体位于骨骼肌，激动时可引起骨骼肌收缩。N 受体激动所产生的效应常称为 N 样作用（表 5-1）。

二、肾上腺素受体与效应

能与去甲肾上腺素或肾上腺素（adrenaline, AD）结合的受体称为肾上腺素受体，可分为 α 肾上腺素受体（简称 α 受体）和 β 肾上腺素受体（简称 β 受体）。

1. α 受体　可分为 α_1 和 α_2 受体两个亚型。α_1 受体主要分布于血管平滑肌、瞳孔开大肌、胃肠和膀胱括约肌等处，激动时可引起血管收缩、瞳孔扩大、胃肠和膀胱括约肌收缩等；α_2 受体主要分布于去甲肾上腺素能神经末梢、胰岛 β 细胞、血小板、血管平滑肌等处，激动时可引起 NA 释放减少、胰岛素分泌减少、血小板聚集、血管收缩等（表 5-1）。

2. β 受体　可分为 β_1、β_2 和 β_3 受体三个亚型。β_1 受体主要分布于心脏、肾脏，激动时可引起心脏兴奋（心肌收缩力增强，心率加快，传导加速）、肾素释放量增加；β_2 受体主要分布于支气管平滑肌、骨骼肌血管、冠状血管和肝等处，激动时可引起支气管平滑肌松弛、血管平滑肌舒张、糖原分解、血糖升高等；β_3 受体分布于脂肪组织，激动时可引起脂肪分解（表 5-1）。

表 5-1　传出神经系统的受体分布与效应

效应器		胆碱能神经兴奋		去甲肾上腺素能神经兴奋	
		受体	效应	受体	效应
心脏	窦房结	M_2	心率减慢	β_1	心率加快
	传导系统	M_2	传导减慢	β_1	传导加快
	心肌	M_2	收缩力减弱	β_1	收缩力增强
血管平滑肌	皮肤、黏膜			α	收缩
	内脏			α	收缩
	骨骼肌			β_2、α	舒张、收缩（弱势效应）
	冠状动脉			β_2	舒张
内脏平滑肌	支气管	M_3	收缩	β_2	舒张
	胃肠壁	M_3	收缩	α_2、β_2	舒张
	膀胱壁	M_3	收缩	β_2	舒张
	胃肠括约肌	M_3	舒张	α_1	收缩
	膀胱括约肌	M_3	舒张	α_1	收缩
	子宫	M_3	收缩	β_2、α	舒张、收缩
眼内肌	瞳孔开大肌			α_1	收缩
	瞳孔括约肌	M_3	收缩		
	睫状肌	M_3	收缩	β	舒张（弱势效应）
代谢	肝			β_2、α	肝糖原分解及异生
	骨骼肌			β_2	肌糖原分解
	脂肪			β_3	脂肪分解
其他	汗腺	M_3	分泌增加	α	分泌增加
	肾上腺髓质	N_N			儿茶酚胺释放
	骨骼肌	N_M	收缩		

三、多巴胺受体与效应

能选择性地与多巴胺结合的受体称为多巴胺受体（简称 DA 受体或 D 受体）。D 受体至少存在 4 种亚型。D_1 受体主要分布于内脏的血管平滑肌上，如肾、肠系膜、脑以及冠状动脉等处，激动时可引起上述脏器的血管平滑肌舒张；D_2 受体主要分布于去甲肾上腺素能神经末梢和胃肠平滑肌等处，激动时可引起 NA 分泌减少、胃肠平滑肌舒张。4 种亚型 D 受体均可见于中枢神经系统。

第四节 传出神经系统药物的作用方式及分类

一、传出神经系统药物的作用方式

1. 直接作用于受体 有些传出神经系统药物能直接与胆碱受体或肾上腺素受体结合而产生效应。凡结合后能激动受体并产生与递质相似作用的，称之为受体激动药或拟似药；结合后不能激动受体，并阻碍递质或激动药与受体结合，产生与递质相反作用的，称之为受体拮抗药或受体阻断药。

2. 影响递质 有些药物通过影响递质生物转化而产生效应，如新斯的明通过抑制胆碱酯酶而阻碍 ACh 水解，使突触间隙的 ACh 含量增加，激动胆碱受体而发挥拟胆碱作用。有些药物可通过影响递质的合成、贮存、释放或摄取而产生效应，如麻黄碱和间羟胺可促进 NA 的释放而发挥拟肾上腺素作用。

二、传出神经系统药物的分类

传出神经系统药物可根据其作用方式和对受体及其亚型作用的选择性进行分类，见表5-2。

表 5-2 传出神经系统药物的分类

拟似药	拮抗药
（一）拟胆碱药	（一）抗胆碱药
1. 胆碱受体激动药	1. M 受体阻断药
（1）M、N 受体激动药（如卡巴胆碱）	（1）非选择性 M 受体阻断药（如阿托品）
（2）M 受体激动药（如毛果芸香碱）	（2）M_1 受体阻断药（如哌仑西平）
（3）N 受体激动药（如烟碱）	2. N 受体阻断药
2. 抗胆碱酯酶药（如新斯的明）	（1）N_N 受体阻断药（如樟磺咪芬）
（二）拟肾上腺素药	（2）N_M 受体阻断药（如泮库溴铵）
1. α、β 受体激动药（如肾上腺素）	（二）抗肾上腺素药
2. α 受体激动药	1. α 受体阻断药
（1）α_1、α_2 受体激动药（如去甲肾上腺素）	（1）α_1、α_2 受体阻断药（如酚妥拉明）
（2）α_1 受体激动药（如去氧肾上腺素）	（2）α_1 受体阻断药（如哌唑嗪）
（3）α_2 受体激动药（如可乐定）	2. β 受体阻断药
3. β 受体激动药	（1）β_1、β_2 受体阻断药（如普萘洛尔）
（1）β_1、β_2 受体激动药（如异丙肾上腺素）	（2）β_1 受体阻断药（如美托洛尔）
（2）β_1 受体激动药（如多巴酚丁胺）	3. α、β 受体阻断药（如拉贝洛尔）
（3）β_2 受体激动药（如沙丁胺醇）	

（熊存全）

思考题

1. M 受体兴奋可产生哪些效应？

2. β 受体兴奋可产生哪些效应？

扫一扫，测一测

学习目标

1. 掌握毛果芸香碱、新斯的明的药理作用、临床应用、不良反应和注意事项。
2. 了解其他胆碱受体激动药和胆碱酯酶抑制药的特点。

　　胆碱受体激动药（cholinergic receptor agonists）和胆碱酯酶抑制药（cholinesterase inhibitor）合称为拟胆碱药，是一类与胆碱能神经递质 ACh 作用相似的药物。

第一节　M、N 胆碱受体激动药

卡巴胆碱

　　卡巴胆碱（carbamylcholine）为人工合成的胆碱受体激动药，其药理作用和 ACh 相似，由于化学性质较稳定，不易被水解，故作用时间较长。全身给药可激动 M、N 受体，产生 M 样作用和 N 样作用。因不良反应较多，仅限眼科局部用药。本药滴眼可透过角膜，直接激动瞳孔括约肌 M 受体，使瞳孔缩小，眼内压降低，作用维持时间较长，主要用于治疗开角型青光眼，或用于对毛果芸香碱无效和过敏的病人。眼科手术中前房注射本药 2s 后，瞳孔即开始缩小，为快速强效缩瞳剂。眼部注射给药用于人工晶状体植入、白内障摘除、角膜移植等需要缩瞳的眼科手术。

　　甲状腺功能亢进、低血压、心力衰竭、消化性溃疡、支气管哮喘等病人禁用。

第二节　M 胆碱受体激动药

毛果芸香碱

　　毛果芸香碱（pilocarpine）是从毛果芸香属植物叶子中提取的生物碱，其水溶液稳定，现已可人工合成。1% 滴眼液滴眼后，易穿透角膜，10～30min 开始缩瞳，降眼压作用的达峰时间约 75min，可维持 4～8h。调节痉挛作用约维持 2h。

【药理作用】

　　毛果芸香碱能直接激动 M 受体，产生 M 样作用，对眼和腺体的作用最为明显。

1. 对眼的作用　以其溶液滴眼,可产生缩瞳、降低眼内压和调节痉挛等作用。

(1) 缩瞳:毛果芸香碱能直接激动瞳孔括约肌上的 M 受体,使瞳孔括约肌收缩,瞳孔缩小。

(2) 降低眼内压:通过缩瞳作用,毛果芸香碱使虹膜向中心方向收缩后根部变薄,前房角间隙扩大,房水易于通过小梁网经巩膜静脉窦流入血液循环,从而使眼内压降低(图6-1)。

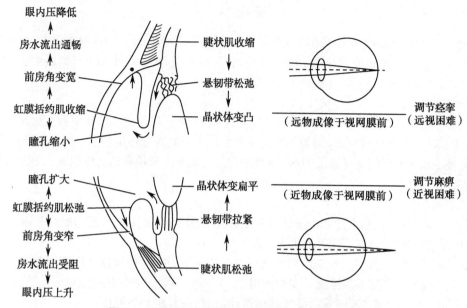

图6-1　M 受体激动药和 M 受体阻断药对眼的作用

上:胆碱受体激动药的作用　下:胆碱受体阻断药的作用

箭头表示房水流通及睫状肌松弛或收缩的方向

(3) 调节痉挛:毛果芸香碱能激动睫状肌环状纤维上的 M 受体,使睫状肌向瞳孔中心方向收缩,故悬韧带松弛,晶状体因本身弹性而自然变凸,屈光度增加,从而使远距离的物体不能成像在视网膜上,导致视近物清楚,而视远物模糊,这一作用称为调节痉挛(图6-1)。

2. 对腺体的作用　毛果芸香碱吸收后,能激动腺体的 M 受体,使腺体分泌增加,以汗腺和唾液腺分泌增加最为明显。

【临床应用】

1. 治疗青光眼　毛果芸香碱能使前房角间隙扩大,眼内压迅速降低,对闭角型青光眼疗效较佳;对开角型青光眼的早期也有一定疗效。

2. 治疗虹膜炎　与扩瞳药交替应用,可防止虹膜与晶状体粘连。

3. 治疗 M 受体阻断药中毒　以 1～2mg 皮下注射,可用于阿托品等药物中毒的解救。

【不良反应和注意事项】

1. 吸收过量可出现流涎、多汗、腹痛、腹泻、支气管痉挛等 M 样症状,可用阿托品对抗。

2. 遇光易变质,应避光保存。

【护理要点提示】

1. 用药前　①应清楚用药目的;②检查药物是否变质;③提醒病人滴眼前清洁双手。

2. 用药期间　①遵医嘱给药;②指导病人掌握正确的滴眼方法,将下眼睑拉成袋状,同时以中指压迫内眦的鼻泪管开口,然后将药液滴入眼内。每次滴药后,嘱咐病人轻压内眦 2～3min,以免药液经鼻黏膜吸收引起全身不良反应。

第三节　胆碱酯酶抑制药

胆碱酯酶抑制药又称抗胆碱酯酶药,能抑制胆碱酯酶活性,使乙酰胆碱水解减少,导致乙酰胆碱在突触间隙蓄积而激动 M、N 受体,呈现 M 及 N 样作用。按药物与胆碱酯酶结合后水解速度的快慢,

笔记

可分为易逆性胆碱酯酶抑制药和难逆性胆碱酯酶抑制药，前者如新斯的明、毒扁豆碱等；后者主要为有机磷酸酯类杀虫药，具有毒理学意义。

一、易逆性胆碱酯酶抑制药

新斯的明

新斯的明（neostigmine）为人工合成的季铵类化合物，其脂溶性低。口服吸收缓慢，给药后 1h 显效，持续 3～4h；皮下注射或肌内注射 15min 显效，作用可持续 2～4h。不易透过血脑屏障，无明显中枢作用；滴眼时，不易透过角膜，对眼的作用很弱。

【药理作用】

主要通过抑制胆碱酯酶，使乙酰胆碱蓄积而呈现 M 样及 N 样作用。其作用具有选择性，对心血管、腺体、眼和支气管等作用较弱，对胃肠平滑肌和膀胱平滑肌兴奋作用较强。因其除抑制胆碱酯酶外，还能直接激动骨骼肌运动终板上的 N_M 受体和促进运动神经末梢释放乙酰胆碱，故对骨骼肌的兴奋作用最强。

【临床应用】

1. 治疗重症肌无力　新斯的明可通过兴奋骨骼肌改善肌无力症状。一般口服给药即可使症状改善。重症病人或紧急时，可皮下注射或肌内注射。

2. 治疗腹气胀和尿潴留　新斯的明可增强胃肠道平滑肌和膀胱逼尿肌的张力，促进排气和排尿，常用于治疗术后腹气胀和尿潴留。

3. 治疗阵发性室上性心动过速　新斯的明通过 M 样作用，使心率减慢。

4. 解救非除极化型肌松药中毒　适用于非除极化型肌松药如筒箭毒碱过量中毒时的解救，但禁用于除极化型肌松药如琥珀胆碱过量的解救。

【不良反应和注意事项】

治疗量时不良反应较少，可引起恶心、呕吐、腹痛、心动过缓、呼吸困难、肌肉震颤等。过量可引起胆碱能危象，出现肌无力症状加重，严重者可发生呼吸肌麻痹。

【护理要点提示】

1. 用药前　①先测心率，如心动过缓宜先用阿托品使心率增至 80 次 /min 后再用；②机械性肠梗阻、尿路梗阻和支气管哮喘等病人禁用；③静脉注射氨基苷类、林可霉素类、多黏菌素类、利多卡因等可使骨骼肌张力减弱，拮抗新斯的明的作用，故不可与上述药物合用。

2. 用药期间　①本药个体差异较大，用量需个体化；②用药时密切观察病人的用药反应，及时调整用药剂量；③除重症病人或紧急情况外，尽量口服给药，以增加用药的安全性；④用于治疗重症肌无力而病人仍有肌无力表现时，特别要注意鉴别，是疾病未能有效控制还是药物过量所致。过量导致"胆碱能危象"发生时，肌细胞膜过度除极化，阻断神经肌肉传导，加重肌无力症状，病人还可伴有大汗淋漓、大小便失禁、心动过速等现象。要警惕，药物过量的累积作用可发生在用药数周之后，故"胆碱能危象"可以发生的很迟；眼肌有相对的耐受性，不要一味增加剂量以纠正复视而引起"胆碱能危象"。

> **护理警示：**
>
> 用于治疗重症肌无力时，药物过量也会出现肌无力表现，加强用药监护

溴吡斯的明

溴吡斯的明（pyridostigmine bromide）为人工合成药，作用较新斯的明弱，起效缓慢，作用维持时间较长。主要用于重症肌无力，也可用于腹气胀和尿潴留。副作用较少，很少引起胆碱能危象。禁忌证同新斯的明。

二、难逆性胆碱酯酶抑制药

难逆性胆碱酯酶抑制药能够与胆碱酯酶结合成难以解离的磷酰化胆碱酯酶，使其失去水解乙酰

重症肌无力

笔记

胆碱的活性，导致体内 ACh 过度蓄积，激动胆碱受体，引起一系列胆碱能神经功能亢进的中毒症状。详见第四十五章特效解毒药内容。

（熊存全）

思考题

1. 毛果芸香碱为什么可用于治疗青光眼？滴眼时有哪些注意事项？

2. 新斯的明的临床应用主要有哪些？用药过量主要不良反应有哪些？

3. 案例分析

张某，男，15 岁。眼睑下垂，斜视和复视，症状常在下午或傍晚运动后加重，早晨和休息后减轻，呈规律地晨轻暮重波动性变化。经检查被确诊为重症肌无力。住院期间使用新斯的明等药物治疗一周后，症状未能缓解。

请问：

（1）为什么使用新斯的明治疗后张某的症状未能缓解，可能有哪些原因？

（2）护士在药物治疗过程中应如何进行用药护理？

思路解析

扫一扫，测一测

学习目标

1. 掌握阿托品的药理作用、临床应用、不良反应和注意事项。
2. 熟悉山莨菪碱、东莨菪碱及溴丙胺太林的作用特点和临床应用。
3. 了解其他抗胆碱药的作用特点和临床应用。

胆碱受体阻断药（cholinoceptor blocking drugs）是一类能与胆碱受体结合而不激动或极少激动胆碱受体的药物，又称为抗胆碱药，可竞争性阻断乙酰胆碱或胆碱受体激动药与受体结合，从而产生抗胆碱的作用。根据其对胆碱受体选择性的不同，可分为 M 胆碱受体阻断药和 N 胆碱受体阻断药。

第一节　M 胆碱受体阻断药

一、阿托品类生物碱

阿托品

阿托品（atropine）口服易吸收，生物利用度约 50%，1h 后作用达高峰，持续 3～4h；注射给药起效更快，$t_{1/2}$ 为 2～4h；眼科局部使用，作用可长达数日。吸收后分布广泛，可透过血脑屏障及胎盘屏障，可通过胎盘进入胎儿循环。80% 以上经肾排泄，少量可随乳汁和粪便排出。因其通过房水循环排出较慢，故滴眼后，其作用可持续数天至一周。

【药理作用】

阿托品为非选择性 M 受体阻断药，作用广泛，不同效应器上的 M 受体对阿托品的敏感性不同，随剂量增加作用依次如下：

1. 抑制腺体分泌　阿托品抑制汗腺和唾液腺作用最强，小剂量即可使其分泌减少；对支气管腺体抑制作用较强；大剂量也能抑制胃液分泌，但对胃酸分泌影响较小，因胃酸分泌尚受组胺、促胃液素等体液因素的影响。

2. 对眼的作用

（1）扩瞳：阿托品能阻断瞳孔括约肌上的 M 受体，瞳孔括约肌松弛，使去甲肾上腺素能神经支配的瞳孔开大肌功能占优势，瞳孔扩大。

（2）升高眼内压：由于瞳孔扩大，虹膜退向四周外缘，前房角间隙变窄，妨碍房水回流入巩膜静脉窦，造成眼内压升高见第六章的图6-1。

（3）调节麻痹：阿托品能阻断睫状肌上的M受体，睫状肌松弛而退向边缘，使悬韧带拉紧，晶状体变扁平，屈光度降低，不能将近距离的物体清晰地成像在视网膜上，导致视远物清楚，视近物模糊不清，这一作用称为调节麻痹见第六章的图6-1。

3. 松弛内脏平滑肌　阿托品通过阻断内脏平滑肌上的M受体，松弛多种内脏平滑肌，对处于过度活动或痉挛状态的平滑肌作用尤为明显。其中对胃肠平滑肌松弛作用最强，对尿道和膀胱壁平滑肌其次，对胆管、输尿管和支气管平滑肌松弛作用较弱，对子宫平滑肌影响很小。

4. 对心血管作用

（1）加快心率：较大剂量的阿托品能阻断窦房结的M受体，解除迷走神经对心脏的抑制，使心率加快。心率加快的程度取决于迷走神经张力，对迷走神经张力高的青壮年，其心率加快作用明显，对婴、幼儿及老年人影响较小。

（2）加快房室传导：阿托品可拮抗迷走神经过度兴奋所致的房室传导阻滞和心动过缓，使房室传导加快。

（3）扩张血管：治疗量的阿托品对血管和血压均无明显影响。大剂量阿托品可引起血管扩张，解除小血管痉挛，增加组织的血液灌注量，改善微循环。扩张血管作用与阻断M受体无关，可能是阿托品引起体温升高后的代偿性散热反应，也可能是阿托品直接舒张血管的作用。

5. 兴奋中枢　治疗量（0.5～1mg）的阿托品对中枢作用不明显；1～2mg能兴奋延髓呼吸中枢；3～5mg则可兴奋大脑皮质，出现烦躁不安、多言、谵妄等反应；中毒量（10mg以上）可产生幻觉、定向障碍、运动失调和惊厥等，严重时由兴奋转入抑制，出现昏迷及延髓麻痹而死亡。

修氏理论

【临床应用】

1. 解除平滑肌痉挛　对胃肠绞痛及膀胱刺激征等疗效较好；对胆绞痛和肾绞痛单用阿托品疗效较差，常与镇痛药哌替啶合用。此外，也可用于小儿遗尿症。阿托品虽能扩张支气管，但由于其抑制呼吸道腺体分泌，使痰液变稠，不易排出，故不能用作平喘药。

2. 麻醉前给药　利用其抑制腺体分泌作用，可用于麻醉前给药，以减少手术期间呼吸道腺体及唾液腺分泌，防止呼吸道阻塞及吸入性肺炎的发生。也可用于严重盗汗及流涎症。

3. 眼科应用

（1）治疗虹膜睫状体炎：0.5%～1%阿托品局部滴眼，可松弛瞳孔括约肌和睫状肌，使之活动减少、充分休息，有助于炎症消退；同时还可预防虹膜与晶状体的粘连，常与缩瞳药交替使用。

（2）用于验光配镜、检查眼底：眼内滴入阿托品使睫状肌松弛，晶状体充分固定，可准确测定晶状体的屈光度；也可利用其扩瞳作用检查眼底，有助于观察眼底的周边部位。但由于阿托品调节麻痹作用可维持2～3d，扩瞳作用可持续1～2周，视力恢复过于缓慢，故现仅用于睫状肌调节功能较强的小儿验光。

4. 治疗缓慢型心律失常　用于迷走神经过度兴奋所致的心动过缓、传导阻滞等缓慢型心律失常。

5. 治疗休克　在补足血容量的基础上，用于抢救暴发型流行性脑脊髓膜炎、中毒性菌痢、中毒性肺炎等所致的感染性休克。对于休克伴有高热或心率加快者不宜使用。由于阿托品副作用较多，目前多用山莨菪碱取代。

微课：阿托品的临床应用

6. 治疗有机磷酸酯类中毒　阿托品可迅速有效地缓解有机磷酸酯类中毒的M样症状，是特效的对症治疗药，详见第四十五章特效解毒药内容。

【不良反应和注意事项】

常见口干、视近物模糊、畏光、心悸、皮肤干燥潮红、排尿困难和体温升高等不良反应，停药后均可逐渐消失。过量中毒时除上述外周症状加重外，还可出现中枢的表现，如焦虑、失眠、不安、幻觉、谵妄、躁狂甚至惊厥等以兴奋为主的症状。严重中毒者由兴奋转为抑制，出现昏迷及呼吸麻痹。青光眼、前列腺肥大、幽门梗阻等病人禁用。老年人、妊娠期、哺乳期妇女慎用。

【护理要点提示】

1. 用药前　①应清楚用药目的；②应清楚病人是否患有青光眼、前列腺肥大、幽门梗阻；③告知病人本药副反应较多，可引起口干、视近物模糊、心悸、皮肤潮红、排尿困难等，以免病人紧张；④及

笔记

时提醒病人，用药前排便排尿。

2. 用药期间　①遵医嘱用药；②注意观察心率、皮肤及体温等变化，如心率高于100次/min、体温高于38℃的病人，不宜使用，夏季用药，要注意防暑降温，尤其是婴幼儿；③局部滴眼使用时应压迫内眦，以免吸收，本药扩瞳作用可持续1～2周，应告诉病人避免光线刺激，采取戴墨镜等措施保护眼睛，视近物模糊期间不要做用眼的精细工作；④多食含纤维素的食物，以减少尿潴留及便秘的发生，如果有尿潴留可压迫膀胱或导尿，腹胀者可肛管排气，用药过程中发生口干不适时，可取温开水口腔含漱；⑤如出现呼吸加快、瞳孔散大、中枢兴奋症状及猩红热样皮疹，多提示阿托品中毒，应立即报告医生，以便及时处理；⑥中毒时的外周症状可用毛果芸香碱或新斯的明对抗，中枢兴奋症状可用地西泮对抗；⑦对药效做出评价。

山莨菪碱

山莨菪碱（anisodamine）是从我国茄科植物唐古特莨菪中提出的生物碱，其人工合成的消旋品称654-2。其脂溶性低，口服给药吸收差，多肌内注射给药。与阿托品相比，其作用特点为：①对胃肠平滑肌、血管平滑肌的解痉作用选择性高，强度与阿托品相似或略低；②对眼和腺体的作用仅为阿托品的1/20～1/10；③不易透过血脑屏障，中枢作用不明显。主要用于胃肠绞痛、感染性休克等。不良反应和注意事项及护理要点提示与阿托品相似。

东莨菪碱

东莨菪碱（scopolamine）是从洋金花、颠茄或莨菪等植物中提取的生物碱。与阿托品相比，其作用特点为：①对中枢作用强且表现为抑制作用，随剂量增加依次为镇静、催眠、麻醉，但能兴奋呼吸中枢；②抑制腺体分泌、扩瞳和调节麻痹作用强于阿托品，而对心血管及内脏平滑肌作用较弱。主要用于麻醉前给药，作用效果优于阿托品。此外，可用于预防晕动病和抗帕金森病。防晕止吐作用可能与其抑制前庭神经内耳功能或大脑皮质功能及抑制胃肠蠕动有关。对帕金森病可缓解流涎、震颤和肌肉强直，与其中枢抗胆碱作用有关。不良反应与阿托品相似。另外，因本药可引起老年人思维错乱，故老年人避免用作麻醉前给药。

颠茄

颠茄（belladonnae）为胃肠解痉药类非处方药，具有解除胃肠道痉挛、抑制胃酸分泌作用。主要用于胃肠道平滑肌痉挛及溃疡病的辅助治疗。常见不良反应有口干、便秘、出汗减少、口鼻咽喉及皮肤干燥、视物模糊、排尿困难等。

二、阿托品的合成代用品

为克服阿托品副作用较多的缺点，通过对其结构进行改造，合成了一些代用品，即合成扩瞳药、合成解痉药和抑制胃酸分泌药。

（一）合成扩瞳药

后马托品

后马托品（homatropine）为阿托品扩瞳代用品，其扩瞳作用和调节麻痹作用较阿托品弱，持续1～2d，视力恢复较快，适用于检查眼底及验光。其调节麻痹作用较弱，故小儿验光仍须用阿托品。

托吡卡胺

托吡卡胺（tropicamide）作用与后马托品相似，但其扩瞳和调节麻痹作用起效快，持续时间更短，临床应用同后马托品。

（二）合成解痉药

溴丙胺太林

溴丙胺太林（propantheline bromide）为人工合成的季铵类解痉药，口服吸收不完全，食物可妨碍其吸收，故宜在饭前 0.5～1h 服用。本药作用特点为：①对胃肠道平滑肌上的 M 受体选择性高，解除胃肠道平滑肌痉挛作用强而持久，较大剂量还能抑制胃酸分泌；②不易透过血脑屏障，中枢作用不明显。主要用于胃、十二指肠溃疡、胃肠绞痛及妊娠呕吐，睡前使用本药可用于治疗遗尿症。不良反应与阿托品相似，中毒量可因神经肌肉接头传递阻断而致呼吸麻痹。

（三）抑制胃酸分泌药

哌仑西平

哌仑西平（pirenzepine）能选择性阻断胃壁细胞上的 M_1 受体，抑制胃酸和胃蛋白酶分泌，用于治疗消化性溃疡，详见第三十二章作用于消化系统药物。

第二节　N 胆碱受体阻断药

一、神经节阻断药

神经节阻断药又称 N_N 受体阻断药，可阻断交感神经节，使血管扩张、血压下降，曾作为降压药，但因其同时阻断副交感神经节，不良反应较多，现已少用。

二、骨骼肌松弛药

骨骼肌松弛药简称肌松药，通过作用于神经肌肉接头后膜的 N_M 受体，阻滞神经肌肉接头处神经冲动的正常传递，导致骨骼肌松弛。主要作为外科麻醉的辅助用药。应用肌松药后，可在较浅的全身麻醉下，获得外科手术所需要的肌肉松弛度，因此能减少全麻药的用量。按其作用机制的不同，可分为非除极化型肌松药和除极化型肌松药两类。

（一）非除极化型肌松药

非除极化型肌松药与神经肌肉接头后膜的 N_M 受体也有亲和力，但没有内在活性，竞争性拮抗 ACh 对 N_M 受体的作用，使骨骼机松弛。其特点是：①肌肉松弛前无肌束颤动；②抗胆碱酯酶药可对抗其肌肉松弛作用，本类药物过量中毒可用新斯的明解救；③具有一定的神经节阻断作用，可引起血压下降。

泮库溴铵

泮库溴铵（pancuronium bromide）为人工合成的长效非除极化型肌松药，其肌松作用强，起效快（4～6min），维持时间长（2～3h），蓄积性小，治疗量无神经节阻断作用和促进组胺释放作用。因有轻度抗胆碱作用和促进儿茶酚胺释放作用，可引起心率加快和血压升高。主要用于各种手术维持肌松和气管插管等。

维库溴铵和阿曲库铵

维库溴铵（vecuronium）和阿曲库铵（atracurium）作用选择性更高，治疗量无明显的迷走神经或神经节阻断作用。维库溴铵和阿曲库铵静脉注射后均 2～3min 显效，作用维持 30～40min。临床应用与泮库溴铵相似。因阿曲库铵主要被血液中的假性胆碱酯酶水解失活，肝、肾功能不全者可选用本药。

（二）除极化型肌松药

除极化型肌松药与神经肌肉接头后膜的 N_M 受体结合后，其被胆碱酯酶的水解较 ACh 缓慢，故产生与 ACh 相似但较为持久的除极化作用，神经肌肉接头后膜失去了对乙酰胆碱的反应性，从而导致骨骼机松弛。本类药物的特点是：①用药后常先出现短暂的肌束颤动；②连续用药可产生快速耐受性；③抗胆碱酯酶药可增强本类药物的骨骼肌松弛作用，过量中毒时不可用新斯的明类药物解救；④治疗量无神经节阻滞作用。

琥珀胆碱

琥珀胆碱（succinylcholine）肌松作用快而短暂，静脉注射先出现短暂的肌束颤动，尤以胸腹部肌肉明显。1min 内即转变为肌肉松弛，约 2min 肌肉松弛作用达高峰，5min 作用即消失，静脉滴注可延长其作用时间。可用于气管内插管及气管镜等检查、外科麻醉辅助用药。主要不良反应有手术后肌痛、呼吸肌麻痹、眼内压升高和血钾升高等。

（熊存全）

思考题

1. 阿托品用药护理要点有哪些？
2. 山莨菪碱与阿托品相比有哪些特点？
3. 案例分析

李某，女，23 岁。2h 前口服 50% 敌敌畏 60ml，大约 10min 后出现呕吐、大汗，随后昏迷，急送入院。检查：呼吸急促，32 次 /min，心律失常，肠鸣音亢进，双侧瞳孔 1～2mm，胸前有肌颤，全血 AChE 活力为 30%。

请问：

（1）李某入院后，除给予洗胃和氯解磷定治疗外，还应立即注射何种药物抢救？
（2）该药用药护理要点有哪些？

思路解析

扫一扫,测一测

笔记

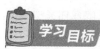

1. 掌握肾上腺素、多巴胺、异丙肾上腺素、去甲肾上腺素的药理作用、临床应用、不良反应和注意事项。

2. 熟悉多巴酚丁胺的作用特点和临床应用。

3. 了解间羟胺、麻黄碱的作用特点和临床应用。

肾上腺素受体激动药（adrenergic receptor agonists）能与肾上腺素受体结合并激动受体，产生肾上腺素样作用，又称为拟肾上腺素药。本类药物通过激动肾上腺素受体或促进去甲肾上腺素能神经末梢释放递质而发挥广泛的药理作用。根据药物对肾上腺素受体的选择性不同，肾上腺素受体激动药分为 α、β 肾上腺素受体激动药、α 肾上腺素受体激动药及 β 肾上腺素受体激动药三类。

第一节　α、β 肾上腺素受体激动药

肾上腺素

肾上腺素（adrenaline, AD）口服无效，皮下注射因收缩血管而吸收缓慢，作用维持 1h 左右。肌内注射后吸收较快，作用维持 10～30min。静脉注射立即起效，作用仅维持数分钟。AD 在体内迅速被突触前膜再摄取或被单胺氧化酶（MAO）和儿茶酚氧位甲基转移酶（COMT）代谢失活，其代谢产物经肾排泄。

【药理作用】

直接激动 α、β 受体，产生相应的作用。

1. 兴奋心脏　肾上腺素能激动心脏 β_1 受体，使心肌收缩力增强、心率加快、传导加速，心排出量增加，心肌耗氧量增加。

2. 舒缩血管　肾上腺素能激动血管平滑肌的 α_1 受体，使血管收缩；激动 β_2 受体，使血管舒张。α_1 受体占优势的皮肤、黏膜血管强烈收缩，内脏血管尤其是肾血管也显著收缩，而对脑及肺血管收缩作用较弱。β_2 受体占优势的骨骼肌血管和冠状动脉舒张。

3. 对血压的影响　肾上腺素对血压的影响与其用药剂量有关。①治疗量的肾上腺素激动 β_1 受体，使心脏兴奋，心排出量增加，故收缩压增高；由于激动 β_2 受体，使骨骼肌血管舒张作用抵消或超过

了皮肤、黏膜和内脏血管的收缩作用，故舒张压不变或略下降，脉压差增大，有利于组织器官的血液灌注；②较大剂量肾上腺素，除强烈兴奋心脏外，还可使血管平滑肌的 α_1 受体兴奋占优势，血管收缩效应超过血管舒张效应，外周阻力增加，收缩压和舒张压均升高。

4. 扩张支气管　肾上腺素能激动支气管平滑肌上的 β_2 受体，使支气管平滑肌舒张；并能抑制肥大细胞释放过敏性介质如组胺等；还可兴奋 α_1 受体，使支气管黏膜血管收缩，有利于消除支气管黏膜水肿。

5. 影响代谢　肾上腺素能提高机体基础代谢率，增加细胞耗氧量；激动 α 受体和 β_2 受体，抑制胰岛素分泌，促进肝糖原分解，并抑制外周组织对葡萄糖的摄取，使血糖增高；激活三酰甘油脂肪酶，使脂肪分解增加，血中游离脂肪酸升高。

【临床应用】

1. 治疗心搏骤停　溺水、麻醉及手术意外、药物中毒、急性传染病及心脏传导阻滞等所致的心搏骤停，在进行心肺复苏、人工呼吸和纠正酸中毒等措施的同时，可用肾上腺素静脉注射或心室内注射。电击或卤素类全麻药（氟烷、甲氧氟烷等）意外引起心搏骤停时常伴有或诱发心室纤颤，应配合使用除颤器、起搏器，必要时应用抗心律失常药物。

心搏骤停与复苏

2. 治疗过敏性休克　肾上腺素是抢救过敏性休克的首选药物。肾上腺素有兴奋心脏、收缩血管、舒张支气管、抑制过敏性介质释放和减轻支气管黏膜水肿等作用，可迅速缓解过敏性休克所致的循环衰竭和呼吸衰竭。一般皮下注射或肌内注射，必要时也可用 0.9% 氯化钠溶液稀释 10 倍后缓慢静脉注射。但必须避免因过量或过快注射造成的血压剧升及心律失常等不良反应。

3. 治疗支气管哮喘　用于控制支气管哮喘急性发作，皮下注射或肌内注射后数钟内奏效，作用强，但维持时间短。

4. 与局麻药配伍　在局麻药液中加入少量肾上腺素，可使注射部位血管收缩，延缓麻药的吸收，延长局麻药的作用时间，并可减少局麻药吸收中毒的可能性。

5. 用于局部止血　当鼻黏膜或牙龈出血时，可将浸有0.1%肾上腺素溶液的棉球或纱布填塞于出血处，使微血管收缩而止血。

【不良反应和注意事项】

可引起心悸、烦躁、皮肤苍白和头痛等，停药后上述症状可自行消失。剂量过大或静脉注射速度过快，可致血压骤升、剧烈的搏动性头痛，有发生脑出血的危险，也可引起心律失常，如期前收缩、心动过速甚至心室颤动，故应用肾上腺素应严格控制剂量，密切观察病人的血压、脉搏及情绪变化。高血压、器质性心脏病、糖尿病和甲状腺功能亢进等病人禁用。老年人慎用。

【护理要点提示】

1. 用药前　①应清楚用药目的；②应清楚病人是否患有高血压、器质性心脏病、糖尿病和甲状腺功能亢进等，如有，应提醒医生慎用本药；③本药不宜与氧化物、碱性药物混合使用，以免失效；④与日光或空气接触易变质，应注意避光保存。

2. 用药期间　①遵医嘱用药；②可引起心悸、烦躁、皮肤苍白和头痛等，停药后上述症状可自行消失；③剂量过大或静脉注射速度过快，可致血压骤升、剧烈的搏动性头痛，有发生脑出血的危险，也可引起心律失常，甚至室颤，故应用肾上腺素应严格控制剂量，密切观察病人的血压、脉搏及情绪变化；④对药效做出评价。

> **护理警示：**
>
> 手指、足趾、阴茎等末梢部位手术时，禁止加用肾上腺素

麻黄碱

麻黄碱（ephedrine）直接激动 α、β 受体，又能促进去甲肾上腺素能神经末梢释放 NA。与肾上腺素比较，其特点是：①兴奋心脏、收缩血管、升高血压和舒张支气管的作用缓慢、温和而持久；②中枢兴奋作用强，易致失眠；③短期内反复应用可产生快速耐受性。主要用于防治硬膜外麻醉和蛛网膜下隙麻醉所引起的低血压、鼻黏膜充血所致鼻塞、支气管哮喘的预防和轻症的治疗。可引起中枢兴奋，出现不安、失眠等，故尽量不在晚间用药，如需晚间应用宜加用镇静催眠药。现因麻黄碱升压作用和中枢兴奋作用较弱，主要应用麻黄碱的立体异构体伪麻黄碱。

笔记

多巴胺

多巴胺(dopamine,DA)是体内去甲肾上腺素合成的前体,药用多巴胺为人工合成品。口服无效,一般采用静脉滴注给药。在体内迅速经 MAO 和 COMT 代谢失效,作用时间短暂。不易透过血脑屏障,无明显中枢作用。

【药理作用】

直接激动 α 受体、β 受体和外周多巴胺受体,也可促进去甲肾上腺素能神经末梢释放 NA。

1. 兴奋心脏 多巴胺能激动心脏 $β_1$ 受体,使心肌收缩力增强、心排出量增加。治疗量对心率影响不明显,大剂量也可加快心率,但较少引起心律失常。

2. 舒缩血管 低剂量主要激动多巴胺受体(D_1 受体),使肾和肠系膜血管扩张。大剂量时则以 α 受体的兴奋作用占优势,皮肤、黏膜、肾及肠系膜血管均收缩。

3. 对血压的影响 治疗量多巴胺使收缩压升高,舒张压不变或略升。但大剂量给药,则使收缩压、舒张压均升高。

4. 改善肾功能 治疗量多巴胺能激动肾血管 D_1 受体,使肾血管舒张,肾血流量及肾小球滤过率增加;还能直接抑制肾小管对 Na^+ 重吸收,产生排钠利尿作用。但应用大剂量时,因激动肾血管 α 受体,使肾血管明显收缩,肾血流量减少。

【临床应用】

1. 治疗休克 可用于各种休克,如心源性休克、出血性休克、感染性休克等,尤其适用于伴有心肌收缩力减弱、尿量减少的休克。用药前应注意补充血容量和纠正酸中毒。

2. 治疗急性肾衰竭 与利尿药合用可增强疗效,使尿量增加。

【不良反应和注意事项】

治疗量 DA 的不良反应较轻,偶见恶心、呕吐。剂量过大或静脉滴注速度过快可致心动过速、血压升高、心律失常、肾血管收缩、头痛等。静脉穿刺时药液不得外漏,以免引起局部组织坏死。应注意观察局部有无外漏现象,一旦发生应及时处理。静脉滴注过程中要加强对病人血压、心率、心律、尿量等的监测。嗜铬细胞瘤病人禁用。室性心律失常、闭塞性血管病、心肌梗死、动脉硬化、高血压等病人慎用。

第二节 α 肾上腺素受体激动药

去甲肾上腺素

去甲肾上腺素(noradrenaline,NA)口服在肠内易被碱性肠液破坏,皮下或肌内注射因血管强烈收缩而吸收很少,且易致局部组织缺血坏死,故常采用静脉滴注给药。在体内迅速被 MAO 和 COMT 代谢失活,作用短暂。

【药理作用】

主要激动 α 受体,对 $β_1$ 受体作用较弱,对 $β_2$ 受体几乎无作用。

1. 收缩血管 NA 能激动血管 $α_1$ 受体,可使全身小动脉、小静脉收缩,其中皮肤黏膜血管收缩最明显,其次为肾血管。此外,脑、肝、肠系膜及骨骼肌血管也呈收缩反应。因心脏兴奋,心排出量增加,冠脉灌注压增高,且代谢产物如腺苷增多,故冠状血管舒张。

2. 兴奋心脏 NA 能激动心脏 $β_1$ 受体,使心肌收缩力增强,心率加快,传导加速。但在整体情况下,心率可因血管收缩而反射性减慢。大剂量也能引起心律失常,但较肾上腺素少见。

3. 升高血压 小剂量 NA 静脉滴注,因兴奋心脏,心排出量增加,收缩压升高;此时,血管收缩不剧烈,舒张压升高不明显,故脉压差增大。较大剂量时,因血管强烈收缩,外周阻力明显增高,故收缩压、舒张压均明显升高。

【临床应用】

1. 治疗休克和低血压 用于神经源性休克早期、应用血管扩张药无效的感染性休克,尤其是在

微课:去甲肾上腺素

感染性休克方面的应用地位逐渐提升。还可用于嗜铬细胞瘤切除后及药物中毒（如氯丙嗪、酚妥拉明）引起的低血压等。切忌大剂量或长时间应用，否则，会因血管剧烈收缩而加重微循环障碍。

2. 治疗上消化道出血　本药用 0.9% 氯化钠溶液稀释后口服，可使食管或胃黏膜血管收缩而产生局部止血效应。

【不良反应和注意事项】

1. 局部组织缺血坏死　静脉滴注时间过长、浓度过高或药液外漏，使局部血管剧烈收缩，引起局部缺血坏死。用药期间注意观察给药部位有无苍白、发凉、水肿等缺血表现，一旦出现应立即更换注射部位，局部热敷，并用 α 受体阻断药酚妥拉明或普鲁卡因局部浸润注射以扩张局部血管。

> **护理警示：**
> 谨防静脉滴注速度过快、时间过长及药液发生外漏

2. 急性肾衰竭　用药时间过长或剂量过大，可使肾血管剧烈收缩，肾血流量急剧减少，出现少尿、无尿等现象。故在用药过程中应严格控制静脉滴注速度，维持在 $4\sim8\mu g/min$ 范围内，尿量保持在 25ml/h 以上。

> **护理警示：**
> 严格监测病人尿量

3. 用药过程中，注意观察病人皮肤温度、颜色，特别是耳郭、嘴唇、甲床等末梢部位的色泽，防止加重微循环障碍。

4. 高血压、动脉硬化、器质性心脏病、少尿或无尿病人禁用。

5. 化学性质不稳定，遇光易失效，在中性尤其在碱性溶液中迅速氧化变成粉红色或棕色而失效。应避光保存，忌与碱性药物混合使用。

间羟胺

间羟胺（metaraminol）性质较稳定，在体内不易被 MAO 破坏，故作用维持时间较长。主要激动 α 受体，对 β_1 受体作用弱。可促进去甲肾上腺素能神经末梢释放去甲肾上腺素。与去甲肾上腺素比较，间羟胺的主要特点为：①收缩血管、升高血压的作用较弱而持久；②肾血管收缩作用较弱，不易引起急性肾衰竭；③对心率影响不明显，不易引起心律失常，有时可因血压升高而反射性地使心率减慢；④给药方便，可静脉滴注，也可肌内注射。常作为去甲肾上腺素的良好代用品，用于各种休克早期或其他低血压。

去氧肾上腺素

去氧肾上腺素（phenylephrine）为人工合成品。作用与去甲肾上腺素相似而较弱，作用维持时间较久，既可静脉滴注，也可肌内注射。可用于防治脊椎麻醉或全身麻醉时的低血压。本药尚能激动瞳孔开大肌 α_1 受体，使瞳孔扩大。主要是在检查眼底时作为快速短效的扩瞳药使用。

第三节　β肾上腺素受体激动药

异丙肾上腺素

异丙肾上腺素（isoprenaline）口服无效，气雾吸入或舌下给药吸收较快，亦可静脉滴注。在体内主要被 COMT 代谢，代谢速度较慢，故作用维持时间较肾上腺素略长。

【药理作用】

对 β_1、β_2 受体均有强大的激动作用，而对 α 受体几乎无作用。

1. 兴奋心脏　异丙肾上腺素激动心脏 β_1 受体，可使心肌收缩力增强，心率加快，传导加速，心排出量增加，心肌耗氧量增加。与肾上腺素比较，异丙肾上腺素加快心率、加速传导的作用较强，对正常起搏点兴奋作用强，也可引起心律失常，但较少产生心室颤动。

2. 舒张血管　异丙肾上腺素激动 β_2 受体，使骨骼肌血管明显舒张，对肾和肠系膜血管舒张作用较弱，对冠状血管也有舒张作用，血管总外周阻力降低。

3. 对血压的影响　因兴奋心脏，使心排出量增加，而外周血管舒张，使外周阻力下降，故收缩压升高而舒张压下降，脉压差增大。

4. 扩张支气管　异丙肾上腺素激动 β_2 受体，松弛支气管平滑肌，缓解支气管痉挛作用比肾上腺素强；也可抑制组胺等过敏物质释放，但无收缩支气管黏膜血管的作用。

5. 影响代谢　异丙肾上腺素促进糖原和脂肪分解，升高血糖和血中游离脂肪酸，增加组织耗氧量。

【临床应用】

1. 治疗支气管哮喘　气雾吸入或舌下给药，可迅速控制支气管哮喘急性发作，疗效快而强。

2. 治疗房室传导阻滞　舌下给药或静脉滴注给药，治疗Ⅱ、Ⅲ度房室传导阻滞。

3. 治疗心搏骤停　心室内注射用于心室自身节律缓慢、房室传导阻滞或窦房结功能衰竭而导致的心搏骤停。

4. 治疗休克　在补足血容量的基础上，异丙肾上腺素兴奋心脏，使心肌收缩力增强，心排出量增加，加之其扩血管的作用，适用于中心静脉压高、心排出量低的感染性休克。

【不良反应和注意事项】

1. 常见心悸、头痛、头晕等不良反应。当支气管哮喘病人已明显缺氧时，易致心律失常甚至室颤。用药过程中应密切注意心率变化。

2. 长期反复应用易产生耐受性，故需叮嘱病人不可随意增加用药次数及剂量，大剂量应用可引起严重的心律失常甚至心室颤动而引起猝死，故应严格控制剂量。

3. 冠心病、心肌炎和甲状腺功能亢进等病人禁用。

多巴酚丁胺

多巴酚丁胺（dobutamine）选择性激动 β_1 受体，使心肌收缩力增强，心排出量增加，对心率影响不明显。主要用于心肌梗死并发的心功能不全，详见第二十章抗充血性心力衰竭药。

沙丁胺醇和克仑特罗

沙丁胺醇（salbutamol）和克仑特罗（clenbuterol）能选择性激动 β_2 受体，舒张支气管平滑肌，主要用于支气管哮喘的治疗，详见第三十一章作用于呼吸系统药物。

（高春艳）

思考题

1. 抢救过敏性休克为什么首选肾上腺素？

2. 多巴胺对哪种类型的休克疗效好，为什么？

3. 如何预防和处理去甲肾上腺素外漏引起的局部组织缺血坏死？

4. 案例分析

张某，女，62 岁。因"突然寒战高热，肺炎伴休克"入院。入院后，肌内注射青霉素及吸氧，静脉输入去甲肾上腺素，因血压仍不回升，乃将静滴速度提高，血压恢复正常。随后张某主诉注射部位疼痛，护士发现注射部位苍白，几小时后变为暗红色、起疱，立即报告医生。

请问：

去甲肾上腺素引起注射局部苍白、变为暗红色、起疱的原因是什么？应采取哪些措施进行处理？

思路解析

扫一扫，测一测

第九章　肾上腺素受体阻断药

学习目标

1. 掌握普萘洛尔的药理作用、临床应用、不良反应和注意事项。
2. 熟悉美托洛尔、拉贝洛尔、酚妥拉明的药理作用、临床应用、不良反应和注意事项。
3. 了解哌唑嗪、妥拉唑啉、酚苄明的药理作用特点和临床应用。

肾上腺素受体阻断药（adrenergic receptor blocking drugs）又称抗肾上腺素药。根据药物对肾上腺素受体的选择性不同，可将本类药物分为 α 肾上腺素受体阻断药、β 肾上腺素受体阻断药以及 α、β 肾上腺素受体阻断药。

第一节　α 肾上腺素受体阻断药

α 受体阻断药能选择性地与 α 受体结合，阻断去甲肾上腺素能神经递质及肾上腺素受体激动药与 α 受体结合而发挥作用。它们能将肾上腺素的升压作用翻转为降压作用，这种现象称为"肾上腺素升压作用的翻转"，这是因为 α 受体阻断药选择性地阻断了与血管收缩有关的 α 受体，但不影响与血管舒张有关的 $β_2$ 受体，使肾上腺素的血管收缩作用被取消，而血管舒张作用得以充分表现出来。

一、$α_1$、$α_2$ 肾上腺素受体阻断药

酚妥拉明

酚妥拉明（phentolamine）为短效 α 受体阻断药。口服生物利用度低，常采用肌内注射或静脉给药，药物在体内迅速代谢和排泄，肌内注射作用维持 30～45min。

【药理作用】

1. 舒张血管　酚妥拉明可阻断血管平滑肌 $α_1$ 受体和直接松弛血管平滑肌，使血管舒张，肺动脉压和外周阻力降低，血压下降。

2. 兴奋心脏　因血压下降可反射性地兴奋交感神经，又因阻断去甲肾上腺素能神经末梢突触前膜 $α_2$ 受体，增加去甲肾上腺素释放，故可兴奋心脏，使心肌收缩力增强，心率加快，心排出量增加。

3. 其他　酚妥拉明还有拟胆碱作用、组胺样作用，使胃肠平滑肌兴奋、胃酸分泌增加、皮肤潮红等。

【临床应用】

1. 治疗外周血管痉挛性疾病　可用于肢端动脉痉挛性疾病（如雷诺病）、血栓闭塞性脉管炎。

2. 治疗去甲肾上腺素静脉滴注外漏　可用本药作局部浸润注射，以拮抗去甲肾上腺素的血管收缩作用，防止局部组织缺血坏死。

3. 诊治嗜铬细胞瘤　防治嗜铬细胞瘤手术过程中突然发生的高血压危象。也可用于嗜铬细胞瘤的鉴别诊断。

4. 治疗休克　适用于感染性休克、心源性休克及神经源性休克。本药能扩张血管，改善微循环；还可增强心肌收缩力，增加心排出量，有利于休克的纠正。但给药前应补足血容量，以免引起血压下降。

5. 治疗顽固性充血性心力衰竭　酚妥拉明能扩张血管，解除心力衰竭引起的小动脉和小静脉的反射性收缩，降低心脏前、后负荷，使左室舒张末期压和肺动脉压下降，心排出量增加，心力衰竭得以减轻。

【不良反应和注意事项】

1. 心血管反应　常见直立性低血压，静脉给药可引起心率加快、心律失常和心绞痛，故冠心病病人慎用。

2. 胃肠道反应　可引起腹痛、腹泻、呕吐、胃酸分泌增多等，甚至可诱发或加剧消化性溃疡，故消化性溃疡病人慎用。

> **护理警示：**
>
> 监测血压和脉搏变化，谨防直立性低血压

妥拉唑林

妥拉唑啉（tolazoline）对 α 受体阻断作用与酚妥拉明相似，但作用较弱，而组胺样作用和拟胆碱作用较强。口服和注射均易吸收，但口服吸收缓慢、排泄快，因此以注射给药为主。主要用于血管痉挛性疾病的治疗，局部浸润注射用于去甲肾上腺素静脉滴注时药液外漏。不良反应与酚妥拉明相似，但发生率较高。

酚苄明

酚苄明（phenoxybenzamine）又名苯苄胺，为长效类 α 受体阻断药。因局部刺激性强，不肌内注射和皮下注射，主要采用口服和静脉给药。起效较慢，作用强大而持久，一次给药作用可持续 3～4d。酚苄明能阻断血管平滑肌的 α 受体，扩张血管，降低外周阻力，改善微循环。可用于治疗外周血管痉挛性疾病、休克和嗜铬细胞瘤，还可用于良性前列腺增生，改善排尿困难的症状。常见不良反应有直立性低血压、心动过速、心律失常、鼻塞、口干、恶心、呕吐、嗜睡、疲乏等。

二、α₁肾上腺素受体阻断药

哌唑嗪

哌唑嗪（prazosin）能选择性地阻断 α₁ 受体，对 α₂ 受体作用弱，故不影响去甲肾上腺素的释放，加快心率的不良反应较轻。主要用于治疗高血压，详见第十九章抗高血压药。同类药物还有特拉唑嗪等。

第二节　β肾上腺素受体阻断药

β 受体阻断药能选择性地与 β 受体结合，竞争性地阻断去甲肾上腺素能神经递质或肾上腺素受体激动药与 β 受体结合而发挥作用。

【药理作用】

1. β受体阻断作用

（1）对心血管系统的影响：阻断心脏 β₁ 受体，使心率减慢，心房和房室结的传导减慢，心肌收缩力减弱，心排出量减少，心肌耗氧量下降，血压降低。由于非选择性 β 受体阻断药如普萘洛尔对血管

β_2 受体也有阻断作用，加上心脏功能受到抑制，反射地兴奋交感神经引起血管收缩和外周阻力增加，可使肝、肾和骨骼肌等血流量减少，冠状血管血流量也降低。

（2）收缩支气管平滑肌：阻断支气管平滑肌 β_2 受体，使支气管平滑肌收缩而增加呼吸道阻力，可诱发或加重哮喘。

（3）影响代谢：可抑制交感神经兴奋所致的脂肪、糖原分解。普萘洛尔并不影响正常人的血糖水平，也不影响胰岛素的降血糖作用，但能延缓使用胰岛素后血糖水平的恢复。这可能是其抑制了低血糖引起儿茶酚胺释放所致的糖原分解。β 受体阻断药能掩盖低血糖时交感神经兴奋的症状如心悸等，使低血糖不易被及时察觉。

（4）抑制肾素释放：通过阻断肾小球旁器细胞 β_1 受体而抑制肾素的释放，这可能是其降压作用原因之一。以普萘洛尔的作用最强。

2. 内在拟交感活性　有些 β 受体阻断药（如吲哚洛尔）与 β 受体结合后除能阻断受体外，尚对 β 受体具有部分激动作用，称为内在拟交感活性。由于这种作用较弱，一般被其 β 受体阻断作用所掩盖。内在拟交感活性较强的药物在临床应用时，其抑制心肌收缩力、减慢心率和收缩支气管作用较弱。

3. 膜稳定作用　有些 β 受体阻断药高于临床有效浓度几十倍时，可降低细胞膜对离子的通透性，产生局部麻醉作用和奎尼丁样作用，称为膜稳定作用。这一作用在常用量时与其治疗作用的关系不大。

4. 其他　普萘洛尔具有抗血小板聚集作用；噻吗洛尔具有降低眼内压作用，这可能与其阻断睫状体 β 受体、减少房水的形成有关。

【临床应用】

1. 治疗心律失常　主要用于室上性心律失常，对于交感神经兴奋性过高、甲状腺功能亢进等引起的窦性心动过速疗效较好。也可用于运动或情绪激动所引发的室性心律失常。

2. 治疗心绞痛和心肌梗死　对心绞痛有良好的疗效。长期应用可减少心绞痛发作、改善运动耐力、降低心肌梗死复发率和猝死率。

3. 治疗高血压　β 受体阻断药是治疗高血压的基础用药。

4. 治疗充血性心力衰竭　对扩张型心肌病引起的心衰疗效好，在心肌状况严重恶化之前早期应用，能缓解某些充血性心力衰竭的症状，改善其预后。

5. 辅助治疗甲状腺功能亢进　可降低基础代谢率，减慢心率，控制激动不安等症状，对甲状腺危象可迅速控制症状。

6. 其他　①可用于嗜铬细胞瘤和肥厚性心肌病；②普萘洛尔试用于偏头痛、肌震颤、肝硬化所致的上消化道出血等；③噻吗洛尔局部用药治疗青光眼。

【不良反应和注意事项】

1. 一般不良反应　有恶心、呕吐、轻度腹泻等消化道症状。偶见过敏反应如皮疹、血小板减少等。

2. 心脏抑制　因对心脏 β_1 受体的阻断作用，可引起心脏抑制，特别是窦性心动过缓、房室传导阻滞、心功能不全等病人对药物的敏感性增高，尤易发生，甚至引起严重心功能不全、肺水肿、房室传导完全阻滞或心搏骤停等严重后果。

> **护理警示：**
>
> 重点观察心率，谨防心率过低

3. 诱发或加重支气管哮喘　由于阻断支气管平滑肌 β_2 受体，使支气管平滑肌收缩，呼吸道阻力增加。

4. 外周血管收缩和痉挛　由于阻断血管平滑肌 β_2 受体，可使外周血管收缩和痉挛，导致四肢发冷、皮肤苍白或发绀，出现雷诺症状或间歇性跛行，甚至引起脚趾溃疡和坏死。

> **护理警示：**
>
> 逐渐减量停药，谨防反跳现象

5. 反跳现象　长期应用 β 受体阻断药突然停药，可使疾病原有症状加重，与 β 受体向上调节有关。

6. 本类药物可掩盖低血糖反应所引起的心动过速、出汗等症状，使用本类药物的糖尿病病人，对此应予注意。

7. 严重心功能不全、窦性心动过缓、重度房室传导阻滞和支气管哮喘等禁用。心肌梗死、肝功能不全者慎用。

普萘洛尔

普萘洛尔（propranolol）口服吸收完全，首过消除明显，生物利用度仅为30%。与血浆蛋白结合率为90%，易于通过血脑屏障和胎盘，也可通过乳汁分泌。主要在肝代谢，其代谢产物90%以上从肾排泄。口服相同剂量的普萘洛尔，不同个体的血浆药物高峰浓度相差可达20倍之多，血浆药物达峰时间为1~3h，$t_{1/2}$为2~5h。

【药理作用和临床应用】

普萘洛尔为典型β受体阻断药，对$β_1$、$β_2$受体无选择性，没有内在拟交感活性，膜稳定作用较强。用药后使心肌收缩力减弱，高血压病人血压下降，并收缩支气管平滑肌，增加呼吸道阻力。临床常用于治疗心律失常、心绞痛、高血压和甲状腺功能亢进等，也用于治疗焦虑症、肌颤动、肝硬化的上消化道出血及预防偏头痛。

【不良反应和注意事项】

一般不良反应为恶心、呕吐、轻度腹泻、便秘以及疲乏、失眠等，停药后自行消失。严重不良反应可见急性心力衰竭、房室传导阻滞、诱发支气管哮喘以及引起雷诺病症状，如肢冷等。心功能不全、窦性心动过缓、房室传导阻滞及支气管哮喘等病人禁用。肝功能不全病人慎用。

美托洛尔

美托洛尔（metoprolol）可选择性阻断$β_1$受体，无内在活性。口服吸收完全，生物利用度为40%。用药后1.5h达血药浓度峰值，血药浓度个体差异较大，$t_{1/2}$为3~4h。用于治疗各种高血压、心绞痛及室上性心律失常等。也用于治疗甲状腺功能亢进和偏头痛等。静脉给药可用于急性心肌梗死病人的初期治疗。不良反应少，可出现胃部不适、头昏、多梦及疲倦等症状。

吲哚洛尔

吲哚洛尔（pindolol）作用与普萘洛尔相似，其作用强度为普萘洛尔的6~15倍，而且具有较强的内在拟交感活性，主要表现在激动$β_2$受体方面。激动血管平滑肌的$β_2$受体所致的扩张血管作用有助于高血压的治疗。

噻吗洛尔

噻吗洛尔（timolol）是已知的作用最强的β受体阻断药，其无内在拟交感活性和膜稳定作用。本药能阻断睫状体血管平滑肌$β_2$受体，减少房水的形成，降低眼内压，常用其滴眼剂治疗青光眼。噻吗洛尔的疗效与毛果芸香碱相近或较优，且无缩瞳和调节痉挛等不良反应。

第三节　α、β受体阻断药

本类药物对α受体和β受体的阻断作用选择性低，但对β受体的阻断作用强于对α受体的阻断作用。代表药物为拉贝洛尔。

拉贝洛尔

拉贝洛尔（labetalol）口服吸收率个体差异大，部分被首过消除，生物利用度为20%~40%。$t_{1/2}$为4~6h，血浆蛋白结合率为50%，约有99%的药物在肝迅速代谢，只有少量经肾排泄。

【药理作用和临床应用】

拉贝洛尔能同时阻断α受体和β受体，其中阻断$β_1$和$β_2$受体的作用强度相似，对$α_1$受体的阻断作用较弱，对$α_2$受体无作用。静脉注射或静脉滴注主要用于中、重度高血压和心绞痛的治疗，也可用于高血压危象的治疗。

【不良反应和注意事项】

可引起眩晕、乏力、上腹不适等，大剂量可引起直立性低血压。支气管哮喘及心功能不全者禁用。本药对小儿、孕妇及脑出血病人禁止静脉注射。

（高春艳）

思考题

1. 为什么酚妥拉明能治疗顽固性充血性心衰？

2. 简述β受体阻断药的主要临床应用及禁忌证。

3. β受体阻断药可产生哪些不良反应？护理要点有哪些？

4. 案例分析

徐某，女，36 岁。因"反复胸闷、心悸发作"而多次入院。经检查被诊断为肥厚性心肌病。给予普萘洛尔治疗，剂量自 30mg/d 逐渐增至 200mg/d，心率控制在 60～80 次 /min，胸闷、心悸及心前区疼痛症状逐渐缓解。用药 1 年后，病人擅自停药，于停药后第 2d 下午，在家中突然晕厥，急送医院救治无效死亡。

请问：

导致病人死亡的最大诱因是什么？普萘洛尔的用药护理要点有哪些？

思路解析

扫一扫，测一测

笔记

第十章 | 局部麻醉药

一、局麻药的作用和给药方法

局部麻醉药(local anesthetics)简称局麻药,是一类在用药局部可逆性地阻断感觉神经冲动的产生和传导,在意识清醒状态下使神经分布区域的感觉(尤其是痛觉)暂时消失的药物。

【局麻药的作用】

(一)局麻作用

局麻药可阻断各类神经纤维(如感觉、自主、中枢及运动神经)冲动的产生和传导而产生麻醉作用,其作用与神经纤维直径大小及有无髓鞘有关,一般是细的无髓鞘神经纤维比粗的有髓鞘神经纤维更敏感。低浓度时首先阻断感觉神经,使痛觉、冷觉、温觉、触觉、压觉依次消失,恢复时按相反顺序进行。

局麻药具有亲脂性,可进入神经细胞膜,与细胞膜上 Na^+ 通道内侧受体结合,阻滞 Na^+ 内流,从而阻断神经冲动的产生和传导,产生局麻作用。

(二)吸收作用

局麻药吸收入血,并达到一定浓度时可产生全身作用,主要表现为:

1. 中枢神经系统　局麻药少量吸收后可引起镇静、头晕等,大量吸收后可使中枢神经系统先兴奋后抑制,表现为烦躁不安、多语、视觉和听觉紊乱及肌震颤,甚至惊厥,最后转为中枢抑制如昏迷、呼吸麻痹等。

2. 心血管系统　局麻药对心肌有直接抑制作用,可降低心肌兴奋性,减慢传导、抑制心肌收缩力,甚至引起心脏停搏。局麻药可抑制自主神经而扩张血管,酯类药还可直接扩张血管,引起血压下降甚至休克。

【局麻药的给药方法】

1. 表面麻醉　又称黏膜麻醉,是将药物喷洒或涂抹于黏膜表面,麻醉黏膜下的感觉神经末梢。多用于眼、鼻、口腔、咽喉和泌尿生殖道等部位的浅表手术或检查。多选用黏膜穿透力强的局麻药,如丁卡因、利多卡因。

2. 浸润麻醉　将药物注入皮下或手术野附近组织,麻醉局部神经末梢(图 10-1)。适用于浅表小手术。多选用毒性小的局麻药,如普鲁卡因、利多卡因、布比卡因和罗哌卡因。

3. 传导麻醉 又称阻滞麻醉，是将药物注入神经干或神经丛周围，阻断神经冲动的传导，使该神经分布的区域麻醉（图 10-1）。适用于四肢和口腔科手术。常选用毒性小的普鲁卡因、利多卡因、布比卡因和罗哌卡因。

4. 蛛网膜下隙麻醉 又称腰麻或脊髓麻醉，是将药物注入低位腰椎的蛛网膜下隙，麻醉该部位的脊神经根（图 10-1）。适用于下腹部、盆腔、肛门和下肢手术。可选用丁卡因、利多卡因、布比卡因和罗哌卡因。应注意药液比重和病人体位，避免药液扩散进入颅腔，麻痹延髓生命中枢。

5. 硬脊膜外腔麻醉 又称硬膜外麻醉，是将药物注入硬脊膜外腔麻醉脊神经（图 10-1）。可用于颈部以下的多种手术，尤其是上腹部手术。可选用丁卡因、利多卡因、布比卡因和罗哌卡因。

蛛网膜下隙麻醉和硬膜外麻醉属于椎管内麻醉，且均较易阻断自主神经，引起血管扩张、血压下降。硬脊膜外腔不与颅腔相通，麻醉平面可达颈椎水平，不会麻痹延髓生命中枢，适用手术范围广。硬膜外麻醉用药量较腰麻大 5～10 倍，对麻醉技术要求较高，如误入蛛网膜下隙，可引起呼吸、心跳停止而危及生命。

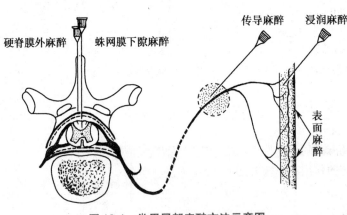

图 10-1 常用局部麻醉方法示意图

二、常用局麻药

根据化学结构分为酯类和酰胺类两类。前者有普鲁卡因和丁卡因；后者有利多卡因、布比卡因和罗哌卡因。

普鲁卡因

普鲁卡因（procaine），又名奴佛卡因，为酯类化合物，其盐酸盐易溶于水。

【药理作用和临床应用】

1. 局部麻醉 为短效局麻药，因皮肤黏膜穿透力弱，故只作注射用药。注射给药吸收快，1～3min 起效，麻醉维持 0.5～1h，加入肾上腺素后作用可延长至 1 倍左右。对组织无刺激性、毒性小，广泛用于浸润麻醉、传导麻醉、蛛网膜下隙麻醉和硬膜外麻醉，一般不用于表面麻醉。

2. 局部封闭 将药物注射入病变部位或其神经周围，利用其局麻作用减少局部病变对中枢神经系统的刺激，消除局部疼痛、缓解肌肉紧张、改善局部营养，从而缓解症状。常与其他治疗方法配合使用，用于腱鞘炎、颈、肩、背部等局部疼痛，以及用于静脉滴注去甲肾上腺素所致的局部组织缺血坏死等。

3. 复合麻醉 普鲁卡因静脉滴注与全麻药（如硫喷妥钠）、镇痛药合用在镇痛、镇静等方面可产生协同作用，且苏醒迅速，故可合用进行静脉复合麻醉。

【不良反应和注意事项】

本药为毒性最小的局麻药，但因可发生过敏反应，用药前需做皮肤过敏试验，使其临床应用较少。

1. 过敏反应 较少见。可表现为皮疹、喉头水肿、哮喘，甚至休克。用药前应询问药物过敏史，做皮肤过敏试验，有过敏史者、过敏试验阳性者禁用。一旦发生应立即停药，并给予肾上腺素及抗过敏药治疗。酯类局麻药之间有交叉过敏现象。

2. 毒性反应 药物从给药部位大量吸收或误注入血管后可引起毒性反应。主要表现为：

（1）中枢神经系统：表现为先兴奋后抑制，如烦躁、肌震颤，甚至惊厥，继而出现昏迷甚至呼吸麻痹而死亡。一旦发生立即停药并对症治疗，发生惊厥时首选静脉注射地西泮，出现呼吸抑制时立即给氧及人工呼吸。

（2）心血管系统：表现为心肌收缩力减弱甚至心脏停搏，血压下降甚至休克。一旦发生立即停药并给予吸氧、补充血容量，必要时给予血管收缩药或正性肌力药。术前肌内注射麻黄碱可预防血压下降。腰麻术后宜去枕平卧8～12h，以防发生后头痛。

注射时必须抽吸有无血液回流，防止局麻药误注入血管内，引起严重的毒性反应。为避免过量吸收引起毒性反应，注射用局麻药中常加入微量肾上腺素（1/20万～1/10万）以收缩局部血管，减少局麻药吸收而中毒，还可延长局麻作用时间，减少手术野出血。但指、趾及阴茎等末梢部位的麻醉及有禁忌证的病人禁止加用肾上腺素。

利多卡因

利多卡因（lidocaine）为中效局麻药，目前临床应用最多。局麻作用起效快，麻醉维持1～2h。局麻强度及毒性为普鲁卡因的1～2倍。常用于传导麻醉、浸润麻醉、表面麻醉和硬膜外麻醉等，有"全能局麻药"之称。黏膜穿透力强，用于蛛网膜下隙麻醉时应注意药液比重与病人体位。尚有抗心律失常作用，可治疗室性心律失常，详见第二十一章抗心律失常药。不易引起过敏反应。

丁卡因

丁卡因（tetracaine）为长效局麻药，1～3min起效，麻醉维持2～3h。其局麻强度为普鲁卡因的5～10倍，毒性为普鲁卡因10～12倍。因黏膜穿透力强，主要用于表面麻醉，也可用于传导麻醉、蛛网膜下隙麻醉和硬膜外麻醉。毒性大，一般不用于浸润麻醉。

布比卡因

布比卡因（bupivacaine）为长效、强效局麻药，3～5min起效，麻醉维持5～10h。局麻作用比利多卡因强4～5倍，主要用于浸润麻醉、传导麻醉和硬膜外麻醉。黏膜穿透力弱，一般不用于表面麻醉。与等效剂量的利多卡因相比，可产生严重的心脏毒性，并难以治疗，特别在酸中毒、低氧血症时尤为严重，故限制了其应用。

罗哌卡因

罗哌卡因（ropivacaine）为长效、强效局麻药，有麻醉和镇痛双重效应，麻醉强度和维持时间与布比卡因相似，但对心脏的毒性明显低于后者。加用肾上腺素不改变罗哌卡因的阻滞强度和持续时间。临床主要用于浸润麻醉、传导麻醉和硬膜外麻醉。对子宫和胎盘血流几乎无影响，故较适用于产科手术麻醉。亦用于围术期镇痛。

表10-1 常用局麻药的作用特点和应用比较

常用药	麻醉强度*	起效时间（min）	作用时间（h）	毒性*	主要应用	其他应用
普鲁卡因	1	1～3	0.5～1	1	浸润麻醉、传导麻醉	局部封闭
利多卡因	1～2	5～6	1～2	1～2	表面麻醉、浸润麻醉、传导麻醉、硬膜外麻醉	抗心律失常
丁卡因	5～10	1～3	2～3	10～12	表面麻醉、腰麻、硬膜外麻醉	
布比卡因	8～10	3～5	5～10	5～8	浸润麻醉、传导麻醉、腰麻、硬膜外麻醉	
罗哌卡因	8	10～20	3～5	小于6.5	浸润麻醉、传导麻醉和硬膜外麻醉	围术期镇痛

注：* 以普鲁卡因的作用强度及毒性为1进行比较。

（沈华杰）

思考题

1. 应用普鲁卡因前应注意什么？

2. 为什么丁卡因主要用于表面麻醉，而不用于浸润麻醉？

3. 局麻药中毒的临床表现有哪些？如何防治？

4. 案例分析

李某，男，36岁。近日自觉乏力低热，右下腹不适。于6h前出现恶心、呕吐、腹痛，近2h右下腹持续剧烈疼痛。查体：右下腹压痛（+）、反跳痛（+）。实验室检查：中性粒细胞明显增高。B超示阑尾炎急性改变。诊断：急性阑尾炎。选用利多卡因在硬膜外麻醉下行阑尾切除术。

请问：

（1）简述利多卡因的局麻作用特点。

（2）应用利多卡因时注意事项有哪些？

思路解析

扫一扫，测一测

1. 掌握苯二氮䓬类药物的药理作用、临床应用、不良反应和注意事项。
2. 熟悉巴比妥类药物的作用特点、临床应用、不良反应和注意事项。
3. 了解其他镇静催眠药的作用特点。

镇静催眠药（sedative-hypnotics）是一类能抑制中枢神经系统而引起镇静和近似生理性睡眠的药物。其对中枢神经系统的抑制程度随剂量增加而逐渐增强，产生不同的药理作用。大多数药物属第二类精神药品。

常用的镇静催眠药按化学结构分为苯二氮䓬类、巴比妥类和其他类。其中苯二氮䓬类最常用，但长期应用仍有一定的依赖性和短暂的记忆缺失，而新型的非苯二氮䓬类药物佐匹克隆、唑吡坦等，因选择性高、不良反应轻，越来越受到重视。

睡眠、失眠
与药物

第一节 苯二氮䓬类

苯二氮䓬类（benzodiazepines，BZs）药物根据作用持续时间分为短效、中效和长效三类。本类药物的药理作用相似但各有侧重。有些药物代谢产物仍有活性，作用时间显著延长，故其血浆半衰期与作用时间不平行。

本类药物与 BZ 受体结合后通过增强 γ- 氨基丁酸（GABA）能神经的抑制功能而发挥作用。GABA 受体 -BZ 受体 -Cl⁻ 通道是一个大分子复合体，BZ 类与存在于大脑皮质、边缘系统、中脑、脑干和脊髓的 BZ 受体结合，促进了 GABA 与 $GABA_A$ 受体的结合，使 Cl^- 通道开放频率增加，Cl^- 内流增多，导致神经细胞膜超极化，呈现中枢抑制作用（图 11-1）。

微课：苯二
氮䓬类药

地西泮

地西泮（diazepam）口服吸收迅速而完全，生物利用度约 76%，约 1h 血药浓度达高峰，肌内注射吸收慢而不规则。血浆蛋白结合率高达 99%，脑组织中浓度较高，可蓄积于脂肪和肌肉组织中，可透过胎盘。主要经肝代谢，代谢产物去甲地西泮和奥沙西泮仍具有活性。原形药物及其代谢产物最终与葡萄糖醛酸结合而失活，主要经肾排泄，也可经乳汁和胆汁排泄，有肝肠循环。$t_{1/2}$ 约 20～60h。

笔记

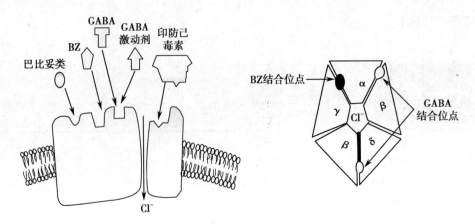

图 11-1　GABA$_A$受体氯离子通道复合体模式图

【药理作用和临床应用】

1. 抗焦虑　小于镇静剂量时即具有良好的抗焦虑作用,作用快而确切,能显著改善病人的紧张、忧虑、恐惧和烦躁不安等焦虑症状,以及因焦虑而引起的心悸、出汗、胃肠功能紊乱和睡眠障碍等。与药物选择性作用于边缘系统有关。主要用于焦虑症,也可用于多种原因引起焦虑症状的短期治疗。

2. 镇静催眠　随着剂量增大,产生镇静及催眠作用。在镇静的同时,干扰记忆通路的建立,可致暂时性近事记忆缺失,缓解或消除病人对手术的恐惧及对不良刺激的记忆。用于麻醉前给药,静脉注射还可用作心脏电击复律前或内镜检查前用药。

地西泮催眠作用确切,可明显缩短入睡时间、延长睡眠时间、减少觉醒次数。其优点是:①治疗指数高,对呼吸、循环抑制轻,加大剂量也不引起全身麻醉;②对快速眼动睡眠(rapid eye movement sleep,REMS)影响较小,催眠作用近似于生理睡眠,停药后反跳现象轻;③无肝药酶诱导作用,联合用药相互影响小;④耐受性和依赖性较巴比妥类轻。主要用于失眠症以及夜惊和梦游症等,尤对焦虑性失眠疗效极佳,已取代了巴比妥类药物。

3. 抗惊厥、抗癫痫　较大剂量有抗惊厥和抗癫痫作用,能抑制惊厥或癫痫病灶的异常放电向周围皮质及皮质下扩散,终止或减轻惊厥及癫痫的发作。用于各种原因引起的惊厥,如破伤风、子痫、小儿高热惊厥以及药物中毒性惊厥;静脉注射地西泮是治疗癫痫持续状态的首选药,对于其他类型的癫痫则以硝西泮和氯硝西泮疗效较好。

4. 中枢性肌肉松弛　地西泮具有较强的中枢性肌肉松弛作用,但不影响机体的正常活动。可能是药物抑制中枢多突触反射和神经元间传递的结果。用于缓解中枢病变引起的肌张力增强或肌肉痉挛,如脑血管意外、脊髓损伤等,也可用于局部病变引起的肌张力增强,如腰肌劳损等。

【不良反应和注意事项】

本药毒性小,安全范围大,很少因用量过大引起死亡。

1. 后遗效应　表现为头昏、嗜睡、乏力和记忆力下降,亦称宿醉现象。长效类尤易发生。

2. 耐受性和依赖性　长期应用可产生耐受性和依赖性,若突然停药可出现失眠、焦虑、出汗、兴奋、心动过速及震颤等反跳现象和戒断症状,故不宜久用,如久用停药时应逐渐减量,不宜骤停。

3. 急性中毒　口服过量或静脉注射速度过快可致急性中毒,表现为共济失调、口齿不清、意识障碍、精神错乱,甚至昏迷、呼吸及循环严重抑制等症状。抢救中毒时在清除毒物、阻止吸收、加速排出等治疗基础上,应用苯二氮䓬受体拮抗药氟马西尼(flumazenil)解救,可有效改善急性中毒症状。血液透析对苯二氮䓬类药物无效。

护理警示:

本药为第二类精神药品,应按照规定控制使用

4. 其他　有致畸作用。与其他中枢抑制药、乙醇合用时,中枢抑制作用增强。婴幼儿和年老体弱者、驾驶员、高空作业者和严重抑郁症者慎用。妊娠期和哺乳妇女、急性青光眼、重症肌无力、严重肝肾损害者、呼吸功能不全者禁用。

【护理要点提示】

1. 用药前 ①明确用药目的；②了解失眠的性质和原因、焦虑的性质和程度等；③询问病人的药物过敏史；④识别高危人群：妊娠期（尤其是妊娠前3个月）和哺乳期、急性青光眼、重症肌无力、严重肝肾损害、呼吸功能不全者、婴幼儿和年老体弱者、驾驶员、高空作业者和严重抑郁症；⑤询问病人是否正在应用其他中枢抑制药。如有以上情况应提醒医生。

2. 用药期间 ①遵医嘱用药，如静脉注射则速度宜慢，并密切观察呼吸和循环情况；②久用可有耐受性和依赖性，因此应严格掌握剂量和疗程，一般采用小剂量短期给药或间断用药，失眠症状改善后尽快停药，若用药超过2～3周，停药时应逐渐减量，以免发生戒断症状；③合理确定给药时间，以减轻后遗效应；④与其他中枢抑制药合用易引起呼吸抑制、昏迷甚至死亡，合用时应注意调整剂量；⑤促进治疗效果的措施：焦虑与失眠多由于精神压力过重所致，故用药同时应进行心理治疗和调整生活习惯（避免睡前吸烟、饮茶、咖啡等，日间进行适度的体育锻炼）；某些疾病（高血压、甲状腺功能亢进等）、症状（疼痛、咳嗽、皮肤过敏瘙痒等）或药物（糖皮质激素、肾上腺素、氨茶碱等）引起的失眠，应积极消除病因；⑥不断对药效和安全性做出评价：应详细询问病人睡眠改善情况，及早发现中枢过度抑制症状；⑦告知病人忌酒，避免从事驾驶、高空作业等危险工作。

常用苯二氮䓬类药物的分类、作用特点和临床应用见表11-1。

表 11-1 常用苯二氮䓬类药物的分类、作用特点和临床应用比较

类别	药物	达峰时间(h)	$t_{1/2}$(h)	作用特点和临床应用
长效类	地西泮(diazepam)	1～2	20～50	小剂量有抗焦虑作用，中等剂量产生镇静催眠作用，较大剂量产生抗惊厥、抗癫痫作用和中枢性肌肉松弛作用；可治疗焦虑症、失眠、惊厥、癫痫持续状态和用于麻醉前给药等
	氟西泮(flurazepam)	1～2	30～100	抗焦虑和催眠作用较强；用于各种失眠症，尤其适用于因焦虑引起的失眠效果优于同类其他药
	氯硝西泮(clonazepam)	2～4	20～40	抗惊厥作用较强，其他作用与地西泮相似；常用于惊厥、癫痫、焦虑和失眠等，对舞蹈症也有效
中效类	硝西泮(nitrazepam)	1～2	8～36	抗焦虑、催眠、抗惊厥作用较强，主要用于失眠和癫痫，尤其阵挛性发作效果好
	劳拉西泮(lorazepam)	2	10～20	抗焦虑作用较强，其他作用与地西泮相似；用于焦虑症、失眠、癫痫和麻醉前给药
	阿普唑仑(alprazolam)	1～2	12～18	抗忧郁和抗焦虑作用强；常用于焦虑症、抑郁症和失眠，可作为抗惊恐药，能缓解急性酒戒断症状
	艾司唑仑(estazolam)	2	10～24	镇静催眠作用比地西泮强2.5～4倍；用于各种失眠症，也可用于焦虑症、紧张、恐惧、麻醉前给药
	奥沙西泮(oxazepam)	2～3	4～15	地西泮的主要活性代谢产物，作用与其相似但较弱；主要用于焦虑症，也用于失眠，能缓解急性酒精戒断症状
短效类	三唑仑(triazolam)	2	1.5～5.5	具有速效、强效和短效特点，广泛用于各种类型的失眠，特别对入睡困难者更佳，也可用于焦虑和神经紧张等
	咪达唑仑(midazolam)	0.33	1.5～2.5	作用与地西泮相似；无耐受性、反跳和戒断症状；毒性小、安全范围大；常用于失眠、癫痫持续状态，亦可用于外科手术或诊断检查时病人的镇静

第二节 巴比妥类

巴比妥类（barbiturates）药物是巴比妥酸的衍生物，根据作用持续时间分为长效、中效、短效和超短效四类（表11-2）。

表 11-2 巴比妥类药物的分类、作用特点与临床应用

类别	药物	脂溶性	显效时间 (h)	作用持续时间(h)	$t_{1/2}$ (h)	消除方式	主要临床应用
长效	苯巴比妥 (phenobarbital)	低	0.5～1	6～8	24～140	30% 原形肾排泄，部分肝代谢	惊厥、癫痫、麻醉前给药
中效	异戊巴比妥 (amobarbital)	稍高	0.25～0.5	3～6	8～42	肝代谢	惊厥、镇静、失眠
短效	司可巴比妥 (secobarbital)	较高	0.25	2～3	20～28	肝代谢	惊厥、镇静、失眠
超短效	硫喷妥钠 (thiopental sodium)	高	立即	0.25	3～8	肝代谢	静脉麻醉

巴比妥类药物口服或肌内注射均易吸收，分布广泛，易透过胎盘，进入脑组织的速度与其脂溶性成正比。硫喷妥钠可迅速自脑组织再分布至脂肪组织储存，故作用时间短。大多数药物经肝代谢后经肾排泄，部分药物以原形经肾排泄，尿液 pH 对排泄速度影响较大。

【药理作用和临床应用】

巴比妥类药物对中枢神经系统有广泛抑制作用，随着剂量增加，中枢抑制作用逐渐增强，依次表现为镇静、催眠、抗惊厥和麻醉作用，继续增加剂量可抑制呼吸和心血管运动中枢，最终因延脑呼吸中枢麻痹而死亡。苯巴比妥还有抗癫痫作用。本类药物因明显缩短 REMS，久用骤停药易产生反跳性多梦，可诱导肝药酶活性，易产生耐受性和依赖性，安全性低等，因此，已不作常规镇静催眠药使用。主要用于惊厥、癫痫和麻醉等。

1. 抗惊厥 本类药物具有较强的抗惊厥作用，用于治疗小儿高热、破伤风、子痫等及药物中毒性惊厥。一般情况下肌内注射苯巴比妥钠，急救时选用异戊巴比妥静脉注射。

2. 抗癫痫 苯巴比妥具有抗癫痫作用，可治疗癫痫大发作和癫痫持续状态。

3. 麻醉和麻醉前给药 硫喷妥钠可用作静脉麻醉和诱导麻醉；中、长效巴比妥类可用作麻醉前给药，以消除病人手术前的紧张情绪。

4. 增强中枢抑制药作用 能增强解热镇痛药的镇痛作用，故复方止痛药中常含有巴比妥类药物；也能增强其他药物的中枢抑制作用。

【不良反应和注意事项】

1. 后遗效应 次晨常出现头晕、困倦、思睡、精神不振及定向障碍等宿醉现象。

2. 耐受性和依赖性 较苯二氮䓬类易引起耐受性，与其诱导肝药酶加速自身代谢和机体对药物产生适应性有关。长期应用易产生依赖性，突然停药后反跳现象和戒断症状严重，故必须严格控制巴比妥类药物的使用。停药时应逐渐减量，不可骤然停药。

3. 急性中毒 大剂量服用（5～10 倍催眠剂量）或静脉注射过快，可引起急性中毒，表现为深度昏迷、呼吸高度抑制、血压下降、体温下降、休克及肾衰竭等，呼吸衰竭是致死的主要原因。中毒解救除了吸氧、保温及对症治疗以维持呼吸、循环功能外，同时应用高锰酸钾溶液洗胃、硫酸钠导泻（禁用硫酸镁）、碳酸氢钠碱化尿液、强迫利尿，严重病例采用血液透析等，以阻止继续吸收药物或加速药物排泄。

4. 其他 少数人服用后可见荨麻疹、血管神经性水肿、多形性红斑、哮喘，偶致剥脱性皮炎等过敏反应。

低血压、发热、贫血、出血性休克、肝肾功能不全者、老年人、高空作业、驾驶员慎用。支气管哮喘、颅脑损伤所致的呼吸抑制、严重肺功能不全、未控制的糖尿病、妊娠期妇女和哺乳期妇女、对本药过敏者禁用。服药期间忌酒。

精神药品

笔记

第三节　其他镇静催眠药

水合氯醛

水合氯醛（chloral hydrate）口服易吸收，具有镇静催眠、抗惊厥作用。不缩短 REMS，无后遗效应。主要用于治疗失眠和各种原因引起的惊厥，对顽固性失眠或对其他催眠药疗效不佳者仍有效。对胃有刺激性，需稀释后口服或灌肠。过量可损害心、肝和肾等器官。久用可产生耐受性和依赖性。胃溃疡及严重肝肾功能损害者禁用。

佐匹克隆

佐匹克隆（zopiclone）为非苯二氮䓬类镇静催眠药，通过激动 GABA$_A$ 受体发挥作用。药理作用与苯二氮䓬类相似，催眠作用较强且迅速，作用维持 6h，后遗效应轻。用于治疗各种原因引起的失眠。短期用药停药后偶可发生反跳性失眠。妊娠期妇女慎用。

唑吡坦

唑吡坦（zolpidem）为非苯二氮䓬类镇静催眠药，通过激动 GABA$_A$ 受体发挥作用。药理作用与苯二氮䓬类相似，镇静催眠作用强，抗焦虑、抗惊厥和中枢性肌肉松弛作用较弱。用于治疗偶发性、暂时性或慢性失眠。后遗效应、耐受性和依赖性轻微。中毒时可用氟马西尼解救。15 岁以下儿童、妊娠期妇女和哺乳期妇女禁用。服药期间忌酒。

（沈华杰）

思考题

1. 治疗失眠时为什么苯二氮䓬类药物取代了巴比妥类？
2. 解救巴比妥类药物中毒时为什么应碱化尿液？
3. 需要地西泮快速发挥疗效时为什么不宜采用肌内注射法？
4. 案例分析

张某，男，45 岁。近年工作繁忙、压力大，经常加班到深夜，生活没有规律。近 2 个月常出现入睡困难，入睡后做梦多，白天无精打采，疲乏，记忆力减退，工作效率低下，伴有紧张和不安感。诊断：失眠症。

请问：
(1) 该病人可用哪些药物治疗？
(2) 用药应注意什么？如何防止发生药物不良反应？

思路解析

扫一扫，测一测

第十二章 抗癫痫药和抗惊厥药

12章PPT

学习目标

1. 掌握苯妥英钠、卡马西平、丙戊酸钠、硫酸镁的药理作用、临床应用、不良反应和注意事项。
2. 熟悉其他抗癫痫药的作用特点、临床应用和不良反应。
3. 了解癫痫发作类型和抗癫痫药的临床应用原则。

第一节 抗癫痫药

癫痫（epilepsy）是脑神经元过度同步放电所引起的慢性脑功能失调综合征，以反复、发作性、短暂性的癫痫发作为特征。由于异常放电神经元的位置不同、放电扩展的范围不同，癫痫发作可表现为运动、意识、感觉、精神、行为、自主神经功能障碍或兼有之，并伴有脑电图异常。目前癫痫的治疗仍以药物为主，需要长期服药。

根据发作时临床症状及脑电图（EEG）改变，癫痫发作分为三类：①全面性发作：如强直-阵挛发作（大发作）、失神发作、肌阵挛发作、失张力发作等；②部分性发作：根据发作时有无意识改变分为简单部分性发作、复杂部分发作和部分性继发全面性发作等；③不能分类的发作。其中强直-阵挛发作最常见。有些病人两型兼有，称为混合型癫痫。一次癫痫惊厥发作持续 5min 以上，或连续多次发作，发作间期意识未完全恢复，称为癫痫持续状态（status epilepticus，SE），为神经科的急危重症，一旦发生应紧急处理。若频繁癫痫发作可造成进行性神经精神功能障碍称癫痫性脑病。

抗癫痫药（anti-epileptic drugs，AEDs）是一类可减轻或阻止癫痫发作的药物。其主要通过增加脑内 GABA 水平或选择性增强 $GABA_A$ 受体功能、或阻滞 Na^+、Ca^{2+} 等离子通道，从而抑制神经元过度同步放电的产生或抑制异常放电向正常脑组织的扩散，从而控制癫痫发作，无根治作用。常用药物有丙戊酸钠、卡马西平、苯妥英钠、乙琥胺、左乙拉西坦、拉莫三嗪等药物。此外，前述的苯二氮䓬类和巴比妥类药物也有较好的抗癫痫作用。

一、常用抗癫痫药

（一）传统抗癫痫药物

苯妥英钠

苯妥英钠（phenytoin sodium）口服吸收缓慢而不规则，连续服用需经 6～10d 才能达到有效血药

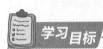

1201
癫痫发作类型新体系

1202
微课：抗癫痫药

笔记

54

浓度（10～20μg/ml）。刺激性大，口服宜饭后服用，不宜肌内注射，可稀释后静脉注射。血浆蛋白结合率约90%，主要在肝内转化，代谢产物经肾排泄，尿液呈现红色。治疗量时血药浓度的个体差异大，应用时注意剂量个体化。

【药理作用和临床应用】

1. 抗癫痫作用　由于其血药浓度个体差异大、药物之间相互作用多、不良反应多，已经逐渐退出部分性发作的一线治疗药物。主要治疗强直 - 阵挛发作和简单部分性发作，但可加重失神发作和肌阵挛发作。

2. 抗外周神经痛作用　用于治疗三叉神经痛、舌咽神经痛和坐骨神经痛等。

3. 抗心律失常作用　详见第二十一章抗心律失常药。

【不良反应和注意事项】

长期大剂量应用时不良反应较多。

1. 局部刺激　药物呈强碱性，口服可引起胃肠道反应，宜饭后服用。静脉注射可引起静脉炎，不可与其他药品混合，推注速度宜慢，应防止药液外溢。

2. 毒性反应

（1）急性毒性：用药过快或剂量过大可引起眼球震颤、眩晕、复视和共济失调、语言不清、精神错乱，甚至昏睡、昏迷等神经系统反应，以及心脏抑制、血压下降甚至心搏骤停等心血管系统反应，注意监测心电图和血压。

（2）慢性毒性：长期用药可引起：①牙龈增生：发生率约20%，多见于儿童和青少年，注意口腔卫生，经常按摩牙龈可减轻；②造血系统：长期用药因抑制二氢叶酸还原酶，导致巨幼红细胞性贫血，用甲酰四氢叶酸治疗有效，还可见粒细胞缺乏、血小板减少、再生障碍性贫血等，应定期检查血常规；③骨骼系统：本药为肝药酶诱导剂，加速维生素 D 的代谢，可致低钙血症、佝偻病或软骨病，必要时应用维生素 D 防治；④其他：约 30% 病人发生周围神经炎，偶见男性乳房增大、女性多毛症等。

3. 过敏反应　常见药热、皮疹，偶见剥脱性皮炎等严重皮肤反应，一旦出现，应立即停药。

久服骤停可使癫痫发作加剧，甚至诱发癫痫持续状态。妊娠早期应用偶致畸胎，妊娠期妇女慎用。窦性心动过缓、Ⅱ度或Ⅲ度房室传导阻滞、阿 - 斯综合征禁用。

卡马西平

卡马西平（carbamazepine）口服吸收缓慢且不规则，生物利用度为 70%～80%，4～8h 血药浓度达高峰。血浆蛋白结合率为 76%，经肝代谢，产物仍有活性，经肾排泄。为肝药酶诱导剂，连续用药 $t_{1/2}$ 可缩短。

【药理作用和临床应用】

1. 抗癫痫作用　对简单或复杂部分发作疗效好，为治疗首选药，对强直 - 阵挛发作也有效。但可加重肌阵挛发作、失神发作、失张力发作、强直发作。

2. 抗外周神经痛作用　对三叉神经痛和舌咽神经痛的疗效优于苯妥英钠。

3. 抗躁狂抗抑郁作用　对躁狂症、抑郁症疗效显著，尚能减轻或消除精神分裂症的躁狂、妄想症状，对锂盐无效的躁狂抑郁症也有效。

【不良反应和注意事项】

常见不良反应有眩晕、视物模糊、复视、眼球震颤、恶心、呕吐、共济失调、手指震颤、水钠潴留等，亦可有皮疹和心血管反应。偶见骨髓抑制、肝损害等，应立即停药。

肝肾功能不全、房室传导阻滞、血液系统功能严重异常、妊娠期妇女及哺乳期妇女禁用。

丙戊酸钠

丙戊酸钠（sodium valproate）口服吸收迅速而完全，生物利用度近 100%，1～4h 血药浓度达高峰。主要分布于细胞外液，血浆蛋白结合率为 80%～94%，可通过胎盘。主要经肝代谢，代谢产物与葡萄糖醛酸结合后经肾排泄。癫痫病人 $t_{1/2}$ 约 15h。

【药理作用和临床应用】

丙戊酸钠为广谱抗癫痫药，对多种类型癫痫都有较好疗效，如对强直 - 阵挛发作、各型失神发作、肌阵挛发作、部分性发作和混合型癫痫均有效，对全面性发作的疗效优于部分性发作。作用机制尚未阐明，可能是增加脑内 GABA 浓度、作用于神经元突触后膜感受器模拟或加强 GABA 受体的抑制作用，也可能直接作用于对 K^+ 传导有关的神经膜活动。

用于治疗各类型癫痫，对强直 - 阵挛发作、典型失神发作、肌阵挛发作等全面性发作均有良好疗效，也可治疗简单及复杂部分发作和混合型癫痫。对其他药物未能控制的顽固性癫痫仍可奏效。

【不良反应和注意事项】

1. 消化道反应　常见腹泻、恶心、呕吐、胃肠道痉挛。

2. 神经系统反应　较少见短暂的眩晕、疲乏、头痛、共济失调、轻微震颤、异常兴奋、烦躁。

3. 血液系统的影响　可致血小板减少性紫癜、出血时间延长，应定期检查血常规。

4. 肝功能损害　引起血清碱性磷酸酶和氨基转移酶升高，严重时出现肝衰竭，应定期检查肝功能。国外有中毒致死病例报道，死亡多发生于儿童。

5. 其他　可引起皮疹、月经周期改变，偶见胰腺炎、过敏反应、可逆性听力损坏，可致畸，常见脊椎裂。为肝药酶抑制剂，可显著降低拉莫三嗪的代谢，合用时后者剂量应减半。

> **护理警示：**
> 用药期间密切监测肝功能，儿童尤应注意

有血液病、肝病史、肾功能损害、器质性脑病者慎用。有药源性黄疸个人史或家族史者、肝病或明显肝功能损害者、妊娠期妇女及哺乳期妇女禁用。

乙琥胺

乙琥胺（ethosuximide）口服吸收迅速而完全，连续用药 7d 可达稳态血药浓度。可分布至除脂肪外的全身各组织，并迅速通过血脑屏障。主要经肝代谢，约 25% 以原形经肾排泄。对失神发作的疗效好，对其他类型癫痫无效，可加重癫痫大发作。主要治疗失神发作。

不良反应较轻，常见胃肠道反应，其次为神经系统反应，易引起精神行为异常。偶见粒细胞缺乏症，严重者发生再生障碍性贫血，有时致肝肾损害，故长期用药应定期检查血象和肝肾功能。对本药过敏者禁用。

（二）新型抗癫痫药物

左乙拉西坦

左乙拉西坦（levetiracetam）口服吸收迅速完全，给药 1.3h 后血药浓度达峰值，2d 后达到稳态浓度。不易与血浆蛋白结合，易通过血脑屏障。代谢产物经肾排泄。对肝药酶无诱导作用。血浆半衰期 6～8h。

【药理作用和临床应用】

左乙拉西坦为广谱抗癫痫新药，选择性抑制癫痫病灶的异常放电和扩散，对正常神经元的兴奋性无影响。可用于成人及 4 岁以上儿童癫痫病人部分性发作或全面性发作。

【不良反应和注意事项】

最常见的不良反应有嗜睡、乏力和头晕，常发生在治疗的开始阶段。还可引起消化系统反应、行为异常、攻击性、易怒、焦虑、错乱、幻觉、易激动、自杀性意念、脱发、体重增加、白细胞减少、全血细胞减少等，对认知功能无损害。肾功能不全者慎用，妊娠期妇女及哺乳期妇女禁用。

拉莫三嗪

拉莫三嗪（lamotrigine）口服吸收迅速完全，不受食物影响，生物利用度达 98%，1.5～4h 达到高峰，血浆蛋白结合率约 55%。主要经肝代谢，代谢产物经肾排泄。健康成人平均消除半衰期是 24～35h。

【药理作用和临床应用】

拉莫三嗪为广谱抗癫痫新药,是电压依赖性钠通道阻断剂,对反复放电有抑制作用,但不影响正常神经兴奋传导。可治疗成人及 12 岁以上儿童简单及复杂部分发作、强直 - 阵挛发作、失神发作等,也可作为 2 岁以上儿童及成人顽固性癫痫的辅助治疗药。宜用少量水整片吞服。

【不良反应和注意事项】

常见有头晕、嗜睡、共济失调、食欲减退、呕吐、便秘等,对认知功能无损害。偶致过敏反应、体重减轻、自杀企图等。不宜突然停药。雌二醇类避孕药可显著降低拉莫三嗪血药浓度,导致癫痫发作控制失效。妊娠期妇女及哺乳期妇女慎用。

托吡酯

托吡酯(topiramate)口服吸收迅速完全,一般不受食物影响,约 2～3h 血浆浓度达高峰,血浆蛋白结合率低。80% 原形药及其代谢产物主要经肾排泄。

【药理作用和临床应用】

托吡酯为广谱抗癫痫新药,对各类癫痫发作均有效,其中对简单或复杂部分发作、全身强直 - 阵挛发作效果明显,对肌阵挛、婴儿痉挛也有效。主要作为其他抗癫痫药的辅助治疗,大剂量可用作癫痫的单药治疗。长期使用无明显耐受性,远期疗效好。

【不良反应和注意事项】

主要为头晕、复视、眼震颤、嗜睡、抑郁、共济失调等,可能引起认知障碍,学龄期儿童和青少年慎用。

妊娠期妇女及哺乳期妇女、肾功能不全者慎用,对本药过敏者禁用。

奥卡西平

奥卡西平(oxcarbazepine)为卡马西平的类似物,代谢产物单羟基衍生物发挥抗癫痫作用。主要用于治疗成年人及 5 岁以上儿童强直 - 阵挛发作和部分性发作。最常见的不良反应有嗜睡、头痛、头晕、复视、恶心、呕吐和疲劳。

此外,临床应用的新型抗癫痫药还有氯巴占、唑尼沙胺、普瑞巴林、噻加宾、氨己烯酸、加巴喷丁等。

二、抗癫痫药的临床用药原则

癫痫治疗的主要目标是完全控制癫痫发作,可采取病因治疗、药物治疗和手术治疗等。药物治疗无效的顽固性癫痫可选手术治疗并用药巩固疗效。1 年内偶发 1～2 次者,一般不必治疗。在开始治疗之前应该充分地向病人或其监护人解释长期治疗的意义以及潜在的风险,以获得对治疗方案的认同,并保持良好的依从性。药物治疗方案应个体化,用药原则如下:

1. 根据癫痫发作类型合理选药 见表 12-1。

2. 单药治疗的原则 癫痫的药物治疗强调单药治疗的原则,若需要更换药物应采取逐增逐减的原则。即如果一种药物已达最大耐受剂量仍然不能控制发作,可加用另一种药物,至发作控制或最大可耐受剂量后逐渐减掉原有的药物,转换为单药治疗。

3. 药物用法调整 癫痫为慢性病,需长期用药,且抗癫痫药有效剂量个体差异较大,应从小剂量开始,逐渐增加剂量直至发作控制或最大可耐受剂量;还应合理安排服药次数,既要方便治疗、提高依从性,又要保证疗效。

4. 合理的多药治疗 如果两次单药治疗无效,可考虑多药治疗,最多不超过 3 种药物。联合用药时应适当调整剂量,同时注意药物相互作用。

5. 缓慢停药 用药时间一般应持续至完全无发作且脑电图正常后 3～5 年之久,然后逐渐减量停药,强直 - 阵挛发作减量过程至少 1 年、失神发作 6 个月,有些病例需终生服药。

6. 关注药物不良反应 定期检查神经系统、血常规、肝肾功能,以便及时发现毒性反应,有条件者监测血药浓度。妊娠期妇女及哺乳期妇女等特殊人群用药应注意。

表 12-1 控制癫痫发作的药物选择

癫痫发作类型	一线治疗药	添加治疗药	不推荐的治疗药（可能会加重发作）
全面性强直-阵挛发作	丙戊酸钠、卡马西平、拉莫三嗪、奥卡西平	氯巴占、拉莫三嗪、左乙拉西坦、丙戊酸钠、托吡酯	如果同时存在失神或肌阵挛发作，或考虑为青少年肌阵挛性癫痫，则以下药物慎用：卡马西平、加巴喷丁、奥卡西平、苯妥英钠
失神发作	丙戊酸钠、拉莫三嗪、乙琥胺	乙琥胺、拉莫三嗪、丙戊酸钠	卡马西平、加巴喷丁、奥卡西平、苯妥英钠
肌阵挛发作	丙戊酸钠、左乙拉西坦、托吡酯	左乙拉西坦、丙戊酸钠、托吡酯	卡马西平、加巴喷丁、奥卡西平、苯妥英钠
强直或失张力发作	丙戊酸钠	拉莫三嗪	卡马西平、加巴喷丁、奥卡西平
局灶性发作	卡马西平、奥卡西平、拉莫三嗪、左乙拉西坦、丙戊酸钠	卡马西平、氯巴占、加巴喷丁、拉莫三嗪、左乙拉西坦、奥卡西平、丙戊酸钠、托吡酯	
复杂部分发作	卡马西平，奥马西平，拉莫三嗪		
癫痫持续状态	地西泮、咪达唑仑、劳拉西泮、难治性的可选异丙酚（儿童不推荐）或硫喷妥钠等	苯巴比妥、苯妥英钠	
混合型癫痫、不能分类的发作	丙戊酸钠、左乙拉西坦、拉莫三嗪、托吡酯		

第二节 抗惊厥药

惊厥是由多种原因引起的中枢神经系统过度兴奋的一种症状，表现为全身骨骼肌不自主的强烈收缩，可因呼吸肌痉挛引起呼吸暂停，如不及时抢救，易窒息死亡。常见于小儿高热、破伤风、子痫、癫痫强直-阵挛发作和中枢兴奋药中毒等。常用抗惊厥药（anti-convulsant drugs）除前面介绍的苯二氮䓬类药物、巴比妥类药物和水合氯醛等外，尚有硫酸镁。

硫酸镁

硫酸镁（magnesium sulfate）可因给药途径不同而产生不同的药理作用。

【药理作用和临床应用】

硫酸镁注射给药产生抗惊厥和降压作用。神经的化学传递和骨骼肌收缩均需 Ca^{2+} 参与，Mg^{2+} 与 Ca^{2+} 化学性质相似，能特异性地竞争 Ca^{2+} 结合位点，拮抗 Ca^{2+} 的作用，从而抑制中枢和外周神经化学传递，引起中枢和心肌抑制、血管平滑肌和骨骼肌松弛，产生抗惊厥和降压作用。

主要用于子痫和破伤风引起的惊厥，是治疗子痫的首选药；也用于治疗高血压危象。

【不良反应和注意事项】

注射过量或过速可致镁中毒，表现为膝腱反射消失、呼吸和心脏抑制、血压剧降和心搏骤停。膝腱反射消失为中毒先兆，中毒时应立即停药，及时进行人工呼吸，并缓慢静脉注射葡萄糖酸钙或氯化钙抢救。

> **护理警示：**
>
> 静脉滴注时应密切观察病人用药反应

（沈华杰）

思考题

1. 为什么治疗癫痫应从小剂量开始用药？

2. 治疗各类型癫痫发作的常用药物有哪些？

3. 静脉滴注硫酸镁时应做哪些护理措施？中毒时抢救措施有哪些？

4. 案例分析

王某，女，10岁。因癫痫强直-阵挛发作服用苯妥英钠1年。近日检查发现患严重贫血，考虑苯妥英钠所致，故立即停药，改用口服丙戊酸钠缓释片，500mg/d，分2次服用，结果癫痫发作加重。

请问：

（1）癫痫发作加重的原因是什么？

（2）应用抗癫痫药物时应遵循哪些原则？

（3）对于长期用丙戊酸钠的病人，应嘱咐其定期做哪些检查？

思路解析

扫一扫，测一测

第十三章　治疗中枢神经系统退行性疾病药

学习目标

1. 掌握左旋多巴的药理作用、临床应用、不良反应和注意事项。
2. 熟悉其他拟多巴胺类药和中枢抗胆碱药的作用特点和临床应用。
3. 了解治疗阿尔茨海默病药的分类、常用药的作用特点和临床应用。

第一节　抗帕金森病药

帕金森病与帕金森综合征

微课：拟多巴胺类药

抗帕金森病药（anti-Parkinson's disease drugs）是一类通过增强中枢多巴胺能神经功能或降低中枢胆碱能神经功能而缓解帕金森症状的药物。常用药物分为拟多巴胺类药和中枢抗胆碱药两类，两类药合用可增强疗效。

一、拟多巴胺类药

拟多巴胺类药根据作用机制可分为多巴胺前体药、左旋多巴增效药、促多巴胺释放药和多巴胺受体激动药等。

（一）多巴胺前体药

左旋多巴

左旋多巴（levodopa，L-DOPA）口服吸收迅速，$0.5 \sim 2h$ 血药浓度达高峰，$t_{1/2}$ 为 $1 \sim 3h$，胃排空延缓、胃内酸度高及高蛋白饮食等均可妨碍其吸收。药物必须以原形进入脑内才能发挥作用，但是吸收后绝大部分左旋多巴在外周组织被 L- 芳香族氨基酸脱羧酶（AADC）脱羧生成多巴胺，仅约 1% 的左旋多巴可透过血脑屏障进入中枢神经系统发挥作用。外周生成的多巴胺不易透过血脑屏障，不仅使左旋多巴的疗效减弱，而且还增加了外周不良反应。若同时服用 AADC 抑制药，可减少左旋多巴在外周的脱羧，增加进入中枢的量，减少外周不良反应。左旋多巴主要经肝代谢，经肾排泄。

【药理作用】

左旋多巴进入中枢神经系统之后，在中枢脱羧酶的作用下生成多巴胺，补充纹状体中多巴胺的不足，从而恢复与胆碱能神经功能之间的平衡，发挥抗帕金森病的作用。

【临床应用】

1. 帕金森病　对原发性帕金森病疗效较好，对其他原因引起的帕金森综合征亦有效，但对吩噻

笔记

嗪类等抗精神病药引起的帕金森综合征无效。其特点为：①起效慢，用药 2～3 周才起效，1～6 个月后获最大疗效；②对轻症及年轻病人疗效较好，对重症及老年病人疗效较差；③对肌肉强直和运动困难疗效较好，对肌肉震颤疗效较差；④随着用药时间的延长，疗效逐渐降低；用药 1 年以上，75% 的病人获较好疗效，应用 2～3 年后疗效逐渐减弱，3～5 年后疗效已不显著甚至丧失。

2. 治疗肝性脑病　左旋多巴在脑内可转化为去甲肾上腺素，促进肝性脑病病人苏醒，但仅能暂时改善脑功能，不能改善肝功能，故不能根治。

【不良反应和注意事项】

不良反应主要由生成的多巴胺所引起，分为早期反应和长期反应。

1. 早期反应

（1）胃肠道反应：治疗初期最常表现为恶心、呕吐、食欲减退，还可引起腹胀、腹痛和腹泻等，偶见溃疡、出血或穿孔。此反应与多巴胺刺激胃肠道和延髓催吐化学感受区 D_2 受体有关，饭后服药、应用多巴胺受体阻断药多潘立酮或应用 AADC 抑制药可减轻上述症状。

（2）心血管反应：部分病人治疗初期会出现轻度直立性低血压。还可引起心律失常，与多巴胺兴奋心脏 β 受体有关，可用 β 受体阻断药治疗。

2. 长期反应

（1）运动障碍：用药 2 年以上 90% 的病人可出现不自主异常运动，多见于面部肌群，表现为口 - 舌 - 颊抽搐、张口、伸舌、皱眉、头颈部扭动等，也可累及四肢和躯干的肌群，出现手足和躯体的不自主运动，减少药量可使症状减轻。

（2）症状波动：用药 3～5 年后，有 40%～80% 的病人出现症状快速波动，严重者出现开 - 关现象，"开"时活动正常或几近正常，而"关"时突然出现严重的帕金森病症状，两种现象交替出现，严重妨碍病人的生活。减少药量，合用其他拟多巴胺类药可使症状减轻。

（3）精神障碍：部分病人可出现失眠、噩梦、狂躁、幻觉、妄想、抑郁等症状。需减量或更换药物，可用氯氮平治疗。

【护理要点提示】

1. 用药前　①应耐心向病人说明服用本药后可能出现的不良反应，这些不良反应可通过调整剂量、调整饮食和服用一些药物减轻，消除病人的紧张情绪，促使病人配合治疗；②应清楚病人的病史，对于有严重心血管病、精神病、活动性溃疡、青光眼、妊娠及哺乳期妇女等禁用。

2. 用药期间　应注意药物的相互作用：①维生素 B_6 是 AADC 的辅基，能加速左旋多巴在外周组织转化成多巴胺；②吩噻嗪类等抗精神病药物能阻断中枢多巴胺受体；③利血平能耗竭黑质纹状体中的多巴胺，对抗左旋多巴的疗效；④抗抑郁药能引起直立性低血压，加强左旋多巴的副作用；⑤非选择性单胺氧化酶抑制药可阻碍外周多巴胺的失活。以上药物均不能与左旋多巴合用。

（二）左旋多巴增效药

卡比多巴

卡比多巴（carbidopa），为外周 AADC 抑制药，不能通过血脑屏障，与左旋多巴合用时，抑制其在外周组织的脱羧作用，使进入中枢的左旋多巴增多，增强左旋多巴的疗效。单用无效，通常将卡比多巴与左旋多巴按 1∶10 的剂量配伍制成复方制剂复方卡比多巴片。

苄丝肼

苄丝肼（benserazide）药理作用与卡比多巴相似，通常将苄丝肼与左旋多巴按 1∶4 的剂量配伍制成复方制剂多巴丝肼片应用于临床。

司来吉兰

司来吉兰（selegiline）为单胺氧化酶 B（MAO-B）抑制药，口服吸收迅速，易透过血脑屏障。低剂量可选择性抑制中枢神经系统 MAO-B，抑制纹状体内多巴胺的降解，使多巴胺浓度增加；同时发现司来吉兰具有抗氧化作用，能抑制超氧阴离子和羟自由基的形成，可延迟神经元变性，对病变部位神经元有保护作用。司来吉兰低剂量对外周单胺氧化酶 A 无作用,不会产生非选择性单胺氧化酶抑制药所引起的高血压危象,但大剂量亦可抑制单胺氧化酶 A,应避免使用。临床上常与左旋多巴合用,能增强和延长左旋多巴的疗效,降低左旋多巴用量,减少其外周副作用,并能消除长期单用左旋多巴出现的"开 - 关"现象。

不良反应轻,可见恶心、腹泻、口干、身体不自主运动增加等,应进餐时服用,同时缓慢增加药物剂量,以减少消化道反应。司来吉兰代谢产物为苯丙胺和甲基苯丙胺,可引起焦虑、失眠、幻觉等精神症状。

恩他卡朋

恩他卡朋(entacapone)为可逆的特异性 COMT 抑制药,不易通过血脑屏障,只抑制外周 COMT,而不影响脑内 COMT,增加纹状体中左旋多巴的生物利用度。作为治疗帕金森病的辅助药物,与左旋多巴合用,适用于帕金森病症状波动者,对长期应用左旋多巴出现的"开 - 关"现象有效。

常见的不良反应有头晕、幻觉、腹痛、腹泻,可见直立性低血压、肝损害、尿液颜色呈现红棕色等。用药期间须监测肝功能,肝功能不全者禁用。

本类药还有硝替卡朋(nitecapone)、托卡朋(tolcapone)等。

（三）促多巴胺释放药

金刚烷胺

金刚烷胺(amantadine)最初为抗病毒药,后来发现有抗帕金森病作用。其作用机制涉及多个环节,包括促进左旋多巴进入脑循环,增加纹状体中残存的多巴胺能神经元释放多巴胺和抑制多巴胺再摄取,激动多巴胺受体,较弱的抗胆碱作用,拮抗 N- 甲基 -D- 天冬氨酸(NMDA)受体等。本药起效快,作用持续时间短,用药数天即可获最大疗效,但连用 6～8 周后疗效逐渐减弱。对帕金森病的肌肉强直、震颤和运动障碍的缓解作用较强,与左旋多巴合用有协同作用。不良反应可见头痛、眩晕、失眠、精神不安和运动失调,下肢皮肤出现网状青斑等。精神病、癫痫病人禁用。可致畸胎,妊娠期妇女禁用。

（四）多巴胺受体激动药

溴隐亭

溴隐亭(bromocriptine)小剂量激动结节 - 漏斗通路的多巴胺受体,抑制催乳素和生长激素分泌,用于治疗泌乳闭经综合征和肢端肥大症;增大剂量可激动黑质 - 纹状体通路的多巴胺 D_2 受体,疗效与左旋多巴相似,对重症病人也有效,因不良反应较多,仅适合于左旋多巴疗效差或不能耐受的帕金森病病人。

不良反应常见食欲减退、恶心、呕吐、便秘、直立性低血压等,也可诱发心律失常,运动功能障碍与左旋多巴相似,精神症状如幻觉、错觉、思维混乱等比左旋多巴更常见且严重,停药可消失。

罗匹尼罗和普拉克索

罗匹尼罗(ropinirole)和普拉克索(pramipexole)选择性激动多巴胺 D_2、D_3 受体。与溴隐亭相比,病人耐受性好,胃肠道反应较小。与左旋多巴相比,不易引起"开 - 关"现象和不自主异常运动。可单独或与左旋多巴合用。具有拟多巴胺类药共有的不良反应,作为辅助用药可引起幻觉和精神错乱。已证实服用罗匹尼罗和普拉克索的病人在驾车时,出现突发性睡眠,故服药期间禁止从事驾驶和高警觉性工作。

本类药还有培高利特(pergolide)、利修来得(lisuride)和阿扑吗啡(apomorphine)等。

二、中枢抗胆碱药

苯海索

苯海索(trihexyphenidyl)口服易吸收,易透过血脑屏障。阻断中枢 M 胆碱受体作用强,外周抗胆碱作用较弱，仅为阿托品的 1/10～1/3。通过拮抗中枢胆碱受体而减弱黑质 - 纹状体通路中乙酰胆碱的作用，改善震颤疗效较好，改善强直及运动迟缓较差，对某些继发性症状如过度流涎有改善作用。主要用于早期轻症、不能耐受左旋多巴的帕金森病或帕金森综合征病人，对抗精神病药引起的帕金森综合征有效。不良反应与阿托品相似但较轻，妊娠期妇女、哺乳期妇女及儿童慎用，闭角型青光眼、前列腺肥大者禁用。

本类药还有丙环定（procyclidine）、苯扎托品（benzatropine）等。

第二节　治疗阿尔茨海默病药

目前，对阿尔茨海默病 Alzheimer's disease, AD 尚无十分有效的治疗方法，药物治疗策略是增强中枢胆碱能神经功能，但只能改善症状和延缓病情的进展，不能治愈。现有的治疗药物主要包括胆碱酯酶抑制药、M 胆碱受体激动药和 N- 甲基 -D- 天冬氨酸（NMDA）受体非竞争性阻断药等。

阿尔茨海默病

一、胆碱酯酶抑制药

用于临床的胆碱酯酶抑制药有第一代和第二代两类。两类均易通过血脑屏障，可逆性抑制中枢 AChE，第二代对中枢 AChE 抑制作用选择性强、外周不良反应轻、耐受性好。

他克林

他克林（tacrine）为第一代可逆性 AChE 抑制药，口服个体差异大，食物可明显影响其吸收。脂溶性高，易透过血脑屏障。主要在肝脏代谢，$t_{1/2}$ 为 2～4h。

【药理作用和临床应用】

他克林通过多种环节提高中枢胆碱能神经功能。可抑制血浆及组织中的 AChE，减少 ACh 的水解而增加脑内 ACh 的含量；直接激动 M 受体和 N 受体；促进 ACh 释放；促进脑组织对葡萄糖的利用。临床上多与卵磷脂合用治疗 AD，可延缓病程 6～12 个月，提高病人的认知能力和生活自理能力。

【不良反应和注意事项】

主要不良反应是肝毒性，这是限制其临床应用的主要原因。部分病人用药后有胃肠道反应，如胃肠痉挛、厌食、恶心、呕吐、腹泻、消化不良等，大剂量应用可出现胆碱综合征。

多奈哌齐

多奈哌齐（donepezil）为第二代可逆性中枢 AChE 抑制药。口服吸收好，生物利用度为 100%，半衰期长。用于轻、中度 AD，能改善病人的认知能力和临床综合功能。具有剂量小、毒性低和价格相对较低等优点。肝毒性及外周抗胆碱作用较他克林轻。不良反应有胃肠道反应、疲乏和肌肉痉挛等。

利斯的明

利斯的明（rivastigmine），为第二代 AChE 抑制药。能选择性抑制大脑皮质和海马中的 AChE 活性，而对纹状体、脑桥以及心脏的 AChE 活性抑制作用很弱。具有安全、耐受性好、不良反应轻等优点，且无外周活性，尤其适用于伴有心、肝、肾等疾病的轻、中度 AD 病人，可改善 AD 病人的认知功能障碍。常见不良反应有胃肠道反应、乏力、眩晕、嗜睡、精神错乱等，继续用药一段时间或减量一般可消失。

加兰他敏

加兰他敏（galantamine）为第二代 AChE 抑制药，对神经元中的 AChE 有高度选择性，在胆碱能高度不足的区域（如突触后区域）活性最大。用于治疗轻、中度 AD，临床有效率为 50%～60%，疗效与他克林相当，但无肝毒性。用药后 6～8 周治疗效果开始明显。主要不良反应为用药初期可出现恶心、呕吐及腹泻等胃肠道反应，连续用药可逐渐消失。

石杉碱甲

石杉碱甲（huperzine A）是我国学者于 1982 年从石杉科植物千层塔中分离得到的一种新生物碱，为强效、可逆性胆碱酯酶抑制药。用于老年性记忆功能减退及各型 AD 病人，提高其记忆和认知能力。常见不良反应有恶心、头晕、多汗、腹痛、视物模糊等，一般可自行消失，严重者可用阿托品拮抗。有严重心动过缓、低血压及心绞痛、哮喘、肠梗阻病人慎用。

美曲磷酯

美曲磷酯（metrifonate）为第一个 AChE 抑制药，原用作杀虫剂，直到 20 世纪 80 年代才被用于治疗 AD，是目前用于 AD 治疗的唯一以无活性前药形式存在的 AChE 抑制药，服用数小时后转化为活性的代谢产物而发挥持久的疗效。本药能同时改善 AD 病人的行为和认知功能，也能改善病人的幻觉、抑郁、焦虑、情感淡漠等症状。主要用于轻、中度 AD。不良反应少而轻。

二、M 胆碱受体激动药

呫诺美林

呫诺美林（xanomeline）是目前发现的选择性最高的 M_1 受体激动药之一。口服易吸收，易透过血脑屏障，高剂量口服可明显改善 AD 病人的认知功能和行为能力，但部分病人因胃肠道和心血管反应而中断治疗，改用皮肤给药可避免胃肠道不良反应。本药将成为第一个能有效治疗 AD 的 M 胆碱受体激动药。

本类药物还有沙可美林（sabcomeline）、米拉美林（milameline）等。

三、N- 甲基 -D- 天冬氨酸受体非竞争性阻断药

美金刚

美金刚（memantine），为 N- 甲基 -D- 天冬氨酸受体非竞争性阻断药，可阻断谷氨酸浓度过高导致的神经元损伤。能显著改善轻、中度血管性痴呆症病人的认知能力，而且对较严重的病人效果更好；对中、重度的老年痴呆症病人，可显著改善其动作能力、认知障碍和社会行为。对妄想、攻击性和易激惹改善最明显。临床上主要用于治疗中、重度 AD，与 AChE 抑制药合用效果更好。不良反应有轻微眩晕、不安、头重、口干等，饮酒可加重不良反应。肝功能不良、意识紊乱病人以及妊娠期妇女、哺乳期妇女禁用；肾功能不良时减量。

四、其他治疗阿尔茨海默病药

除上述药物外，神经生长因子增强药（如神经生长因子、脑源性神经营养因子等）、神经保护药（如丙戊茶碱）、大脑功能恢复药（如胞磷胆碱、吡拉西坦等）、脑循环改善药（如二氢麦角碱等）、钙通道阻断药（如尼莫地平等）、激素类、非甾体类抗炎药、自由基清除剂和抗氧剂如维生素 E 等对 AD 亦有效。

（孙宏丽）

思考题

1. 为什么要将左旋多巴与卡比多巴合用来治疗帕金森病，而不宜与维生素 B_6 合用？
2. 试从药理作用和临床应用两个方面比较左旋多巴与苯海索在治疗帕金森病方面的异同。
3. 案例分析

张某，男，65 岁。因"走路困难，做精细运动不灵活"入院。查体：表情呆板，行走时上肢无摆动，前倾屈曲状态，动作迟缓，步伐碎小较缓慢，双手有静止性震颤，双侧肢体伴齿轮样肌张力增高。脑 CT 示轻度脑萎缩。临床诊断：帕金森病。医嘱给予口服多巴丝肼片进行治疗。

请问：

（1）多巴丝肼片是由哪些药物配伍制成的复方制剂？

（2）长期应用左旋多巴会出现哪些不良反应？如何防治？护理要点是什么？

思路解析

扫一扫，测一测

第十四章 抗精神失常药

学习目标

1. 掌握氯丙嗪的药理作用、临床应用、不良反应和注意事项。
2. 熟悉其他抗精神病药的作用特点和临床应用；熟悉丙米嗪和碳酸锂的作用特点和临床应用。
3. 了解其他药物的作用特点和临床应用。

精神失常是由多种原因引起的精神活动障碍的一类疾病，包括精神分裂症、躁狂症、抑郁症和焦虑症等，能治疗这些疾病的药物统称为抗精神失常药（drugs for mental disorders）。根据其临床用途，可将抗精神失常药分为抗精神病药、抗抑郁症药、抗躁狂症药和抗焦虑症药。苯二氮䓬类药物是抗焦虑症的首选药物，详见第十一章镇静催眠药。

第一节 抗精神病药

精神分裂症是一组以思维、情感、行为之间不协调、精神活动与现实脱离为主要特征的最常见的一类精神病。根据临床症状的不同可将其分为Ⅰ型和Ⅱ型，Ⅰ型以幻觉和妄想等阳性症状为主，Ⅱ型则以情感淡漠和主动性缺乏等阴性症状为主。抗精神病药（antipsychotic drugs）主要用于治疗精神分裂症，对其他精神病的躁狂症状也有效。但大多数药物对Ⅰ型治疗效果较好，对Ⅱ型效果较差甚至无效。根据化学结构的不同可将抗精神病药分为吩噻嗪类、硫杂蒽类、丁酰苯类和其他类抗精神病药。

一、吩噻嗪类

本类药物均含有吩噻嗪的基本母核，根据侧链的不同又可分为二甲胺类、哌嗪类和哌啶类。氯丙嗪是这类药物的代表药，也是应用最广泛的抗精神病药物。

氯丙嗪

氯丙嗪（chlorpromazine）口服后吸收缓慢而不规则，2～4h 达到血药峰浓度，吸收速度易受胃中食物和胃排空时间影响。肌内注射吸收迅速，15min 起效，血浆蛋白结合率高达 90% 以上。氯丙嗪分布于全身，脑内浓度可达血浆浓度的 10 倍。主要经肝代谢，其代谢物经肾排泄。因其脂溶性高，易蓄积于脂肪组织，停药后 2～6 周甚至半年后，尿中仍可检出其代谢物。不同个体口服相同剂量氯丙嗪，血药浓度可相差 10 倍以上，故给药剂量应个体化。

【药理作用】

1. 对中枢神经系统的作用

（1）镇静、安定作用：正常人服用治疗剂量的氯丙嗪后，表现为安静、活动减少、注意力下降、感情淡漠、思维迟缓、对周围事物不感兴趣，在安静环境中易诱导入睡，但易被唤醒，醒后头脑清醒，加大剂量也不引起麻醉。镇静作用出现快，但长期应用易产生耐受性。其作用机制可能与阻断脑干网状结构上行激活系统的 α 受体和组胺 H_1 受体有关。

（2）抗精神病作用：精神病病人应用氯丙嗪后显现出良好的抗精神病作用，能迅速控制兴奋躁动状态，连续使用 6 周至 6 个月，可使病人的幻觉、妄想、精神运动性兴奋等逐渐消失、理智恢复、情绪安定、生活自理。但对抑郁症无效，甚至使之加重。其作用机制与阻断中脑 - 边缘系统通路和中脑 - 皮质通路的 D_2 受体有关。

脑内多巴胺能神经通路

（3）镇吐作用：氯丙嗪具有强大的镇吐作用，小剂量可阻断延髓催吐化学感受区的 D_2 受体，大剂量直接抑制呕吐中枢。但对前庭受刺激引起的呕吐（晕动性呕吐）无效。

对顽固性呃逆有效，其机制与氯丙嗪抑制位于延髓与催吐化学感受区旁呃逆的中枢调节部位有关。

（4）对体温调节的作用：氯丙嗪对下丘脑体温调节中枢有很强的抑制作用，使体温调节失灵，体温随外界环境温度的变化而变化。在物理降温的配合下，可使体温降至正常水平以下；在炎热天气中，氯丙嗪可使体温升高。与解热镇痛药不同，氯丙嗪不但降低发热机体的体温，也能降低正常体温。

微课：氯丙嗪对体温调节的作用

（5）增强中枢抑制药的作用：氯丙嗪可增强麻醉药、镇静催眠药、镇痛药等中枢抑制药的中枢抑制作用。

2. 对自主神经系统的作用

（1）降压作用：氯丙嗪具有较强的 α 受体阻断作用，并直接松弛血管平滑肌和抑制血管运动中枢，使血管扩张，血压下降，但连续用药可产生耐受性，且不良反应较多，故不适用于高血压的治疗。

（2）M 受体阻断作用：氯丙嗪具有较弱的 M 受体阻断作用，可引起口干、便秘、视物模糊等。

3. 对内分泌系统的作用 氯丙嗪能阻断结节 - 漏斗通路的 D_2 受体，而对内分泌系统产生影响，例如，抑制催乳素释放抑制因子的释放，增加催乳素的分泌，引起乳房增大、泌乳；抑制促性腺激素分泌，使卵泡刺激素和黄体生成素分泌减少，引起排卵延迟和停经；抑制生长激素的分泌，影响儿童的生长发育等。

【临床应用】

1. 治疗精神分裂症 氯丙嗪能显著缓解进攻、亢进、幻觉、妄想等阳性症状，对冷漠等阴性症状效果不显著。主要用于 I 型精神分裂症的治疗，尤其对急性病人效果显著，但不能根治，需长期用药，甚至终生治疗；对慢性精神分裂症病人疗效较差。对其他精神病伴有的兴奋、躁动、紧张、幻觉和妄想等症状也有显著疗效。对各种器质性精神病和症状性精神病的兴奋、幻觉和妄想症状也有效，但剂量要小，症状控制后须立即停药。

2. 治疗呕吐和顽固性呃逆 氯丙嗪可用于多种药物（如吗啡、强心苷、抗恶性肿瘤药等）和疾病（如尿毒症、放射病、癌症等）引起的呕吐。对顽固性呃逆也有显著疗效。但对晕动症（晕车、晕船等）无效。

3. 用于低温麻醉 氯丙嗪配合物理降温（冰袋、冰浴）可使病人体温降至正常水平以下，用于低温麻醉。

4. 用于人工冬眠 氯丙嗪与其他中枢抑制药（哌替啶、异丙嗪）合用，可使病人深睡，体温、基础代谢率及组织耗氧量均降低，增强病人对缺氧的耐受力，减轻机体对伤害性刺激的反应，并可使自主神经和中枢神经系统的反应性降低，这种状态称为"人工冬眠"，有利于机体渡过危险的缺氧缺能阶段，为其他有效的对因治疗争取时间。人工冬眠疗法多用于严重创伤、感染性休克、妊娠高血压综合征、甲状腺危象、中枢性高热及高热惊厥等病症的辅助治疗。

5. 其他 氯丙嗪还可用于麻醉前给药、巨人症的辅助治疗。

【不良反应和注意事项】

1. 一般不良反应 阻断中枢 α 受体，引起嗜睡、淡漠、乏力等中枢抑制症状；阻断外周 M 受体，引起视物模糊、口干、无汗、便秘、眼内压升高等症状。

2. 锥体外系反应　为长期大量应用氯丙嗪治疗精神病时最常见的不良反应。可出现四种反应：

（1）帕金森综合征：多见于中老年人，多发生于用药后2～3个月内，表现为肌张力增高、面容呆板、动作迟缓、流涎、肌肉震颤等。

（2）静坐不能：以中年人多见，一般出现在用药后5～60d，病人表现为坐立不安、反复徘徊、心烦意乱等。

（3）急性肌张力障碍：以青少年多见，多发生于用药后1～5d内，由于舌、面、颈和背部肌肉痉挛，病人表现为强迫性张口、伸舌、斜颈、吞咽困难、呼吸障碍等。

以上三种反应是由于氯丙嗪阻断了黑质-纹状体通路的D_2受体，使纹状体中的多巴胺功能减弱，乙酰胆碱功能相对增强所致。减少药量、停药或用中枢抗胆碱药可减轻或消除。

（4）迟发性运动障碍：长期服用氯丙嗪后，部分病人还可出现口-舌-面部不自主的刻板运动（如吸吮、舐舌、咀嚼等），广泛性舞蹈样手足徐动症，停药后仍长期不消失，使用抗胆碱药反而加重。其机制可能是长期阻断多巴胺受体、受体敏感性增加或反馈性促进突触前膜多巴胺释放增加所致。预防措施：长期用药过程中，宜采用最小有效量维持，一旦发生诸如唇肌、眼肌抽搐等先兆症状，应及时停药。

3. 心血管系统反应　氯丙嗪肌内注射或静脉注射易引起直立性低血压、低血压休克、心律失常等，冠心病病人易猝死。

4. 内分泌系统反应　氯丙嗪阻断结节-漏斗通路的D_2受体，长期用药可致乳房肿大、泌乳、闭经和生长缓慢等。

5. 药源性精神异常　氯丙嗪本身可引起精神异常，如意识障碍、淡漠、兴奋、躁动、抑郁、幻觉、妄想等，应和原有疾病进行鉴别，一旦发生应立即减量或停药。

> **护理警示：**
> 注射给药后病人应立即卧床休息2h左右。低血压不能用肾上腺素升压

6. 惊厥与癫痫　少数病人用药过程中出现局部或全身抽搐，脑电有癫痫样放电。

7. 过敏反应　常见皮疹、接触性皮炎。少数病人出现肝损害、黄疸，也可出现粒细胞减少、溶血性贫血和再生障碍性贫血等。

8. 急性中毒　一次服用大剂量（1～2g）氯丙嗪可引起急性中毒，病人出现昏睡、血压下降至休克水平，并出现心肌损害，如心动过速、心电图异常（P-R间期或Q-T间期延长，T波低平或倒置）等，目前无特效解毒药，应立即对症治疗。

【护理要点提示】

1. 用药前　应清楚病人的病史，儿童、冠心病病人慎用；青光眼病人、有惊厥或癫痫病史者、乳腺增生症和乳腺癌病人禁用。

2. 用药期间　①氯丙嗪局部注射有刺激性，不宜皮下注射，宜深部肌内注射，静脉注射可引起血栓性静脉炎，应稀释后缓慢注射；②为防止直立性低血压的发生，注射给药后应叮嘱病人立即卧床休息2h左右，方可缓慢起身站立，氯丙嗪所致低血压，不能用肾上腺素纠正，因氯丙嗪阻断α受体可翻转肾上腺素的升压作用，应选用去甲肾上腺素或间羟胺升压；③定期检查肝功能和血常规。

奋乃静

奋乃静（perphenazine）药理作用与氯丙嗪相似。抗精神病作用、镇吐作用较强，镇静作用较弱。对慢性精神分裂症的疗效优于氯丙嗪。对心血管系统、肝脏及造血系统的副作用较氯丙嗪轻，锥体外系不良反应较多，对血压影响较轻。

氟奋乃静和三氟拉嗪

氟奋乃静（fluphenazine）和三氟拉嗪（trifluoperazine）中枢镇静作用较弱，且具有兴奋和激活作用。两药对幻觉、妄想、行为退缩、情感淡漠等症状疗效较好。适于治疗精神分裂症偏执型和慢性精神分裂症。

硫利达嗪

硫利达嗪（thioridazine），抗幻觉、妄想作用不如氯丙嗪，作用缓和，镇静作用较强，锥体外系不良反应少，老年人易耐受。

二、硫杂蒽类

氯普噻吨

氯普噻吨（chlorprothixene）药理作用与氯丙嗪相似，抗精神病、抗幻觉妄想作用较氯丙嗪弱，镇静作用较氯丙嗪强；抗肾上腺素作用和抗胆碱作用弱；有一定的抗抑郁、抗焦虑作用。适用于伴有强迫状态或焦虑抑郁情绪的精神分裂症、焦虑性神经官能症和更年期抑郁症。不良反应与氯丙嗪相似但较轻，锥体外系反应较少。

硫杂蒽类抗精神病药还有氯哌噻吨（clopenthixol）和氟哌噻吨（flupenthixol）等药物。

三、丁酰苯类

氟哌啶醇

氟哌啶醇（haloperidol）化学结构与氯丙嗪完全不同，但药理作用和作用机制与氯丙嗪相似，能选择性阻断 D_2 受体。抗精神病作用很强，镇吐作用也较强，镇静、降压、降温和抗胆碱作用弱。常用于治疗以精神运动性兴奋为主的精神分裂症和躁狂症，也可用于疾病和药物引起的呕吐和顽固性呃逆。锥体外系反应常见且较重，长期大量应用可致心肌损伤，妊娠期妇女禁用。

氟哌利多

氟哌利多（droperidol）药理作用与氟哌啶醇相似，但在体内代谢快，作用维持时间短，具有较强的安定和镇痛作用。主要用于增强镇痛药的作用，临床上常与芬太尼合用产生神经安定镇痛，用于一些小的手术如烧伤清创、内镜检查、造影等。也可用于麻醉前给药、镇吐、控制精神分裂症病人的攻击行为等。

本类药物还有匹莫齐特（pimozide）。

四、其他类抗精神病药

五氟利多

五氟利多（penfluridol）是口服长效抗精神分裂症药，一次用药疗效可维持一周。五氟利多能阻断 D_2 受体，有较强的抗精神病作用，疗效与氟哌啶醇相似，对幻觉、妄想、退缩均有较好疗效，无明显镇静作用。适用于急、慢性精神分裂症，尤其适用于慢性病人的维持与巩固治疗。锥体外系反应最常见。

舒必利

舒必利（sulpiride）可选择性阻断中脑 - 边缘系统 D_2 受体。对紧张型精神分裂症疗效高且起效快，有药物电休克之称，抗幻觉、妄想、木僵、退缩作用较好，无明显镇静作用，有一定抗抑郁作用，对长期用其他药物无效的难治病例也有一定疗效。镇吐作用很强，可用于止吐。锥体外系反应轻微。

氯氮平

氯氮平（clozapine）为苯二氮䓬类药物，其抗精神病的作用机制与阻断 5-HT_{2A} 和多巴胺受体有关。对精神分裂症的疗效与氯丙嗪相当，但起效迅速，多在一周内见效。抗精神病作用强，对其他抗精神病药无效的精神分裂症的阳性和阴性症状都有治疗作用，也适用于慢性病人。临床上主要用于其他抗精神病药无效或锥体外系反应过强的病人。几乎无锥体外系反应和内分泌紊乱等不良反应，但可引起粒细胞减少甚至缺乏，因此，应定期检查血象。

奥氮平

奥氮平（olanzapine）的结构和药理作用与氯氮平相似，对 5-HT、D_2、α 及 H_1 等多种受体都有阻断作用。选择性作用于中脑 - 边缘系统多巴胺能神经通路，对黑质 - 纹状体多巴胺能神经通路影响小。适用于精神分裂症及其他有严重阳性症状或阴性症状的精神病的急性期和维持治疗，也可缓解精神分裂症及相关疾病的继发性情感症状。锥体外系不良反应发生率低。

利培酮

利培酮（risperidone）为第二代非典型抗精神病药物，对 5-HT 受体和 D_2 受体有较强阻断作用。对精神分裂症的阳性症状和阴性症状均有效，对精神分裂症病人的认知功能障碍和继发性抑郁亦有治疗作用；抗胆碱和镇静作用弱。适用于治疗初发急性病人和慢性病人，也可用于强迫症、抽动障碍以及某些脑器质性精神障碍如痴呆合并的精神症状的治疗。由于利培酮用量小、见效快、锥体外系反应轻，易被病人耐受，治疗依从性优于其他抗精神病药，目前已成为一线药物。

第二节　抗抑郁症药

抑郁症是常见的精神障碍之一，以情绪低落、言语减少、自责自罪、悲观等为主要特征，严重者可有自杀行为。目前认为该病是由于脑内 5-HT 缺乏并伴有去甲肾上腺素不足所致。抗抑郁症药（antidepressant drugs）主要通过增加脑内 5-HT 的含量并纠正去甲肾上腺素不足而发挥作用，用于抑郁症或抑郁状态的治疗。

目前临床使用的抗抑郁症药包括三环类抗抑郁症药、去甲肾上腺素再摄取抑制药、5-HT 再摄取抑制药和其他抗抑郁症药。

一、三环类抗抑郁症药

三环类抗抑郁症药治疗抑郁症疗效肯定，是最早用于治疗抑郁症的药物。

丙米嗪

丙米嗪（imipramine），口服吸收良好，2～8h 血药浓度达峰值，血浆 $t_{1/2}$ 为 10～20h。吸收后广泛分布于全身各组织，以脑、肝、肾及心脏分布较多，主要经肝代谢，经肾排泄。其主要代谢产物去甲丙米嗪仍有较强抗抑郁作用。

【药理作用】

1. 对中枢神经系统的作用　丙米嗪可抑制神经末梢突触前膜对去甲肾上腺素和 5-HT 的再摄取，增加突触间隙递质浓度，促进突触传递功能而发挥抗抑郁作用。正常人服用后出现安静、嗜睡、血压稍降、头晕、目眩、口干、视力模糊等，连续用药后这些症状可能加重，甚至出现注意力不集中和思维能力下降等症状。但抑郁症病人连续用药后，可出现精神振奋、情绪高涨。本药起效缓慢，需连续服药 2～3 周后疗效才显著。

2. 对自主神经系统的作用　丙米嗪能显著阻断 M 胆碱受体，引起视力模糊、口干、便秘和尿潴留等。

3. 对心血管系统的作用　丙米嗪可阻断血管平滑肌 α_1 受体，引起血压降低或直立性低血压；抑制心肌中去甲肾上腺素再摄取，抑制多种心血管反射；对心肌有奎尼丁样作用，可导致心律失常或心肌损伤，心电图可出现 T 波倒置或低平。

【临床应用】

1. 治疗抑郁症　用于各种原因引起的抑郁症，对内源性抑郁症、更年期抑郁症效果较好。对反应性抑郁症也有效，对精神分裂症的抑郁症状效果较差。此外，也可用于强迫症的治疗。

2. 治疗遗尿症　可试用于治疗小儿遗尿症，剂量依年龄而定，睡前口服，疗程以 3 个月为限。

3. 治疗焦虑和恐惧症　对伴有焦虑的抑郁症病人疗效显著，对恐惧症也有效。

【不良反应和注意事项】

常见的不良反应有口干、便秘、视力模糊、排尿困难和眼内压升高等抗胆碱作用，前列腺肥大及青光眼病人禁用。还可出现直立性低血压、心律失常、乏力、肌肉震颤等，少数病人用药后可转为躁狂状态，极少数病人可出现皮疹、粒细胞缺乏及黄疸等，在用药期间应定期检查心电图，如出现心电图异常，应立即停药，有心血管疾病病人慎用。

阿米替林

阿米替林（amitriptyline）药理作用和临床应用与丙米嗪相似。与丙米嗪相比，阿米替林对 5-HT 再摄取的抑制作用明显强于对去甲肾上腺素再摄取的抑制作用；镇静作用和抗胆碱作用也较强。用于各种原因引起的抑郁症，对兼有焦虑和抑郁症状的病人，疗效优于丙米嗪。不良反应与丙米嗪相似但较重，偶有加重糖尿病症状。禁忌证与丙米嗪相同。

氯米帕明

氯米帕明（clomipramine），的药理作用和临床应用与丙米嗪相似，可阻断中枢神经系统去甲肾上腺素和 5-HT 的再摄取，但对 5-HT 再摄取的阻断作用更强，亦有镇静和抗胆碱作用。临床上用于抑郁症、强迫症、恐惧症和发作性睡眠引起的肌肉松弛。不良反应与丙米嗪相似。

多塞平

多塞平（doxepin）又名多虑平，抗抑郁作用较丙米嗪弱，抗焦虑作用、镇静作用和对血压影响比丙米嗪强，对心脏影响较小。对伴有焦虑症状的抑郁症病人更为适宜。不良反应与丙米嗪相似。

二、去甲肾上腺素再摄取抑制药

本类药物选择性抑制去甲肾上腺素再摄取，用于治疗以脑内去甲肾上腺素缺乏为主的抑郁症。其特点是起效快，镇静、抗胆碱、降压作用均比三环类抗抑郁症药弱。

地昔帕明

地昔帕明（desipramine）为强效去甲肾上腺素再摄取抑制药，对去甲肾上腺素再摄取的抑制作用是 5-HT 再摄取抑制作用的 100 倍以上；对多巴胺的摄取亦有一定的抑制作用；对 H_1 受体有强拮抗作用，对 α 受体和 M 受体拮抗作用较弱；有轻度镇静作用，缩短 REMS，但延长了深睡眠。对轻、中度抑郁症疗效较好。不良反应较少，有时也会出现直立性低血压，过量则导致心律失常、低血压、震颤、惊厥、口干、便秘等。老年人应适当减量。

同类药物还有马普替林（maprotiline）、去甲替林（nortriptyline）、阿莫沙平（amoxapine）等。

三、5-HT 再摄取抑制药

本类药物对 5-HT 再摄取的抑制作用选择性更强，对其他递质和受体作用甚微，既保留了与三环类抗抑郁症药相似的疗效，也克服了三环类抗抑郁症药的诸多不良反应。本类药物很少引起镇静作用，也不损害精神运动功能，对心血管和自主神经系统功能影响很小，同时还具有抗抑郁和抗焦虑双重作用，多用于脑内 5-HT 减少所致的抑郁症。

氟西汀

氟西汀（fluoxetine）为强效选择性 5-HT 再摄取抑制药，对去甲肾上腺素再摄取的抑制作用较弱；对肾上腺素受体、组胺受体、$GABA_B$ 受体、M 受体、5-HT 受体几乎没有亲和力。其抗抑郁作用与三环类抗抑郁症药相似，耐受性和安全性优于三环类药物。用于治疗各种抑郁症，因在肝脏代谢，肝功不好时可采取隔日疗法；对强迫症和神经性贪食症亦有效。不良反应有恶心、呕吐、头痛、头晕、乏力、失眠、厌食、体重下降、震颤、惊厥等。肝病病人服用后半衰期延长，应慎用；肾功能不全者，长期用药需减量，延长服药间隔时间；与单胺氧化酶抑制药合用时需慎重；心血管疾病、糖尿病者应慎用。

同类药物还有帕罗西汀（paroxetine）、舍曲林（sertraline）等。

四、其他抗抑郁症药

曲唑酮

曲唑酮（trazodone）的抗抑郁作用机制可能与抑制 5-HT 再摄取有关。具有镇静作用，适于夜间给药；无 M 受体阻断作用，也不影响去甲肾上腺素再摄取，对心血管系统无明显影响，是一种比较安全的抗抑郁药。不良反应较少。

米安色林

米安色林（mianserin）为四环类抗抑郁症药。通过阻断突触前膜 α_2 受体，抑制负反馈使突触前去甲肾上腺素释放增多而产生抗抑郁作用。疗效与三环类抗抑郁症药相当，特别适合用于老年病人或伴有心血管疾病的抑郁症病人。不良反应较少，常见头晕、嗜睡等。

米氮平

米氮平（mirtazapine）通过阻断中枢突触前膜 α_2 受体而增加去甲肾上腺素的释放，同时通过阻断中枢的 5-HT 受体而调节 5-HT 的功能。抗抑郁作用与阿米替林相当，具有镇静作用。本药有较好的耐受性，几乎无抗胆碱作用，对心血管系统无影响。主要不良反应为食欲增加及嗜睡等。

第三节　抗躁狂症药

躁狂症是以情绪高涨、烦躁不安、活动过度和思维、言语不能自控为典型特征的精神失常，其发病机制可能与脑内 5-HT 缺乏和去甲肾上腺素能神经功能增强有关。抗躁狂症药（antimanic drugs）通过抑制去甲肾上腺素能神经功能，并提高中枢 5-HT 的含量来发挥作用。上述抗精神病药中的氯丙嗪、氟哌啶醇和抗癫痫药卡马西平、丙戊酸钠等均可用于躁狂症的治疗，但目前临床最常用的是碳酸锂。

碳酸锂

碳酸锂（lithium carbonate）口服吸收快，但通过血脑屏障进入脑组织和神经细胞需要一定时间，故起效慢。主要经肾排泄，约 80% 由肾小球滤过的锂在近曲小管与 Na^+ 竞争重吸收，故增加钠盐摄入可促进锂盐排泄，而缺钠或肾小球滤出减少时，可导致体内锂潴留，引起中毒。

【药理作用】

碳酸锂主要是由锂离子来发挥药理作用，治疗量的锂盐对正常人的精神活动无明显影响，而对躁狂症病人有显著疗效，可使躁狂症病人的语言、行为恢复正常。

锂盐的作用机制尚未阐明，目前认为其能抑制去极化和 Ca^{2+} 依赖的去甲肾上腺素和多巴胺从神经末梢释放，不影响或促进 5-HT 的释放；促进突触间隙中儿茶酚胺的再摄取和灭活；抑制腺苷酸环化酶和磷脂酶 C 所介导的反应；影响 Na^+、Ca^{2+}、Mg^{2+} 的分布，影响葡萄糖的代谢。

【临床应用】

1. 治疗躁狂症　对急性躁狂和轻度躁狂疗效显著，有效率为 80%。对精神分裂症的兴奋躁动也有效。

2. 治疗躁狂抑郁症　该病的特点是躁狂和抑郁的双向循环发生。长期使用碳酸锂不仅可以减少躁狂复发，对预防抑郁复发也有效，但对抑郁的作用不如躁狂显著。

【不良反应和注意事项】

锂盐不良反应较多，安全范围较窄。

1. 一般反应　用药早期出现恶心、呕吐、腹泻、乏力、肌无力、口渴、多尿等，继续用药多数症状能减轻或消失。若呕吐、腹泻次数多，可能是中毒先兆，立即测血锂，减药或停药。

2. 抗甲状腺作用　可引起碘代谢异常，导致甲状腺肿大和甲状腺功能低下，停药后可恢复。

3. 毒性反应　锂盐最适治疗浓度为 0.8～1.5mmol/L，超过 2.0mmol/L 即出现中毒症状。主要表现为中枢神经系统症状,包括意识障碍、反射亢进、明显震颤、共济失调、惊厥,甚至昏迷与死亡。由于锂盐中毒尚无特效解毒药,因此,及时发现至关重要,当血药浓度升至 1.6mmol/L 时,应立即停药。锂盐中毒时主要措施是立即停药,并静脉注射生理盐水促使过多锂盐排出体外,中毒严重时需进行血液透析。

(孙宏丽)

思考题

1. 氯丙嗪的降温作用与阿司匹林的解热作用有何不同?

2. 氯丙嗪过量所致低血压为什么不能用肾上腺素纠正?应选用什么药物纠正?

3. 氯丙嗪治疗精神病引起的帕金森综合征能否用左旋多巴治疗?为什么?

4. 案例分析

李某,女,23 岁。因"言行怪异,出现幻觉、妄想 1 年"入院。1 年前因父亲病故和失恋,开始失眠、呆滞、闷闷不乐,对学习、生活和劳动缺乏积极性和主动性。近三个多月来,性格变得孤僻,对人冷淡,不主动与人来往,时而恐惧,时而自语自笑,哭笑不受自己支配,认为自己被监视,怀疑周围人都在议论她。实验室检查:血生化、心电图、脑电图和颅脑 MRI 等未见明显异常。诊断:精神分裂症。

请问:

(1)应用何种药物进行治疗?

(2)该治疗药物的主要锥体外系不良反应及防治措施有哪些?

(3)该药物治疗期间,应该采取哪些护理措施?

思路解析

扫一扫,测一测

第十五章 镇 痛 药

15章 PPT

学习目标

1. 掌握吗啡、哌替啶的药理作用、临床应用、不良反应和注意事项。
2. 熟悉镇痛药的分类;熟悉吗啡护理要点提示。
3. 了解其他镇痛药及阿片受体拮抗药的作用特点。
4. 具有正确指导病人合理、安全使用镇痛药物及防止滥用致危害性的能力。

疼痛是临床最常见疾病症状之一,是机体受到伤害性刺激后通过传入神经将冲动传至中枢,经大脑皮质综合分析产生的一种感觉。剧烈疼痛不仅给病人带来痛苦和紧张不安等情绪反应,还可引起机体生理功能的紊乱,甚至诱发休克而危及生命。镇痛药 analgesics 不仅能够解除疼痛,防止休克的发生,同时还可缓解疼痛引起的不愉快情绪。但疼痛的部位及性质是诊断疾病的重要依据,未确诊前应慎用镇痛药,以免掩盖病情,贻误诊断及治疗。

镇痛药是一类主要作用于中枢神经系统,在意识清醒的情况下能选择性消除或缓解疼痛而不影响其他感觉(如触觉、视觉、听觉等),又给病人能带来欣快感的药物。根据其来源可分为阿片生物碱类镇痛药(如吗啡)和人工合成镇痛药(如哌替啶),绝大多数镇痛药反复应用后易产生躯体依赖性(成瘾性),故又称成瘾性镇痛药或麻醉性镇痛药,属"麻醉药品"管理范畴,应遵照国务院公布的《麻醉药品和精神药品管理条例》严格管理和使用。

第一节 阿片生物碱类

在生理情况下,体内存在着由内阿片肽、脑啡肽神经元和阿片受体等组成的"抗痛系统",维持正常痛阈。当机体受到疼痛刺激后,在向中枢传导过程中,感觉神经末梢释放兴奋性递质(可能为 P 物质),该递质与接受神经元上的受体结合而完成疼痛冲动向中枢的传入。阿片受体激动药主要兴奋中枢神经系统的阿片受体,即与痛觉感受神经末梢突触前膜上的阿片受体结合,使兴奋性神经递质 P 物质释放减少;同时与突触后膜上的阿片受体结合,使突触后膜超极化,最终干扰痛觉冲动的传导,产生中枢性镇痛作用。

阿片受体在脑内分布广泛而不均匀,其部位与功能有关。在丘脑内侧、脊髓胶质区、脑室和导水管周围的阿片受体与痛刺激的传入、痛觉的整合及感受有关;边缘系统与蓝斑核的阿片受体与情绪、精神活动有关;中脑盖前核的阿片受体与缩瞳有关;延髓孤束核的阿片受体与镇咳、呼吸抑制、降压有关；脑干极后区、孤束核、迷走神经背核和肠肌中的阿片受体则与胃肠功能活动有关。

吗啡

吗啡（morphine）是阿片（opium）中的主要生物碱，为典型的阿片受体激动药。口服易吸收，但首过消除明显，生物利用度低，故常采用皮下或肌内注射。皮下和肌内注射吸收迅速，皮下注射 30min 后即可吸收 60%，吸收后迅速分布至肺、肝、脾、肾等各组织。$t_{1/2}$ 为 2～3h，作用维持 4～5h。虽仅有少量吗啡透过血脑屏障，但能产生强效的镇痛作用。吗啡可通过胎盘进入胎儿体内。主要在肝内与葡萄糖醛酸结合或脱甲基成为去甲吗啡，绝大多数经肾排泄，也可通过乳汁少量排泄。

微课：吗啡的药理作用

【药理作用】

1. 中枢神经系统作用

（1）镇痛、镇静：吗啡具有强大的镇痛作用，对各种疼痛均有效，其中对慢性持续性钝痛效果强于间断性锐痛。本药选择性高，在镇痛时意识清醒，其他感觉（如触、视、听觉等）不受影响。吗啡还有明显的镇静作用，能消除疼痛引起的紧张、焦虑和恐惧等情绪反应，提高机体对疼痛的耐受力。病人在安静的环境中易入睡，但睡眠浅易唤醒，部分病人可产生欣快感，陶醉在自我欢愉中，这是病人反复渴望用药而成瘾的原因之一。

（2）镇咳：吗啡可抑制延髓咳嗽中枢，产生强大的镇咳作用，对各种原因引起的咳嗽均有效，因易产生成瘾性，常用可待因替代。

（3）抑制呼吸：治疗量吗啡即可抑制呼吸中枢，使呼吸频率减慢，肺潮气量降低，每分通气量减少。随着剂量增加，呼吸抑制作用增强，中毒剂量时呼吸极度抑制，呼吸频率可减慢至 3～4 次/min，这与吗啡降低呼吸中枢对 CO_2 的敏感性及抑制脑桥呼吸调节中枢有关。抑制呼吸是吗啡急性中毒致死的主要原因，婴儿、新生儿尤其敏感。

（4）其他作用：①缩瞳作用：吗啡可与中脑盖前核阿片受体结合，兴奋动眼神经，使瞳孔缩小，中毒剂量时可使瞳孔极度缩小呈针尖样，为吗啡中毒的明显特征；②催吐作用：吗啡兴奋延髓催吐化学感受区（CTZ），引起恶心、呕吐。

2. 扩张血管作用　治疗量吗啡能扩张血管，降低外周阻力，当病人由仰卧位转为直立时可发生直立性低血压。另外，吗啡抑制呼吸使 CO_2 潴留，引起脑血管扩张，颅内压升高。

3. 平滑肌作用

（1）胃肠道平滑肌：吗啡能提高胃肠平滑肌及其括约肌张力，使胃排空延缓，肠蠕动减弱，加之消化液分泌减少和中枢抑制作用致便意迟钝，因而引起便秘。

（2）胆道平滑肌：治疗量吗啡可使胆道奥狄括约肌痉挛性收缩，胆汁排空受阻，胆囊压力明显提高，可致上腹不适甚至诱发胆绞痛。

（3）其他：①可提高输尿管平滑肌和膀胱括约肌张力，导致尿潴留；②可对抗缩宫素兴奋子宫的作用，使产程延长；③大剂量收缩支气管平滑肌，诱发或加重哮喘。

【临床应用】

1. 治疗急性锐痛和癌症晚期疼痛　吗啡对各种疼痛均有效，但连续应用易产生依赖性，故主要用于其他镇痛药无效的急性锐痛，如严重创伤、战伤、烧伤等；对于癌症晚期疼痛的病人按时给药可以缓解疼痛，提高病人生活质量；对于心肌梗死引起的剧痛，血压正常时可应用吗啡，除能缓解病人疼痛及减轻恐惧、焦虑不安等情绪外，其扩张血管作用可减轻病人心脏负荷，有利于治疗。

WHO 推荐的癌症疼痛三阶梯止痛法

2. 治疗心源性哮喘　左心衰竭突然发生急性肺水肿而引起的呼吸困难，称心源性哮喘。除采用强心苷、氨茶碱、吸氧及利尿药外，静脉注射吗啡可产生良好疗效。吗啡可迅速缓解病人的气促和窒息感，促进肺水肿液的吸收。其机制是：①扩张外周血管，降低外周阻力，减少回心血量，减轻心脏前、后负荷；②抑制呼吸，降低呼吸中枢对 CO_2 的敏感性，使急促浅表的呼吸得以缓解；③镇静作用可消除病人的紧张不安情绪，减少耗氧量，但对于昏迷、休克、严重肺功能不全者禁用。

【不良反应和注意事项】

1. 一般反应　治疗量的吗啡可引起嗜睡、眩晕、呼吸抑制、恶心、呕吐、便秘、排尿困难和直立性低血压等。

笔记

2. 依赖性 连续反复应用吗啡后，其效力逐渐减弱，产生耐受性。连续用药 1～2 周可产生依赖性，一旦停药会出现戒断症状，表现为烦躁不安、失眠、打哈欠、流泪、流涕、出汗、肌肉震颤、呕吐、腹泻甚至虚脱、意识丧失等。

3. 急性中毒 用量过大可致急性中毒，表现为昏迷、针尖样瞳孔、呼吸深度抑制，常伴有发绀、尿少、体温及血压下降甚至休克等，呼吸麻痹是致死的主要原因。抢救措施为人工呼吸、吸氧、静脉注射阿片受体阻断药纳洛酮及呼吸中枢兴奋药尼可刹米等。

护理警示：

严格按照国家相关法律法规的要求管理和使用本类药物

【护理要点提示】

1. 用药前 根据疼痛类型、程度和病人实际情况进行护理评估，做出护理诊断。诊断未明的急性腹痛、支气管哮喘和肺心病、分娩止痛、哺乳期妇女、新生儿及婴儿、颅脑损伤致颅内压增高、肝功能严重减退等病人禁用。

2. 用药期间 ①选择适当的给药途径和给药间隔时间。吗啡口服给药首过效应大，常注射给药，给药间隔时间太短易引起蓄积中毒或成瘾，每次给药应间隔至少 4h，反复用药更须注意掌握用药间隔时间；②应注意观察病人生命体征，如排尿困难、腹胀、便秘等，每 4～6h 嘱病人排尿 1 次，必要时压迫膀胱进行助尿或导尿，如病人出现腹胀、便秘，应鼓励病人多食粗粮、高纤维食物，多饮水，适量给予缓泻剂；③用药过程中注意观察早期中毒症状，如出现呼吸抑制（10～12 次 /min）、瞳孔极度缩小、嗜睡不醒等，应及时停药并报告医生。

可待因

可待因（codeine）为阿片所含生物碱之一，口服易吸收，本身并无药理活性，在体内约有 10% 脱甲基后转变为吗啡而发挥作用。$t_{1/2}$ 为 3～4h。其特点是：①镇痛作用约为吗啡的 1/12～1/10，持续时间相似；②镇咳作用和呼吸抑制作用为吗啡的 1/4～1/3；③镇静作用不明显，成瘾性、便秘等均较吗啡弱。

临床主要用于剧烈干咳和中等程度的疼痛。较多见的不良反应有：心理变态或幻想；呼吸微弱、缓慢或不规则；心率或快或慢。长期应用可引起依赖性。不良反应和注意事项与吗啡相似。

第二节 人工合成镇痛药

哌替啶

哌替啶（pethidine）为化学合成品，是目前临床常用的吗啡代用品。口服生物利用度低，皮下及肌内注射吸收快，10min 即显效，故临床一般采用注射给药，$t_{1/2}$ 约 3h。可通过血脑屏障和胎盘屏障。本药大部分在肝代谢为哌替啶酸及去甲哌替啶，后者有中枢兴奋作用，其中毒时发生惊厥与此相关。主要经肾排泄，少量也可自乳汁排泄。

【药理作用】

哌替啶通过与脑内阿片受体结合产生效应，其药理作用与吗啡相似，但较弱。

1. 中枢神经系统作用 ①哌替啶可激动中枢阿片受体产生镇痛、镇静作用，镇痛强度约为吗啡的 1/10，注射后 10min 奏效，持续时间为 24h，病人可出现欣快感；②抑制呼吸作用与吗啡在等效镇痛剂量（哌替啶 100mg 相当于吗啡 10mg）时，呼吸抑制相等，但持续时间较短；③无明显镇咳和缩瞳作用，用药后易致眩晕、恶心、呕吐；④药物依赖性较吗啡轻，发生较慢。

2. 扩张血管作用 治疗量可引起直立性低血压及颅内压升高，其机制同吗啡。

3. 内脏平滑肌作用 ①哌替啶对胃肠平滑肌的作用与吗啡相似，但较吗啡弱，持续时间短，不引起便秘，也无止泻作用；②兴奋胆道括约肌，升高胆道内压力，但比吗啡作用弱；③治疗量对支气管平滑肌无影响，大剂量则引起收缩；④不对抗缩宫素对子宫的兴奋作用，不延缓产程。

【临床应用】

1. 治疗各种锐痛 由于哌替啶的成瘾性产生较吗啡轻而且慢，故临床上几乎取代吗啡用于各种锐痛,如创伤性疼痛、手术后疼痛等。但对晚期癌痛哌替啶已不作为推荐用药,因为其作用强度弱,毒性大。缓解内脏剧烈绞痛(如胆绞痛、肾绞痛)需合用解痉药如阿托品。可用于分娩止痛,鉴于新生儿对哌替啶抑制呼吸作用非常敏感,故临产前24h内禁止使用。

2. 治疗心源性哮喘　可替代吗啡应用,其机制同吗啡。

3. 用于麻醉前给药　哌替啶的镇静作用可改善病人术前紧张、焦虑、恐惧等情绪,减少麻醉药物的用量和缩短麻醉诱导期。

4. 人工冬眠　本药可与氯丙嗪、异丙嗪组成冬眠合剂,用于人工冬眠疗法。但对年老体弱者、婴幼儿及呼吸功能不全者,在应用冬眠合剂时不宜加入本药,以免抑制呼吸。

【不良反应和注意事项】

1. 一般不良反应　治疗量可引起眩晕、出汗、口干、恶心、呕吐、心悸。

2. 直立性低血压　可发生直立性低血压,注射给药后,应让病人卧床休息,直立时宜扶持,应缓慢改变体位以防跌倒。同时,应加强病人生命体征的监测。

3. 依赖性　连用1周可产生耐受性,连用2周可产生成瘾性,虽较吗啡小,属于麻醉药品,需严格控制使用。

4. 急性中毒　过量中毒时可出现昏迷、呼吸抑制、肌肉痉挛、反射亢进和类似阿托品的中毒症状,如瞳孔散大、心率加快、震颤甚至惊厥等。除应用阿片受体阻断剂外,还可合用抗惊厥药抢救。

诊断未明的急性腹痛、支气管哮喘和肺心病禁用;哺乳期妇女、产前24h内分娩止痛、颅脑损伤致颅内压增高、肝功能严重减退、新生儿及婴儿等病人禁用。

芬太尼

芬太尼(fentanyl)为短效、强效镇痛药。其特点有:①镇痛作用强(为吗啡的100倍)、快(肌注后15min起效)、短(持续1~2h);②对血压影响甚微;③用于各种剧痛、静脉复合麻醉和麻醉前给药,常与氟哌利多合用于"神经安定镇痛术";④不良反应有眩晕、恶心、呕吐及胆道括约肌痉挛;⑤耐受性和药物依赖性发生较慢;⑥支气管哮喘、重症肌无力、脑部肿瘤、颅脑损伤致昏迷者及2岁以下小儿等病人禁用。

美沙酮

美沙酮(methadone)为强效镇痛药。其特点有:①口服和注射同样有效,口服生物利用度高;②镇痛作用强度和持续时间与吗啡相当,镇静、欣快、抑制呼吸和引起便秘均较吗啡轻,耐受性和药物依赖性发生较慢,戒断症状轻;③适用于创伤、手术和晚期癌症等所致的剧痛,也用于阿片、吗啡及海洛因成瘾者的脱毒治疗;④因有抑制呼吸作用,故呼吸功能不全者、婴幼儿、妊娠期妇女及分娩期禁用。

喷他佐辛

喷他佐辛(pentazocine)口服1h起效,维持时间4~7h。肌内注射后0.25~1h血药浓度达峰值。血浆$t_{1/2}$为4~5h,可通过胎盘屏障,主要在肝中代谢,代谢速率个体差异较大,这可能是其镇痛作用个体差异大的主要原因。大多以代谢物的形式和少量以原形经肾排泄。

【药理作用和临床应用】

喷他佐辛为阿片受体部分激动药,其作用特点为:①镇痛作用强度为吗啡的1/3,呼吸抑制为吗啡的1/2,且抑制程度不随剂量增加而增强,故相对较为安全;②对胃肠道平滑肌和胆道平滑肌的兴奋作用较吗啡弱,不引起便秘,胆道内压力升高不明显;③心血管作用和吗啡不同,大剂量可升高血压,加快心率,这与其能提高血浆中的儿茶酚胺含量有关,临床主要用于慢性剧痛。

【不良反应和注意事项】

常见嗜睡、眩晕、出汗、轻微头痛等。偶可引起焦虑、噩梦、幻觉,甚至惊厥等。大剂量可引起血压升高、心率加快等。剂量过大可致呼吸抑制,可采用纳洛酮对抗。成瘾性小,已列入非麻醉药品管理范畴。

第三节 其他镇痛药

布桂嗪

布桂嗪（bucinnazine）易由胃肠道吸收，口服后 10～30min 起效，皮下注射 10min 起效，镇痛效果维持 3～6h。镇痛作用强度为吗啡的 1/3，对皮肤黏膜和运动器官的疼痛效果明显，对内脏疼痛效果差。适用于偏头痛、三叉神经痛、牙痛、炎症性疼痛、神经痛、月经痛、关节痛、外伤性疼痛、术后及癌症疼痛。偶有恶心、头晕、困倦等神经系统反应，停药后可消失。具有成瘾性，属于麻醉药品。

曲马多

曲马多（tramadol）为非阿片类中枢性镇痛药，虽也可与阿片受体结合，但其亲和力很弱。其作用特点是：①镇痛作用强度为吗啡的 1/3；②镇咳效力为可待因的 1/2；③治疗剂量不抑制呼吸，不产生便秘，也不影响心血管功能。适用于中、重度急慢性疼痛，如手术、创伤、分娩和晚期癌症痛等。不良反应较轻，可见眩晕、恶心、呕吐、口干、疲劳等，长期应用也可产生耐受性和依赖性。

罗通定

罗通定（rotundine）口服吸收良好。镇痛作用与阿片受体无关，镇痛作用强度介于中枢性镇痛药与解热镇痛药之间，并具有镇静催眠作用。对慢性持续性钝痛效果好，对创伤或术后痛效果差。临床用于治疗胃肠和肝胆系统疾病所致的钝痛，亦可用于一般性头痛、脑震荡后头痛、疼痛性失眠、痛经和分娩止痛。治疗量不抑制呼吸，也无药物依赖性，对产程及胎儿均无不良影响。

［附］阿片受体阻断药

本类药物的化学结构与吗啡相似，与阿片受体有很强的亲和力，却几乎无内在活性，竞争阿片受体，对多种受体亚型可同时阻断，故称为阿片受体拮抗药。常用的药物有纳洛酮和纳曲酮。

纳洛酮

纳洛酮（naloxone）的化学结构与吗啡相似，能选择性地和阿片受体结合，本身无明显药理活性。口服易吸收，首过消除明显，故常采用静脉给药。吗啡中毒者，注射小剂量（0.4～0.8mg）即能迅速翻转吗啡的效应，在 12min 内解除呼吸抑制，增加呼吸频率，血压回升，使昏迷病人意识清醒；对吗啡类产生依赖性者，可迅速诱发戒断症状。临床主要用于抢救吗啡类药物中毒、阿片类药物成瘾者的鉴别诊断及试用于急性酒精中毒、昏迷、休克的治疗。不良反应少，大剂量偶见轻度烦躁不安。

纳曲酮

纳曲酮（naltrexone）的化学结构与纳洛酮相似，但生物利用度高达 50%～60%，作用强度是纳洛酮的 2 倍，作用持续时间长达 24h 以上。主要用于对阿片类药物或二醋吗啡（海洛因）等毒品产生依赖性的病人，可显著降低其复吸率。

（李 昶）

思考题

1. 吗啡为什么可用于治疗心源性哮喘而禁用于支气管哮喘？
2. 哌替啶常与阿托品联合用药为什么可治疗胆绞痛或肾绞痛？
3. 案例分析

张某,男,56岁。直肠癌晚期肝转移,近一周右上腹部持续性疼痛难忍,伴腹胀,食欲减退,睡眠质量差,日渐消瘦,病人及家属要求镇痛治疗,改善生活质量。医嘱:盐酸吗啡 5mg×3;用法:肌内注射 5mg,一日 1 次。

请问:

(1) 此医嘱是否合理?

(2) 吗啡的用药护理要点有哪些?

思路解析

扫一扫,测一测

学习目标

1. 掌握阿司匹林的药理作用、临床应用、不良反应和注意事项。
2. 熟悉对乙酰氨基酚、吲哚美辛、布洛芬的作用特点和临床应用。
3. 了解选择性环氧化酶抑制药和抗痛风药的作用特点。

第一节　解热镇痛抗炎药的药理作用

解热镇痛抗炎药（antipyretic-analgesic and anti-inflammatory drugs）是一类具有解热、镇痛，且多数具有抗炎、抗风湿作用的药物。由于这类药物化学结构不含甾环，有别于糖皮质激素（甾体类抗炎药），故又称非甾体抗炎药（nonsteroidal anti-inflammatory drugs，NSAIDs）。本类药物共同的作用机制是抑制体内环氧化酶（cyclooxygenase，COX）而减少前列腺素（prostaglandin，PG）的生物合成，故具有相似的药理作用和不良反应。

图片：解热镇痛抗炎药的解热作用机制示意图

一、解热作用

解热镇痛抗炎药能降低发热者体温，而对正常体温几乎没有影响，这有别于氯丙嗪对体温的影响。

在生理状态下，下丘脑体温调节中枢通过对产热和散热两个过程的精细调节，使产热和散热过程保持着动态平衡，维持正常体温在37℃左右。当细菌、病毒或抗原抗体复合物等外热原进入机体时，刺激中性粒细胞使之形成并释放内热原，内热原促使下丘脑合成和释放前列腺素增加，使体温调定点上调，此时机体产热增加，散热减少，引起发热。

解热镇痛抗炎药通过抑制环氧化酶，使前列腺素合成减少，增加散热使体温下降，使体温调定点恢复到正常水平。

发热是机体的一种防御反应，不同的热型又是诊断疾病的重要依据。故一般发热可不必急于应用解热药，但体温过高或持久发热可消耗体力，引起头痛、失眠、谵妄、昏迷等，尤其小儿高热易致惊厥，危害重要器官的功能，故此时应及时使用本类药物以缓解症状。对幼儿、年老体弱病人应严格掌握剂量，以免用量过大，出汗过多，体温骤降引起虚脱，用药同时应注意补液和保温等措施。另外，本类药物只是对症治疗，必须同时进行病因治疗。

二、镇痛作用

解热镇痛抗炎药具有中等程度的镇痛作用，但不产生欣快感和依赖性，也不抑制呼吸，对轻度癌性疼痛也有较好镇痛作用，是癌症病人三阶梯治疗方案中第一阶梯治疗的主要药物。临床广泛应用，对头痛、牙痛、神经痛、肌肉痛、关节痛、月经痛等慢性钝痛效果好，对锐痛疗效差，对严重创伤性剧痛和内脏平滑肌绞痛基本无效。

组织损伤或炎症时，局部产生并释放某些致痛、致炎物质，如缓激肽、前列腺素和组胺等，作用于痛觉感受器，引起疼痛，其中缓激肽致痛作用最强。前列腺素本身有致痛作用外，还能提高痛觉感受器对缓激肽等致痛物质的敏感性。解热镇痛抗炎药通过抑制炎症局部前列腺素的合成，从而使痛觉感受器对缓激肽等致痛物质的敏感性降低而发挥镇痛作用，其镇痛作用部位主要在外周。

三、抗炎、抗风湿作用

除苯胺类（非那西丁和对乙酰氨基酚）外，解热镇痛抗炎药都具有抗炎、抗风湿作用，能显著抑制风湿、类风湿性关节炎的炎症反应，减轻炎症引起的红、肿、热、痛等症状。但无病因治疗作用，也不能完全阻止炎症的发展和并发症的发生。

前列腺素是参与炎症反应的主要活性物质，可使局部血管扩张，毛细血管通透性增加，引起局部组织充血、水肿和疼痛，同时还增敏其他物质的致炎、致痛作用。解热镇痛抗炎药能抑制炎症反应时前列腺素合成，从而有效缓解炎症引起的临床症状。

第二节　常用解热镇痛抗炎药

本类药物共同的作用机制是抑制体内环氧化酶（COX）而减少前列腺素的生物合成，环氧化酶是合成各种前列腺素（PGs）的关键酶。本类药物根据对环氧化酶的选择性不同分为非选择性环氧化酶（COX）抑制药和选择性环氧化酶（COX-2）抑制药。目前临床常用非选择性环氧化酶（COX）抑制药，药理作用和不良反应有许多相似点。

一、非选择性环氧化酶抑制药

非选择性环氧化酶抑制药按化学结构不同又可分为水杨酸类、苯胺类、吡唑酮类及其他有机酸类。

（一）水杨酸类

阿司匹林

阿司匹林（aspirin）口服易吸收，大部分在小肠吸收，小部分在胃吸收。阿司匹林吸收后大部分被转化为水杨酸盐，因此，阿司匹林的血浆浓度低。水杨酸盐与血浆蛋白结合率为80%～90%，游离型水杨酸盐可分布于全身组织包括关节腔、脑脊液、乳汁，也可通过胎盘屏障进入胎儿体内。水杨酸盐主要经肝代谢并经肾排泄。尿液 pH 可影响水杨酸盐的排泄速度，尿液呈碱性时，水杨酸盐解离增多，重吸收减少，排泄增多；尿液呈酸性则相反。故当阿司匹林中毒时，可碱化尿液加速其排泄。

【药理作用和临床应用】

1. 解热　阿司匹林具有较强的解热作用，常用于感冒及各种原因所致的发热。

2. 镇痛　阿司匹林具有中等程度的镇痛作用，是治疗头痛、牙痛、神经痛、肌肉痛、关节痛、月经痛等慢性钝痛的常用药物，也是治疗癌症轻度疼痛的代表性药物。

3. 抗炎、抗风湿　阿司匹林抗炎、抗风湿作用较强，最大耐受量 3.0～5.0g/d，可使急性风湿热病人于用药后24～48h内退热，关节红肿和疼痛明显缓解，血沉减慢，全身感觉好转。因疗效快而确实，也可用于急性风湿热的鉴别诊断。对类风湿性关节炎也可迅速控制症状，目前仍为治疗风湿和类风湿性关节炎的首选药。

4. 抑制血栓形成　小剂量（50～100mg）的阿司匹林，即能抑制血小板中 COX，减少血小板中血

环氧合酶

栓素 A_2（TXA_2）合成，而抑制血小板聚集及抗血栓形成。临床上采用小剂量阿司匹林防止血栓形成，治疗缺血性心脏病，包括稳定型、不稳定型心绞痛及进展性心肌梗死，能降低病死率及再梗死率，也可用于血栓性疾病（脑血栓、血管成形术及旁路移植术时）的防治。

【不良反应和注意事项】

短期应用时不良反应较轻，大剂量长期应用时不良反应多且较重。

1. 胃肠道反应　为最常见的不良反应。表现为上腹不适、恶心、呕吐，较大剂量可诱发或加重胃溃疡甚至引起无痛性胃出血。可能与其酸性和直接刺激延髓催吐化学感受区及抑制胃黏膜 COX-1 生成 PG 有关。

> **护理警示：**
> 谨防消化道出血

2. 凝血障碍　一般剂量阿司匹林可抑制血小板聚集，延长出血时间。大剂量（5g/d 以上）或长期服用，可还抑制凝血酶原形成，引起出血，可用维生素 K 防治。需手术病人，术前一周停用阿司匹林。

3. 水杨酸反应　剂量过大可出现头痛、眩晕、恶心、呕吐、耳鸣、视力及听力减退等中毒反应，称为水杨酸反应。严重者可出现高热、谵妄、过度呼吸、酸碱平衡失调、精神错乱、昏迷，甚至危及生命。

> **护理警示：**
> 注意观察病人是否有出血症状

4. 瑞夷综合征（Reye syndrome）　在儿童感染病毒性疾病如流感、水痘、麻疹、流行性腮腺炎等服用阿司匹林退热时，偶可引起瑞夷综合征（急性肝脂肪变性 - 脑病综合征），以肝衰竭合并脑病为突出表现，虽少见，但预后恶劣。

> **护理警示：**
> 儿童病毒感染禁忌使用本药退热

5. 过敏反应　少数病人可出现荨麻疹、血管神经性水肿及过敏性休克。某些哮喘病人服用阿司匹林后可诱发哮喘，称为"阿司匹林哮喘"，严重者可引起死亡，肾上腺素治疗无效，用糖皮质激素雾化吸入效果好。

6. 肝、肾功能损害　与剂量大小有关，当血药浓度达到 250μg/ml 时易发生。

【护理要点提示】

1. 用药前　①仔细询问病人是否有用药过敏史、支气管哮喘、消化性溃疡、凝血功能障碍等病史；②消化性溃疡、严重肝损害、低凝血酶原血症、血友病、维生素 K 缺乏、产妇、妊娠期妇女等禁用；③哮喘、慢性荨麻疹和鼻息肉病人禁用；④儿童病毒性感染禁用。

2. 用药期间　①餐后服药、肠溶片或同服抗酸药可减轻或避免胃肠道反应；②勿与糖皮质激素长期或大剂量同时服用，谨防诱发消化性溃疡；③定期检查血常规及大便潜血；④注意观察病人，如出现皮肤瘀斑、齿龈出血、月经量多、尿血或柏油样便等出血症状，应及时停药处理；⑤一旦发生水杨酸反应立即停药，并静脉滴注碳酸氢钠溶液以碱化尿液，加速水杨酸盐排泄。

（二）苯胺类

对乙酰氨基酚

对乙酰氨基酚（acetaminophen）口服易吸收，0.5～1h 血药浓度达峰值，$t_{1/2}$ 为 2～3h。在体内 95% 与葡萄糖醛酸或硫酸结合而失活，5% 经羟化转化为对肝有毒性的代谢物，代谢物经肾排泄。

【药理作用和临床应用】

对乙酰氨基酚抑制中枢 COX 作用与阿司匹林相似，抑制外周 COX 作用弱，其解热作用与阿司匹林相似，镇痛作用较阿司匹林略弱，几乎无抗炎、抗风湿作用。常用于感冒及其他原因所致的发热，也可用于头痛、牙痛、神经痛、肌肉痛等慢性钝痛。尤其适用于对阿司匹林不能耐受或过敏的病人。

【不良反应和注意事项】

治疗量不良反应较少，常见恶心、呕吐、腹痛等胃肠道反应；偶见过敏反应（药热、皮疹等）、高铁血红蛋白血症、贫血；大剂量或长期应用可致严重肝、肾损害。

（三）吡唑酮类

保泰松和羟基保泰松

保泰松（phenylbutazone）和羟基保泰松（oxyphenbutazone）具有很强的抗炎抗风湿作用，但解热镇痛作用较弱。主要用于治疗风湿性关节炎、类风湿性关节炎、强直性脊柱炎。保泰松较大剂量可减少肾小管对尿酸盐的再吸收，可促进尿酸排泄，可用于治疗急性痛风。

保泰松和羟基保泰松不良反应发生率高，常见不良反应包括胃肠道反应、水钠潴留、甲状腺肿大、黏液性水肿、过敏反应和肝、肾损害。偶致肝炎及肾炎。服药期间应检查血象，监测和肾功能；不宜长期服用。本药能抑制香豆素类抗凝药和磺酰脲类降糖药的代谢，并可将其从血浆蛋白结合部位置换出来，从而明显增强其作用及毒性，可引起出血症状和血糖过低。

（四）其他有机酸类

吲哚美辛

吲哚美辛（indomethacin）口服吸收迅速且完全，3h 血药浓度达峰值。吸收后 90% 与血浆蛋白结合，$t_{1/2}$ 为 2～3h。主要经肝代谢，代谢产物经肾、胆汁、粪便排泄，少部分以原形经肾排泄。

【药理作用和临床应用】

吲哚美辛是最强的 COX 抑制剂之一，对 COX-1 和 COX-2 均有强大的抑制作用。具有较强的抗炎、抗风湿和解热镇痛作用，抗炎作用较阿司匹林强 10～40 倍，解热作用与阿司匹林相似，对炎性疼痛有明显的镇痛作用。

因不良反应多，临床主要用于其他药物不能耐受或疗效不明显的急性风湿性关节炎、类风湿性关节炎、关节强直性脊椎炎和骨关节炎；也用于滑囊炎和腱鞘炎；对癌性发热和其他不易控制的发热常能见效。

【不良反应和注意事项】

治疗量不良反应发生率为 30%～50%，约 20% 病人必须停药，不良反应与剂量过大有关。

1．胃肠道反应　食欲减退、恶心、腹痛、腹泻、诱发或加重溃疡甚至出血，也可引起急性胰腺炎。

2．中枢神经系统反应　前额头痛、眩晕，偶有精神失常。

3．造血系统反应　出现粒细胞减少、血小板减少、再生障碍性贫血等。

4．过敏反应　常见皮疹，严重者诱发哮喘。

溃疡病、精神病史、癫痫病史、帕金森病、骨髓造血功能不良、阿司匹林哮喘、妊娠期妇女及哺乳期妇女等病人禁用。

布洛芬

布洛芬（ibuprofen）为苯丙酸的衍生物。口服吸收迅速，1～2h 血药浓度达峰值，血浆蛋白结合率高达 99%，可缓慢进入滑膜腔并保持较高浓度，$t_{1/2}$ 约 2h。主要经肝代谢，经肾排泄。布洛芬抑制 COX 的作用强度与阿司匹林相似，具有较强的解热、镇痛、抗炎抗风湿作用。适用于风湿性及类风湿性关节炎、骨关节炎、滑囊炎和缓解轻至中度疼痛如头痛、关节痛、偏头痛、牙痛、肌肉痛、神经痛、痛经。也用于普通感冒或流行性感冒引起的发热。

胃肠道反应较轻，病人易于耐受是其特点，但长期服用仍可诱发消化性溃疡。偶见视力模糊和中毒性弱视，如出现视力障碍应立即停药。

双氯芬酸

双氯芬酸（diclofenac）为邻氨基苯乙酸类衍生物。具有显著的解热镇痛抗炎抗风湿作用。抗炎作用强，比吲哚美辛强 2～2.5 倍，较阿司匹林强 26～50 倍。主要用于风湿性及类风湿性关节炎、骨关节炎、滑囊炎、手术后疼痛、痛经等治疗。不良反应少，偶见肝功能异常、白细胞减少。

吡罗昔康

吡罗昔康（piroxicam）为长效、强效抗炎镇痛药，其抑制 COX 效力与吲哚美辛相似，对风湿性及类风湿性关节炎的疗效与阿司匹林、吲哚美辛相当。其主要特点为$t_{1/2}$长（36～45h），用药剂量小，每日口服一次（20mg）即可维持疗效。不良反应相对较少，病人耐受性良好。剂量过大或长期服用可致消化性溃疡、出血，应予注意。

二、选择性环氧化酶抑制药

选择性COX-2抑制剂是一类新型NSAIDs，因其选择性地抑制COX-2活性，对COX-1影响较小，具有不良反应较少较轻的优点。

塞来昔布

塞来昔布（celecoxib）是目前FDA批准的第一个在国内上市也是唯一COX-2选择性抑制剂，其苯磺酰胺结构对COX-2受体有较高的选择性，而对COX-1无抑制作用。口服后3h出现血药峰浓度。血浆蛋白结合率为97%，维持时间11h。经肝代谢为无活性产物，随尿和粪便排出，原形药排出量<3%。用于类风湿关节炎和骨关节炎的抗炎、镇痛治疗。药物耐受性好，副作用小，主要副作用为头痛、腹泻、鼻炎、恶心、厌食、腹痛等。

尼美舒利

尼美舒利（nimesulide）是首先上市的选择性COX-2抑制剂，对COX-1有一定的抑制作用，其对COX-2的选择性比对COX-1的选择性强20倍。本药口服吸收迅速完全，1～2h达最大血药浓度，$t_{1/2}$为2～3h，经肝代谢，经肾排泄。具有解热、镇痛及抗炎作用，常用于类风湿关节炎、骨关节炎、腰腿痛、牙痛、痛经等。胃肠道反应少且轻微。

［附］抗痛风药

痛风是体内嘌呤代谢紊乱所引起的疾病，表现为高尿酸血症，尿酸盐在关节、肾和结缔组织中结晶沉积，引起关节炎症和畸形、肾病变和并发肾结石。急性发作时尿酸盐微结晶沉积于关节而引起粒细胞局部浸润和炎症反应；如治疗不及时，则可发展为慢性痛风性关节炎或肾病变。

抗痛风药是一类能抑制尿酸生成或促进尿酸排泄，减轻痛风炎症反应的药物。常用药物除一些解热镇痛抗炎药（如阿司匹林、保泰松）外，还有别嘌醇、丙磺舒、苯溴马隆和秋水仙碱等。

别嘌醇

别嘌醇（allopurinol）是次黄嘌呤的异构体，目前为临床唯一能抑制尿酸合成的药物。口服容易吸收，主要经肝代谢，约70%代谢物为有活性的别黄嘌呤。本药及其代谢产物别黄嘌呤可抑制黄嘌呤氧化酶，减少尿酸生成。

不良反应较少，一般能很好耐受。偶见皮疹、胃肠道反应、氨基转氨酶升高及白细胞减少等，应定期检查肝功能和血象。用药宜从小剂量开始。

丙磺舒

丙磺舒（probenecid）为促进尿酸排泄药。本药大部分经近曲小管主动分泌，可竞争性抑制肾小管对有机酸的转运和对尿酸的再吸收，从而增加尿酸的排泄。可用于治疗慢性痛风。因无镇痛和抗炎作用，所以不适用于急性痛风。本药也可在肾小管与青霉素或头孢菌素类竞争同一分泌机制，从而减慢后两者的排泄，提高其血药浓度。不良反应少，可见胃肠道反应及过敏反应。

苯溴马隆

苯溴马隆（benzbromarone）药理作用和与丙磺舒相似，抑制肾小管对尿酸的再吸收，促进尿酸的排泄。主要治疗慢性痛风、特发性高尿酸血症、继发性高尿酸血症。不良反应有恶心、腹泻、粒细胞减少等。

秋水仙碱

秋水仙碱（colchicine）为抑制痛风炎症药。可抑制痛风急性发作时的粒细胞浸润。对急性痛风性关节炎有选择性抗炎作用，用药后数小时可使关节红、肿、热、痛等症状消退，但对一般性疼痛和其他类型关节炎无效。不良反应较多，常见胃肠道反应。中毒时出现水样腹泻及血便、脱水、休克。对肾及骨髓也有损害作用。慢性痛风者禁用。

（李　昶）

思考题

1. 解热镇痛抗炎药和氯丙嗪对体温的影响有何不同？
2. 解热镇痛抗炎药与镇痛药的镇痛作用有何区别？
3. 阿司匹林的不良反应有哪些？如何护理？
4. 案例分析

张某，女，56岁。患有类风湿性关节炎，半个月前服用阿司匹林逐渐增加到每日餐前口服0.6g，一日3次，关节肿胀明显缓解。近日出现上腹部胀痛、反酸、恶心、呕吐，刷牙时伴牙龈出血，鼻黏膜出血。入院内镜检查示十二指肠球部后壁溃疡。

请问：

（1）该病人应用阿司匹林治疗类风湿性关节炎是否合理？
（2）为什么会出现消化性溃疡和牙龈出血？如何用药护理？

思路解析

扫一扫，测一测

第十七章　中枢兴奋药和改善脑代谢药

学习目标

1. 熟悉咖啡因、尼可刹米、洛贝林、胞磷胆碱的药理作用、临床应用、不良反应和注意事项。
2. 了解其他中枢兴奋药的特点。

中枢兴奋药（central stimulants）和改善脑代谢药是指能提高中枢神经系统功能活动和促大脑功能恢复的一类药物。根据其主要作用可分为两类：①中枢兴奋药物，如咖啡因、尼可刹米等；②改善脑代谢药，如胞磷胆碱等。

第一节　中枢兴奋药

一、主要兴奋大脑皮质的药物

咖啡因

咖啡因（caffeine）为咖啡豆、茶叶中所含的生物碱，属黄嘌呤类，目前已人工合成。

【药理作用】

咖啡因是强效的竞争性腺苷拮抗药，通过拮抗抑制性神经递质腺苷的作用，而产生中枢兴奋作用。

1. 兴奋中枢神经　小剂量（50～200mg）即能选择性兴奋大脑皮质，使人疲劳减轻、思维活跃、精神振奋、睡意消失、工作效率提高；较大剂量（250～500mg）可直接兴奋延髓呼吸和血管运动中枢，增加呼吸中枢对 CO_2 的敏感性，使呼吸加深加快，血压升高，在呼吸中枢处于抑制状态时，尤为明显。过量中毒（>800mg）时可引起中枢神经系统广泛兴奋，甚至导致惊厥。

2. 收缩脑血管　咖啡因可直接作用于大脑小动脉的肌层，收缩脑血管，增加脑血管阻力、减少血流量。

3. 其他　具有舒张支气管和胆管平滑肌，刺激胃酸及胃蛋白酶分泌及利尿等作用。

【临床应用】

主要应用于解救严重传染病及中枢抑制药过量所导致的呼吸抑制和循环衰竭。此外，可配伍麦角胺治疗偏头痛，配伍阿司匹林或对乙酰氨基酚治疗一般性头痛。

【不良反应和注意事项】

不良反应一般少见，常见胃部不适、恶心、呕吐、胃酸增多；但较大剂量可致激动、不安、失眠、心悸、头痛等；中毒时可致惊厥。小儿高热时易发生惊厥，应选用不含咖啡因的复方退热制剂。咖啡因久用可产生耐受性和依赖性。消化性溃疡病人禁用。

哌甲酯

哌甲酯（methylphenidate）为人工合成的苯丙胺类衍生物。治疗量可兴奋大脑皮质和皮质下中枢，作用温和，能改善精神活动，解除轻度抑制，消除疲劳及睡意。较大剂量能兴奋呼吸中枢，过量可致惊厥。临床用于治疗巴比妥类及其他中枢抑制药过量中毒，也用于治疗轻度抑郁症、小儿遗尿症及儿童多动综合征。

治疗量时不良反应较少，偶有失眠、心悸、焦虑、厌食、口干等；大剂量时可使血压升高致眩晕、头痛等；久用可产生耐受性，并可影响儿童生长发育。癫痫、高血压病人及6岁以下小儿禁用。

二、主要兴奋呼吸中枢的药物

尼可刹米

尼可刹米（nikethamide）治疗量直接兴奋延髓呼吸中枢，也可刺激颈动脉体和主动脉体化学感受器，反射性兴奋呼吸中枢，提高呼吸中枢对 CO_2 的敏感性，使呼吸加深加快，当呼吸中枢抑制时其作用更为明显。作用温和，安全范围较大，但作用时间短暂，一次静脉注射仅维持 $5\sim10min$，故需反复、间歇给药。可用于各种原因引起的中枢性呼吸抑制的解救，对肺心病引起的呼吸衰竭及吗啡中毒所引起的呼吸抑制疗效较好，但对巴比妥类药物中毒的效果较差。

剂量过大或给药速度过快可致血压升高、心动过速、肌震颤及强直、呕吐、出汗，甚至惊厥。治疗中密切观察病人用药反应，及时调整剂量，如出现烦躁不安等反应，需减慢滴速，若出现肌震颤、面部肌肉抽搐等反应，应立即停药；一旦发生惊厥，可用地西泮或短效巴比妥类药物对抗。

二甲弗林

二甲弗林（dimefline）可直接兴奋呼吸中枢，其作用比尼可刹米强约100倍，且作用出现快，维持时间短。可显著改善呼吸，使呼吸加深加快，增加肺换气量，提高动脉血氧分压，降低二氧化碳分压。临床主要应用于各种原因引起的中枢性抑制，对肺性脑病有较好的苏醒作用。

其安全范围较尼可刹米小，过量易引起惊厥，小儿尤易发生。静脉给药需稀释后缓慢注射，并严密观察病人反应。有惊厥史者及妊娠期妇女禁用。

贝美格

贝美格（bemegride）直接兴奋呼吸中枢，与二甲弗林类似。作用快、强、短，主要用于巴比妥类药物中毒的解救。安全范围小，剂量过大或静脉注射过快易引起惊厥

洛贝林

洛贝林（lobeline）通过刺激颈动脉体和主动脉体的化学感受器，反射地兴奋延脑呼吸中枢。其作用弱、快、短暂，仅维持数分钟，但安全范围大，不易引起惊厥。临床主要用于新生儿窒息、小儿感染性疾病所致的呼吸衰竭，药物、一氧化碳中毒引起的窒息和其他中枢抑制药引起的呼吸衰竭的急救。

偶有恶心、呕吐、腹泻、头痛、眩晕和震颤。较大剂量可兴奋迷走神经中枢而导致心动过缓，传导阻滞。过量时可兴奋交感神经节及肾上腺髓质而引起出汗、心动过速、呼吸抑制、血压下降、体温下降、强直性阵挛性惊厥及昏迷。

第二节 改善脑代谢药

胞磷胆碱

胞磷胆碱（citicoline）为核苷衍生物，通过降低脑血管阻力，增加脑血流而促进脑物质代谢，改善脑循环。另外，本药可增强脑干网状结构上行激活系统的功能，增强锥体系统的功能，改善运动麻痹，故对促进大脑功能的恢复和促进苏醒有一定作用。临床主要用于治疗急性颅脑外伤和脑手术所引起的意识障碍、脑血管意外所导致的神经系统的后遗症等。不良反应较少，偶有一过性血压下降、失眠、兴奋及用药后发热等，停用后即可消失。严重脑损伤和活动性颅内出血者慎用。用于脑梗死急性期意识障碍病人时，最好在卒中发作后的 2 周内开始给药。

吡拉西坦

吡拉西坦（piracetam）为 γ- 氨基丁酸的衍生物。能降低脑血管阻力，增加脑血流量。能促进大脑对磷脂、氨基酸和蛋白质的合成，增进线粒体内 ATP 的合成，提高脑组织对葡萄糖的利用率。对大脑缺氧有保护作用，并能促进大脑信息传递，改善记忆功能。可用于治疗阿尔茨海默病、脑动脉硬化、脑外伤及中毒等所致的思维障碍，也可用于治疗儿童智能低下和行为障碍。

不良反应少见，偶见荨麻疹，大剂量时可有失眠、头晕、呕吐、过度兴奋，停药后可自行消失。妊娠期妇女及新生儿等病人禁用。

甲氯芬酯

甲氯芬酯（meclofenoxate）主要兴奋大脑皮质，能促进脑细胞代谢，增加葡萄糖的利用，使受抑制中枢神经功能恢复。临床主要用于外伤性昏迷、酒精中毒、新生儿缺氧症、儿童遗尿症。不良反应少见，偶可引起兴奋、怠倦。精神过度兴奋及锥体外系症状等病人禁用。

（李　昶）

思考题

1. 比较尼可刹米、二甲弗林、洛贝林的作用机制、作用特点和临床应用的异同。
2. 应用中枢兴奋药时应注意哪些护理措施？
3. 案例分析

李某，男，1 岁。因"重症肺炎合并急性呼吸衰竭，伴有高热"。入院。医生给予盐酸洛贝林注射液 3mg，立即静脉注射。

请问：

（1）该处方用药是否合理？为什么？

（2）呼吸兴奋药在应用时应注意哪些事项？

思路解析

扫一扫，测一测

第十八章　利尿药和脱水药

18章 PPT

学习目标

1. 掌握呋塞米、氢氯噻嗪、螺内酯、甘露醇的药理作用、临床应用、不良反应和注意事项。
2. 熟悉50%的葡萄糖溶液的药理作用、临床应用、不良反应。
3. 了解其他利尿药的作用特点和临床应用。

第一节　利　尿　药

利尿药（diuretics）作用于肾，增加 Na^+、Cl^- 等电解质及水的排泄，使尿量增多。临床主要用于治疗各种原因引起的水肿，如充血性心力衰竭、肾衰竭、肝硬化等，也可用于某些非水肿性疾病的治疗，如高血压、肾结石、高钙血症等。

一、利尿药的分类

利尿药按其利尿效能分为以下三类：

1. 高效能利尿药　本类药物主要作用于肾小管髓袢升支粗段（图 18-1），抑制该部位对 Na^+、Cl^- 的吸收，产生强大的利尿作用，又称袢利尿药。代表药物有呋塞米、依他尼酸、布美他尼等。

2. 中效能利尿药　本类药物主要作用于远曲小管近端（图 18-1），抑制该部位对 Na^+、Cl^- 的吸收。代表药物有噻嗪类利尿药及氯噻酮等。

3. 低效能利尿药　本类药物主要作用于远曲小管末端和集合管（图 18-1），通过阻断醛固酮受体或直接抑制肾小管上皮细胞钠通道产生利尿作用。代表药物有螺内酯、氨苯蝶啶、阿米洛利等。

二、常用利尿药

（一）高效能利尿药

呋塞米

呋塞米（furosemide）口服易吸收，生物利用度 50%～70%，口服后 20～30min 起效，1～2h 血药浓度达高峰，作用持续 6～8h；静脉注射 5min 后生效，1h 血药浓度达高峰，作用持续 4～6h。约 10% 在肝代谢，大部分以原形经肾近曲小管分泌。$t_{1/2}$ 为 30～70min，肾功能不全时，$t_{1/2}$ 可延长。丙磺舒与呋塞米竞争近曲小管有机酸分泌途径，两者合用可影响呋塞米的排泄和作用。

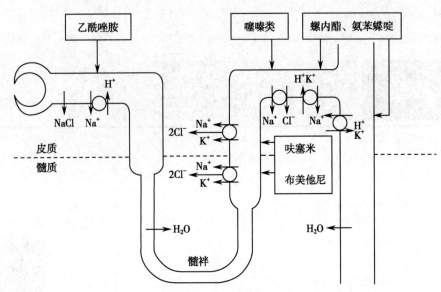

图 18-1 肾小管转运系统及利尿药作用部位示意图

微课：呋塞
米的利尿
作用

【药理作用】

1. 利尿作用 呋塞米作用于髓袢升支粗段的皮质部和髓质部，特异性地抑制管腔膜上的 Na^+-K^+-$2Cl^-$ 共转运子的功能，抑制 NaCl 的重吸收，降低肾的稀释与浓缩功能，排出大量近于等渗的尿液。同时，由于 K^+ 重吸收减少，降低 K^+ 再循环导致的管腔正电位，减小 Ca^{2+}、Mg^{2+} 重吸收的驱动力，使 Ca^{2+}、Mg^{2+} 的排泄增多。使用本药后，尿中 Na^+、Cl^-、Ca^{2+}、K^+、Mg^{2+} 排出增加。大剂量的呋塞米也可抑制近曲小管的碳酸酐酶活性，使 HCO_3^- 排出增加。

2. 扩血管作用 静脉注射呋塞米能迅速增加全身静脉容量，降低左室充盈压，减轻肺淤血；扩张肾血管，降低肾血管阻力，改善肾皮质血液供应。作用机制可能与其促进前列腺素 E 的合成、降低血管对血管收缩因子的反应性有关。

【临床应用】

1. 治疗严重水肿 呋塞米可治疗心、肝、肾性等水肿，多用于其他利尿药无效的严重水肿。

2. 治疗急性肺水肿和脑水肿 静脉注射呋塞米能迅速扩张血管，减少回心血量，在利尿作用发生之前即可缓解急性肺水肿，是急性肺水肿迅速有效的治疗方法之一。同时，由于利尿作用，使血液浓缩，血浆渗透压升高，有利于减轻脑水肿，对伴有心衰的脑水肿病人尤为适用。

3. 防治急、慢性肾衰竭 急性肾衰竭时，静脉注射呋塞米可降低肾血管阻力，增加肾血流量和肾小球滤过率，增加尿量和 K^+ 的排出，使肾小管得到冲洗，减少肾小管萎缩和坏死。慢性肾衰竭时，大剂量的呋塞米也可增加尿量，在其他利尿药无效时，仍能产生作用。

4. 促进某些毒物的排泄 呋塞米配合静脉输液，可加速毒物随尿排泄。临床常用于经肾排泄的药物中毒的抢救，如用于水杨酸类、长效巴比妥类药物中毒。

5. 其他 治疗高钙血症、高钾血症，也可用于伴有肾衰竭或肺水肿的高血压的治疗。

【不良反应和注意事项】

1. 水、电解质紊乱 常为过度利尿引起，表现为低血容量、低血钾、低血钠、低氯性碱血症，其中低钾血症最为常见，长期应用还可引起低血镁。与强心苷类药物合用时，低血钾易诱发强心苷中毒。低血钾也可诱发肝硬化病人发生肝性脑病。使用呋塞米应注意及时补充钾盐或与留钾利尿药合用。

2. 耳毒性 大剂量静脉给药可引起眩晕、耳鸣、听力减退或暂时性耳聋等，呈剂量依赖性。肾功能不全病人或合用其他有耳毒性的药物，如合用氨基糖苷类抗生素时更易发生。

3. 胃肠道反应 表现为恶心、呕吐、上腹部不适，大剂量可引起胃肠出血。

> **护理警示：**
> 与强心苷类药物合用时，应严密监测血钾水平和心律

4．其他　抑制尿酸排泄，痛风病人禁用。少数病人用后发生粒细胞减少、血小板减少、过敏性间质性肾炎、溶血性贫血等。久用可致高血糖、高血脂。对磺胺类药和噻嗪类利尿药过敏者，对本药可发生交叉过敏反应。非甾体类抗炎药可干扰本类药物的作用。妊娠期妇女及严重肝肾功能不全、高血糖、高血脂等病人慎用。

【护理要点提示】

1．用药前　①明确用药目的；②明确病人是否有严重肝肾功能不全、糖尿病、红斑狼疮、前列腺肥大、高尿酸血症或痛风病史等；③明确病人的药物过敏史，如对磺胺和噻嗪类药物有无过敏史；④明确病人正在使用的药物，如是否正在应用强心苷类药；⑤让病人或家属了解用药后出现的反应、记录尿量和进水量；⑥确定给药时间，如果病情允许，尽量避开病人正常睡眠时间；⑦嘱病人多食含钾丰富的食物。

2．用药期间　①严格遵医嘱用药；②严密监测病人的电解质、血压、脉搏等，及时发现病人水、电解质紊乱的早期症状，详细记录进出机体的液体量；③注意病人听力的变化；④对药效做出评价。

本类药物还有布美他尼（bumetanide）、依他尼酸（etacrynic acid）等，虽然它们的化学结构各不相同，但药理作用、临床应用及不良反应均与呋塞米相似。其中布美他尼利尿作用较呋塞米强，不良反应较少。依他尼酸胃肠道反应及耳毒性的发生率均高于呋塞米，甚至引起永久性耳聋，现已少用。

（二）中效能利尿药

氢氯噻嗪

氢氯噻嗪（hydrochlorothiazide）口服吸收迅速，进入体内后分布于各组织，以肾中分布最多。口服后1h起效，约2h血药浓度达高峰，作用持续12～18h，$t_{1/2}$为12～27h，服用量的95%以原形经近曲小管分泌，可透过胎盘屏障。

【药理作用】

1．利尿作用　抑制远曲小管近端Na^+-Cl^-共转运子，抑制NaCl的重吸收，增强NaCl和水的排出，产生温和而持久的利尿作用。尿中除排出Na^+、Cl^-外，K^+的排泄也增多。本药对碳酸酐酶有一定抑制作用，能增加HCO_3^-的排泄。能促进远曲小管由甲状旁腺素调节的Ca^{2+}的重吸收，减少Ca^{2+}的排泄，减少Ca^{2+}在管腔中沉积。

2．抗利尿作用　能明显减少尿崩症病人的尿量及口渴症状，作用机制可能是通过抑制磷酸二酯酶，增加远曲小管和集合管细胞内cAMP的含量，增加了水的重吸收。同时由于Na^+的大量排出，降低了血浆渗透压，使口渴感减轻，饮水量减少，尿量减少。

3．降压作用　具有温和而持久的降压作用，用药早期通过利尿、减少血容量降压，长期用药主要是通过扩张外周血管降压，详见第十九章抗高血压药。

【临床应用】

1．治疗水肿　用于各种原因引起的水肿。对轻、中度心源性水肿疗效较好，是慢性心功能不全的主要治疗药物之一。对肾性水肿的疗效与肾损害程度有关，受损较轻者效果好。

2．治疗高血压　是临床常用的基础降压药，与其他降压药合用，可增强其他降压药的疗效并减少用药剂量。

3．其他　用于肾性尿崩症及加压素无效的垂体性尿崩症，也可用于高尿钙伴有肾结石病人，以抑制高尿钙引起的肾结石的形成与扩大。

【不良反应和注意事项】

1．电解质紊乱　可引起低血钾、低血钠、低血镁、低氯性碱血症等。应注意补钾或与留钾利尿药合用。

2．高尿酸血症　引起高尿酸血症的原因与高效能利尿药相似，可诱发或加剧痛风症状，临床可与促进尿酸排泄的氨苯蝶啶合用。

3．代谢变化　可引起高脂血症，使糖尿病人以及糖耐量中度异常病人的血糖升高，其机制与抑制胰岛素的分泌、减少组织对葡萄糖的利用有关。长期使用还可升高血清胆固醇和低密度脂蛋白。

每天用量小于 25mg 时，对糖和脂肪代谢的影响减轻。

4．其他 可见皮疹、皮炎（包括光敏性皮炎），偶见溶血性贫血、血小板减少、坏死性胰腺炎等严重的过敏反应，与磺胺类药有交叉过敏反应。长期应用也可导致高钙血症。

本类药物还有氢氟噻嗪（hydroflumethiazide）、环戊噻嗪（cyclopenthiazide）等。氯噻酮（chlortalidone）不属噻嗪类，但其药理作用及作用机制与噻嗪类相似。

（三）低效能利尿药

低效能利尿药又称保钾利尿药，主要作用于集合管和远曲小管。本类药物有醛固酮受体阻断药和管腔膜 Na^+ 通道抑制药，代表药分别为螺内酯和氨苯蝶啶、阿米洛利。

螺内酯

螺内酯（spironodactone）口服易吸收，口服后 1d 生效，2～4d 作用达高峰，$t_{1/2}$ 约 18h，停药后作用仍可持续 2～3d。

【药理作用】

螺内酯能与醛固酮竞争远曲小管和集合管的醛固酮受体，拮抗醛固酮的排钾保钠作用，促进钠和水的排出。其利尿作用依赖于醛固酮的存在，当体内醛固酮水平增高时，利尿作用明显。

【临床应用】

1．治疗伴有醛固酮升高的顽固性水肿 用于肝硬化腹水、肾病综合征等疾病的治疗，单用效果差，常与噻嗪类排钾利尿药合用，以提高疗效并避免血钾紊乱。

2．治疗充血性心力衰竭 用于充血性心力衰竭的治疗，不仅能消除水肿，还可改善病人的预后，降低死亡率，详见第二十章抗充血性心力衰竭药。

【不良反应和注意事项】

1．电解质紊乱 长期应用可引起高血钾，肾功能不全时更易产生。用药期间应监测血钾和心电图变化。肾、肝功能不全及血钾偏高者禁用。

2．胃肠道反应 常见恶心、呕吐、腹泻等，偶尔可引起消化性溃疡。

3．其他 长期使用可引起男性乳房发育、性功能低下，女性可发生毛发增多、月经失调等；少数病人出现头痛、困倦、精神紊乱等中枢神经系统反应。

氨苯蝶啶

氨苯蝶啶（triamterene）口服易吸收，口服后 1～2h 生效，作用持续 12～16h，药物主要在肝代谢，经肾排泄，原形在酸性尿液中呈现淡蓝色荧光。本药抑制远曲小管和集合管的 Na^+-K^+ 交换，利尿作用不受醛固酮水平的影响。常与高效能或中效能利尿药合用，治疗各类顽固性水肿，也可用于氢氯噻嗪或螺内酯无效的病例。因能促进尿酸排泄，更适用于痛风病人。

长期大量使用可致高钾血症，偶见头晕、嗜睡、恶心、呕吐、腹泻等消化道症状。氨苯蝶啶还能抑制二氢叶酸还原酶，肝硬化病人服用后易产生巨幼红细胞性贫血。严重肝、肾功能不全，高钾血症等病人禁用。

阿米洛利

阿米洛利（amiloride）的排钠留钾作用是氨苯蝶啶的 5 倍，一次给药，利尿作用维持 22h 以上。化学结构与氨苯蝶啶不同，但作用机制、临床应用与氨苯蝶啶相似。

第二节 脱 水 药

脱水药（dehydrant agents）又称渗透性利尿药（osmotic diuretics），是一类静脉注射后迅速提高血浆渗透压，促使组织内水分向血浆转移，导致组织脱水的药物。临床主要用于脑水肿的治疗。脱水药静脉注射给药的特点是：①不易通过毛细血管进入组织；②可经肾小球滤过，但不易被肾小管重吸收，可提高管腔液的渗透压；③在体内不易被代谢。

甘露醇

甘露醇（mannitol），临床用 20% 的高渗液静脉注射或静脉滴注。

【药理作用】

1. 脱水作用　静脉给药后，迅速提高血浆渗透压，使组织间液及细胞内的水分向血浆转移，产生组织脱水，能迅速降低颅内压和眼内压。静脉注射后 15min 发挥作用，维持 3～8h。

2. 利尿作用　静脉注射甘露醇后，迅速增加血容量，使肾血流量和肾小球滤过率增加；甘露醇自肾小球滤过后，在肾小管不易被重吸收，使小管液渗透压升高，导致水和电解质重吸收减少，排出增加；扩张肾血管，增加肾髓质血流量，使髓质内尿素和 Na^+ 随血流迅速转移，破坏了髓质的高渗状态，减少水的重吸收。用药后 0.5h 左右产生渗透性利尿作用，一次给药作用维持 6～8h。

【临床应用】

1. 治疗脑水肿和降低眼内压　甘露醇是降低颅内压安全、有效的首选药物，临床用于治疗各种原因引起的脑水肿，防止脑疝的发生。也可用于青光眼急性发作和术前准备，降低眼内压。

2. 预防急性肾衰竭　急性肾衰竭早期，及时使用甘露醇，通过脱水作用，减轻肾间质水肿；肾血流量的增加，可改善肾实质的缺血缺氧状态；渗透性利尿作用可维持足够的尿量，稀释肾小管内有害物质，保护肾小管。

3. 其他　用于某些药物中毒的抢救，如巴比妥类、水杨酸类药中毒等。通过渗透性利尿作用，促进毒物排泄。口服可产生腹泻，用于肠道术前准备。

【不良反应和注意事项】

注射过快可引起一过性头痛、眩晕、视力模糊、稀释性低钠血症，可致血容量增加甚至发生心力衰竭。静脉给药漏出血管外可引起组织水肿、局部组织坏死。心功能不全、活动性颅内出血等病人禁用。

甘露醇遇冷易结晶，用前可置热水中或用力振荡，待结晶完全溶解后使用。当甘露醇浓度高于 15% 时，应使用有过滤器的输液器。

山梨醇

山梨醇（sorbitol）是甘露醇的同分异构体，临床常用 25% 的高渗溶液，药理作用和临床应用与甘露醇相似。进入体内后，有一部分转化为果糖失去脱水作用，在相同浓度和剂量时，其作用和疗效较甘露醇差。不良反应较轻。

高渗葡萄糖

高渗葡萄糖（hypertonic glucose），常用 50% 的溶液，静脉注射后具有脱水和渗透性利尿作用。因葡萄糖可从血管内弥散到组织中，故脱水作用弱且不持久。单独用于治疗脑水肿时，可转运至脑组织内，同时带入水分而使颅内压升高，甚至超过用药前水平，造成反跳现象，故一般与甘露醇交替使用，以巩固疗效。

（姚　伟）

思考题

1. 高效能、中效能、低效能利尿药对电解质代谢有何影响？

2. 氢氯噻嗪与螺内酯能否合用？

3. 案例分析

（1）张某，男，60 岁。高血压病史 6 年，规律性口服降压药硝苯地平缓释片 20mg，每日 2 次。1d 前，张某血压升至 170/100mmHg，加用氢氯噻嗪 12.5mg，口服，每日 2 次。病人有痛风病史，曾反复发作。

请问：

以上用药是否合理？为什么？

（2）王某，女，39岁。风湿性心瓣膜病8年。近半年出现心慌、气短，活动后加重，有时出现双下肢水肿。5d前患上呼吸道感染，上述症状加重，并出现呼吸困难，不能平卧，频繁咳嗽并咳吐粉红色泡沫痰。入院后被诊断为风湿性心瓣膜病左心衰竭。

请问：

1）病人需使用哪种利尿药？用药护理要点有哪些？

2）能否使用渗透性利尿药？

思路解析

扫一扫，测一测

1. 掌握利尿药、β 受体阻断药、钙通道阻滞药、血管紧张素转化酶抑制药和血管紧张素Ⅱ受体阻断药的药理作用、临床应用、不良反应和注意事项。

2. 熟悉中枢性降压药和血管扩张药的药理作用、临床应用、不良反应和注意事项。

3. 了解其他抗高血压药的特点。

第一节　抗高血压药的分类

高血压病是心血管系统常见病，按照 WHO 的标准，成人在静息状态时，收缩压≥140mmHg 和 / 或舒张压≥90mmHg 即可诊断为高血压。根据病因不同分为原发性高血压（约 90%）和继发性高血压（约 10%）；按血压水平分为 1 级、2 级和 3 级高血压，亦称轻、中、重度高血压。高血压在进展过程中常累及心、脑、肾、血管等器官，严重时可引起脑卒中、肾衰竭、心力衰竭等，是一种致残率及致死率较高的疾病。

抗高血压药又称降压药。目前使用的抗高血压药主要通过影响去甲肾上腺素能神经、肾素 - 血管紧张素系统和血管舒缩功能等发挥降压作用。根据药物的主要作用及作用环节，将抗高血压药分为以下几类：

1. 利尿药　如氢氯噻嗪。

2. 交感神经抑制药

（1）中枢性降压药：如可乐定。

（2）神经节阻断药：如樟磺咪芬。

（3）去甲肾上腺素能神经末梢阻滞药：如利血平。

（4）受体阻断药：① β 受体阻断药（普萘洛尔等）；② α 受体阻断药（哌唑嗪等）；③ α、β 受体阻断药（拉贝洛尔等）。

3. 肾素 - 血管紧张素系统（RAS）抑制药

（1）血管紧张素转化酶抑制药：如卡托普利。

（2）血管紧张素Ⅱ受体阻断药：如氯沙坦、缬沙坦。

4. 钙通道阻滞药　如硝苯地平、氨氯地平。

5. 血管扩张药　如硝普钠。

95

目前国内外临床常用的抗高血压药有利尿药、β受体阻断药、钙通道阻滞药、血管紧张素转化酶抑制药和血管紧张素Ⅱ受体阻断药。

第二节 常用抗高血压药

一、利尿药

氢氯噻嗪

氢氯噻嗪(hydrochlorothiazide)是临床常用中效能利尿药,是治疗高血压的基础药物。

【降压作用和临床应用】

氢氯噻嗪的降压作用缓慢、温和、持久,长期应用无明显耐受性。用药初期,通过减少细胞外液容量及心排出量而降压;长期(超过3~4周)给药可通过扩张血管降低血压。本药对正常人的血压无影响,单独应用对重度高血压病人的降压效果不理想,但能协同其他降压药的降压作用,对抗其他降压药引起的水钠潴留等不良反应。长期应用小剂量即可产生良好的降压效应,剂量加大并不明显增强降压作用,反而增加不良反应。

本药较少单独使用,仅在轻度高血压单独应用,与其他降压药合用治疗中、重度高血压。特别适合老年高血压、单纯收缩期高压或伴有心力衰竭的高血压病人。

【不良反应和注意事项】

痛风病人禁用噻嗪类利尿药。此外,长期大剂量应用利尿药单药治疗时还需注意其导致电解质紊乱、糖代谢异常、高尿酸血症、直立性低血压等不良反应的可能性。

> **护理警示:**
>
> 可能出现低钾血症,使用过程应监测血钾

吲哒帕胺

吲哒帕胺(indapamide)为强效、长效降压药,兼有利尿和钙通道阻滞双重作用。一次口服,作用维持24h。对血脂代谢无影响。主要用于轻、中度高血压,对伴有肾功能不全、糖尿病及高脂血症的病人更适用。不良反应有头痛、嗜睡、食欲减退等不良反应,长期应用注意防止低血钾的发生。

二、β肾上腺素受体阻断药

普萘洛尔

普萘洛尔(propranolol)为非选择性β受体阻断药,对β$_1$和β$_2$受体具有相同的亲和力,缺乏内在拟交感活性。口服吸收完全,容易通过血脑屏障和胎盘屏障,肝脏首过消除显著,生物利用度约为25%,且个体差异较大。$t_{1/2}$约2~5h,但降压作用持续时间较长。

【降压作用和临床应用】

普萘洛尔通过阻断β受体产生持久的降压作用,作用环节包括:①减弱心肌收缩力,减慢心率,减少心排出量;②抑制肾素分泌,对抗肾素 - 血管紧张素系统(RAS)引起的升压效应;③在不同水平抑制交感神经系统活性(中枢降压作用,阻止突触前膜去甲肾上腺素释放等)。

用于轻、中度高血压的治疗。可单独使用,也可与其他降压药联合应用。特别适用于肾素活性偏高、心排出量偏高或伴有心绞痛、窦性心动过速的高血压病人。

【不良反应和注意事项】

不良反应详见第九章肾上腺素受体阻断药相关内容。因个体差异较大,使用应从小剂量开始;长期使用突然停药,可引起血压骤然

> **护理警示:**
>
> 可引起气管痉挛,所以使用前应询问是否有支气管哮喘及慢性阻塞型肺病

升高，甚至诱发心血管事件的发生。病态窦房结综合征、房室传导阻滞、支气管哮喘、肺心病等病人禁用；糖、脂肪代谢异常病人慎用。

比索洛尔

比索洛尔（bisoprolol）口服吸收完全，首过消除少，生物利用度 90%。本药为选择性 β_1 受体阻断药，对心脏的作用是普萘洛尔的 4 倍。临床用于高血压及心绞痛的治疗。偶可引起心动过缓、房室传导阻滞、心力衰竭等不良反应。

本类药物还有美托洛尔（metoprolol）、阿替洛尔（atenolol）、索他洛尔（sotalol）等。

三、钙通道阻滞药

钙通道阻滞药通过阻滞 Ca^{2+} 通道，降低细胞内 Ca^{2+} 浓度，产生广泛的药理作用，如抑制心肌收缩力，降低窦房结自律性，松弛平滑肌（血管平滑肌最显著），临床可用于治疗高血压、心绞痛、心律失常、动脉粥样硬化等。常用钙通道阻滞药以硝苯地平、维拉帕米、地尔硫䓬等为代表。硝苯地平扩血管作用明显，主要扩张动脉，特别是冠状动脉，临床主要用于高血压、心绞痛等疾病的治疗；维拉帕米对窦房结和房室结抑制作用明显，侧重于心律失常的治疗；地尔硫䓬的作用介于两者之间。

微课：β 受体阻断药

硝苯地平

硝苯地平（nifedipine）口服吸收迅速而完全，生物利用度 65%，主要在肝代谢，少量以原形经肾排泄。普通片剂口服 10min 生效，一次给药作用维持 4h 左右；控释制剂发挥作用慢，一次给药作用可维持 24h，每日给药一次即可。

【降压作用和临床应用】

硝苯地平扩张小动脉，使外周血管阻力减小、血压下降。由于降压作用快而强，可反射性引起心率加快、血浆肾素活性增高、心排出量增加等，控释制剂可避免上述缺点。

用于治疗轻、中、重度高血压。特别适用于老年高血压、单纯收缩期高血压或伴有心绞痛、支气管哮喘、高脂血症的病人。长期降压应选用控释制剂，与 β 受体阻断药、利尿药、血管紧张素转化酶抑制药等合用可增强疗效。

【不良反应和注意事项】

常见头痛、头昏、面部潮红、心悸、便秘、足踝部水肿等不良反应。大量使用可导致低血压、加重心肌缺血、诱发心律失常、诱发或加重心功能不全、诱发脑卒中等，使用普通片剂易发生，特别是老年人在夜间用药危险性更大。

氨氯地平

氨氯地平（amlodipine）药理作用与硝苯地平相似，但降压作用平缓，作用持续时间较硝苯地平显著延长，每日给药一次即可。不良反应发生率较硝苯地平低。

尼群地平

尼群地平（nitrendipine）对血管平滑肌有较高的选择性，降压作用温和持久，适用于各型高血压，每日给药 1～2 次即可。不良反应与硝苯地平相似。

本类药物还有尼卡地平（nicardipine）、非洛地平（felodipine）等。

四、血管紧张素转化酶抑制药

血管紧张素转化酶抑制药通过抑制血管紧张素转化酶的活性，减少血管紧张素 II 的生成，抑制缓激肽降解，不仅产生良好的降压效果，长期用药还可抑制心室和血管的重构，在高血压、心力衰竭、动脉粥样硬化等疾病的治疗中发挥重要作用。因为可导致胎儿畸形，所以妊娠高血压禁用。

卡托普利

卡托普利（captopril）具有较强的降压作用，口服 15min 生效，作用持续 4～5h。

【降压作用和临床应用】

卡托普利能使高血压病人的收缩压、舒张压降低，降压作用与血浆肾素活性水平密切相关，肾素活性高的病人使用后效果明显。长期应用不产生耐受性，对高血压、糖尿病等引起的肾病变也有改善作用。

用于治疗轻、中、重度高血压，特别适用于合并糖尿病、心力衰竭、心室重构、急性心肌梗死的高血压病人。中、重度高血压可与利尿药、钙通道阻滞药、β受体阻断药等合用。

【不良反应和注意事项】

1. 低血压 首次用量过大可发生低血压，宜从小剂量开始试用，并密切监测血压变化。

2. 咳嗽 刺激性干咳是本药较常见的不良反应，常在用药后 1 周至 6 个月内出现，停药后症状自行消失。

3. 高血钾 肾功能不全及合用保钾利尿药、β受体阻断药、非甾体抗炎药时易发生。

4. 其他 可引起低血糖、高钾血症、中性粒细胞减少、血管神经性水肿等；久用可致血锌降低而引起皮疹、脱发及味觉和嗅觉的缺失；妊娠期使用可导致胎儿畸形，因此妊娠期禁用；双侧肾动脉狭窄病人使用后可加重肾损害，所以双侧肾动脉狭窄者禁用；食物影响本药的吸收，宜空腹给药；吲哚美辛、布洛芬、阿司匹林等非甾体抗炎药能对抗卡托普利的作用。

> **护理警示：**
>
> 用药后发生刺激性干咳的病人应停药或者换用其他类别降压药

依那普利

依那普利（enalapril）为不含巯基的血管紧张素转化酶抑制药，药理作用及临床应用与卡托普利相似。特点是：①起效缓慢，为前体药，在体内代谢为依那普利拉发挥降压作用；②长效，一次给药作用维持 24h 以上；③强效，作用是卡托普利的 10 倍以上；④不良反应较卡托普利轻。高钾血症、妊娠期、双侧肾动脉狭窄等病人禁用。

本类药物还有贝那普利（benazapril）、雷米普利（ramipril）、培哚普利（perindopril）等。

五、血管紧张素Ⅱ受体阻断药

氯沙坦

肾素-血管紧张素系统

氯沙坦（losartan）为选择性血管紧张素Ⅱ受体（AT_1 受体）阻断药，与 AT_1 受体结合，阻断血管紧张素Ⅱ的作用，降低外周血管阻力，增加肾髓质血流可增加 Na^+ 排泄，抑制醛固酮的合成和分泌，从而促进水钠排泄。其降压作用平稳、持久，用药 3～6 周达最佳疗效，基础血压越高降压幅度越大，停药后不易产生反跳。临床治疗轻、中、重度高血压，长期应用可逆转心血管重构。本药的不良反应较血管紧张素转化酶抑制药少，极少引起咳嗽及血管神经性水肿等。因为可导致胎儿畸形，所以妊娠高血压禁用。

本类药物还有缬沙坦（valsartan）、厄贝沙坦（irbesartan）、坎地沙坦（candesartan）等。

第三节 其他类抗高血压药

一、中枢性降压药

可乐定

可乐定（clonidine）具有较强的中枢抑制作用，其降压机制为抑制交感神经中枢，使外周血管扩张,血压下降。因可同时抑制胃肠分泌,特别适用于伴有溃疡病的高血压病人。本药口服也可用于预防偏头痛或作为吗啡类药物成瘾的戒毒药;0.25%的滴眼液可降低眼内压,治疗青光眼。久用引起水、钠潴留,并可致嗜睡、抑郁、眩晕、心动过缓等不良反应。

二、血管扩张药

硝普钠

硝普钠(nitroprusside sodium)为亚硝基铁氰化钠二水合物,化学性质不稳定,遇光、热等易分解为氰化物。口服不吸收,静脉滴注 1～2min 血压明显下降,停药 5min 内血压回升至给药前水平,在体内代谢成硫氰酸盐,经肾排泄。

【药理作用和临床应用】

硝普钠在血管平滑肌细胞内代谢产生一氧化氮(NO),NO 具有强大的扩张血管作用,可直接扩张动脉和静脉,降压作用快而强。本药对冠状动脉及肾血流量无明显影响。

主要用于治疗高血压危象、恶性高血压、难治性心力衰竭等。

【不良反应和注意事项】

可引起恶心、呕吐、头痛等不良反应。过量给药可导致氰化物中毒。静脉滴注超过 72h,需检测血中硫氰酸盐水平,若超过 0.12mg/ml,应停药或减量。溶液临用前配制,并于 12h 内用完。药物应避光使用。用药过程中严密监测血压,并通过调节滴速将血压控制在所需水平。

肼屈嗪

肼屈嗪(hydralazine)为主要扩张小动脉的降压药,对肾、冠状动脉及内脏血管的扩张作用大于骨骼肌血管。口服吸收好,生物利用度约 65%～90%,给药后 1h 作用达峰值,维持约 6h。用于中度高血压,极少单用,常与其他降压药合用。其不良反应有头痛、鼻充血、心悸、腹泻等。较严重时表现为心肌缺血和心衰,大剂量使用时可引起全身性红斑狼疮样综合征。

三、α₁肾上腺素受体阻断药

哌唑嗪

哌唑嗪(prazosin)能选择性阻断突触后膜的 α_1 受体,扩张血管,以扩张动脉为主,产生中等偏强的降压作用。降压时对心率、心排出量、肾血流量影响不明显,长期应用可降低总胆固醇、三酰甘油、低密度脂蛋白,升高高密度脂蛋白,增加组织对胰岛素的敏感性。主要用于治疗伴有血脂异常、糖耐量异常的高血压及难治性高血压,特别是伴良性前列腺增生症的高血压病。与利尿药、β 受体阻断药合用可增强降压作用。

常见不良反应有口干、鼻塞、皮疹等,部分病人用药后出现水钠潴留;较严重的不良反应为“首剂现象”,即首次用药出现严重的心悸、眩晕、直立性低血压等,首剂不超过 0.5mg 并在睡前服用可避免或减轻上述现象。

本类药物还有多沙唑嗪(doxazosin)、特拉唑嗪(terazosin)等。

四、去甲肾上腺素能神经末梢阻滞药

利血平

利血平(reserpine)通过耗竭神经递质而引起交感神经功能减弱,血压下降。降压作用缓慢、温和、持久且伴心率减慢。长期应用可引起抑郁、副交感神经功能亢进、诱发溃疡病等,现已不单独使用,有些复方制剂中含有本药成分。消化性溃疡、抑郁症病人禁用。

高血压药物
治疗原则

(褚燕琦)

思考题

1. 常用抗高血压药物分几类? 各列举一代表药。

2. 简述血管紧张素转化酶抑制药主要的临床应用。

3. 案例分析

张某,男,67 岁。头晕头疼 1 年,血压 185/110mmHg,被诊断为原发性高血压,近 2 个月开始服用硝苯地平控释片 60mg,每日 1 次;卡托普利 25mg 每日 3 次。近 1 周头晕加重,并有干咳、无痰的症状。

请问:

以上用药是否合理? 用药护理要点有哪些?

思路解析

扫一扫,测一测

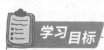

第二十章　抗充血性心力衰竭药

学习目标

1. 掌握肾素-血管紧张素-醛固酮系统抑制药、利尿药强心苷类药的药理作用、临床应用、不良反应和注意事项。
2. 熟悉扩血管药的药理作用、临床应用、不良反应和注意事项。
3. 了解其他抗充血性心力衰竭药的特点。

充血性心力衰竭（congestive heart failure，CHF）是由各种原因引起的慢性心脏损害综合征。通常是指在适当静脉回流的情况下，心排出量相对或绝对减少，不能满足机体代谢需求的一种病理状态，临床以组织血液灌注不足及体循环和／或肺循环淤血为主要特征。引起 CHF 的病因很多，如高血压、先天性心脏病、心脏瓣膜病、缺血性心脏病等。CHF 发生时，不仅心肌功能发生变化，机体的神经内分泌也发生系列改变，如交感神经系统、肾素-血管紧张素-醛固酮系统（RAAS）被过度激活，精氨酸加压素、内皮素等内源性血管活性物质显著增加。这在 CHF 早期对改善心功能起到一定的代偿作用，但长期过度激活，可导致 CHF 恶化，引起心肌细胞凋亡、坏死、心肌肥厚、心室重构、心律失常甚至猝死。

CHF 的治疗目标不仅仅是改善症状，更重要的是阻止神经内分泌过度激活，防止或延缓心室重构的进展，保护已受损的心肌细胞，从根本上治疗 CHF，降低病人的死亡率，改善预后。

根据药物的作用及作用机制，将抗 CHF 药分为以下几类：

1. 肾素-血管紧张素-醛固酮系统抑制药

（1）血管紧张素转换酶抑制药：如卡托普利、依那普利等。

（2）血管紧张素Ⅱ受体阻断药：如氯沙坦等。

（3）醛固酮拮抗药：如螺内酯。

2. 利尿药　如呋塞米、氢氯噻嗪等。

3. β受体阻断药　如卡维地洛、美托洛尔、比索洛尔等。

4. 正性肌力药

（1）强心苷类：如地高辛、毛花苷丙、毒毛花苷 K 等。

（2）非苷类药：如多巴酚丁胺、米力农等。

5. 扩血管药　如硝酸酯类、哌唑嗪、硝普钠等。

第一节 肾素-血管紧张素-醛固酮系统抑制药

肾素-血管紧张素-醛固酮系统在 CHF 的病理进展中具有重要作用。肾素-血管紧张素-醛固酮系统抑制药不仅能缓解 CHF 的症状，提高生活质量，还能降低 CHF 病人的住院率和死亡率，已广泛用于 CHF 的治疗。

一、血管紧张素转换酶抑制药

临床常用的血管紧张素转化酶（ACE）抑制药有卡托普利（captopril）、依那普利（enalapril）、贝那普利（benazapril）等。它们治疗 CHF 的主要作用是通过抑制 ACE，减少血管紧张素 II（AngII）、醛固酮的生成和缓激肽的降解，从而减弱 AngII 的收缩血管作用，降低心脏后负荷；减轻醛固酮所致的水钠潴留，降低心脏前负荷；增加血中缓激肽含量，使血管扩张，减轻心脏前负荷；阻止或逆转由 AngII、醛固酮、去甲肾上腺素等所致的心室或血管重构，降低 CHF 病人的病死率，改善预后。

本类药物是治疗 CHF 的基础药，不仅能消除或缓解 CHF 的症状、防止或逆转心室肥厚、降低病死率，还可延缓无症状的早期心功能不全病人发展为心力衰竭。所有左心室射血分数下降的 CHF 病人均需长期应用（有禁忌证或不能耐受者除外）。与 β 受体阻断药或利尿药合用可显著提高疗效。用药过程中要监测肾功能，注意血压、血钾的变化，防止喉头水肿的发生等，详见第十九章抗高血压药。

二、血管紧张素 II 受体阻断药

血管紧张素 II 受体阻断药，详见第十九章抗高血压药，能阻断 AngII 与 AT_1 受体结合，拮抗 AngII 的作用。临床主要用于不能耐受 ACE 抑制药、使用 ACE 抑制药或 β 受体阻断药后疗效不满意的病人。常用药物有氯沙坦（losartan）、缬沙坦（valsartan）、厄贝沙坦（irbesartan）等。

三、抗醛固酮药

CHF 病人血中醛固酮的浓度明显升高，可达正常人的 20 倍以上。过量的醛固酮除了保钠排钾、引起水钠潴留外，还有明显的促生长作用，导致心房、心室及大血管的重构，加速心衰恶化。此外，醛固酮可阻止心肌细胞摄取 NE，使 NE 游离浓度增加，诱发冠状动脉痉挛、室性心律失常甚至猝死。螺内酯，详见第十八章利尿药和脱水药，为抗醛固酮药的代表，通过阻断醛固酮的作用，减轻 CHF 的症状，阻止或逆转心室重构，改善预后。在地高辛、ACE 抑制药、β 受体阻断药、利尿药等常规治疗的基础上加用螺内酯，可使 CHF 病人的相对病死率显著降低。本药主要用于重度 CHF 病人。高血钾、肾功能不全者禁用。

第二节 利 尿 药

利尿药在 CHF 的治疗中发挥着重要作用，目前仍是治疗 CHF 的基础用药。

利尿药通过促进钠、水的排出，减少血容量和回心血量，减轻心脏负荷，改善心功能；消除或缓解静脉淤血及肺水肿、外周水肿，对 CHF 伴有水肿或淤血的病人尤为适用。此外，本类药物还可通过排钠作用，降低血管平滑肌细胞内 Na^+ 浓度，减少 Na^+-Ca^{2+} 交换，使平滑肌细胞内 Ca^{2+} 减少，进而导致血管平滑肌扩张，心脏后负荷降低。

有体液潴留的 CHF 病人均应使用利尿药。轻度 CHF 可单用噻嗪类；中度 CHF 合用噻嗪类及螺内酯等；重度 CHF、急性肺水肿或全身水肿，应静脉注射呋塞米。

治疗 CHF 时，合理使用利尿药是 ACE 抑制药、β 受体阻断药、血管紧张素 II 受体阻断药等发挥作用的关键因素之一。从小剂量开始使用，逐渐加大剂量直至尿量增加，体质量每天减轻 0.5～1.0kg 为宜，体质量的变化是监测利尿药效果的指标。应注意过度利尿可能发生的低血容量、休克、电解质紊乱等，详见第十八章利尿药和脱水药。

第三节　β肾上腺素受体阻断药

β受体阻断药由于对心肌有抑制作用，曾被列为 CHF 的禁忌药物。随着临床治疗学的进展，发现本类药物对某些心力衰竭有良好的治疗效果，在心肌状况严重恶化之前尽早使用，可降低病死率、提高生活质量。目前常用的有卡维地洛（carvedilol）、美托洛尔（metoprolol）、比索洛尔（bisoprolol）。

【药理作用】

1. 拮抗交感活性　本类药物通过阻断 β 受体，拮抗心力衰竭时交感神经对心脏的毒性作用。用药后心率减慢，左室充盈时间延长，心肌血流灌注增加，耗氧量减少，降低 CHF 时心律失常及猝死的发生率。

2. 抑制 RAAS 的激活　β 受体阻断药可抑制肾素分泌，减少 AngⅡ的生成和醛固酮的释放，使血管扩张，水钠潴留减少，心脏前、后负荷减轻，有利于 CHF 的控制。

3. 上调 β_1 受体　长期应用可上调心肌细胞 β_1 受体，恢复 β_1 受体密度及对内源性儿茶酚胺的敏感性，改善心肌收缩性能。

4. 抗心肌和血管重构　CHF 时，交感神经系统及 RAAS 被过度激活，引起心血管重构。β 受体阻断药通过拮抗这两个系统，发挥抗心血管重构的作用，这是本类药物治疗 CHF 的重要理论基础。

5. 抗心律失常和抗心肌缺血　β 受体阻断药具有显著的抗心肌缺血和抗心律失常作用，后者是降低 CHF 猝死率的重要机制。

【临床应用】

主要用于扩张型心肌病及缺血性 CHF。伴左室射血分数下降的无症状心力衰竭、病情稳定的心力衰竭均须尽快使用（除非有禁忌证或不能耐受）。用药早期有心功能降低的征象，连续用药（平均 3 个月以上）可显著改善心功能，降低心律失常及猝死的发生。

【不良反应和注意事项】

不良反应详见第九章肾上腺素受体阻断药。治疗 CHF 时应注意：

1. 适应证的选择　扩张型心肌病及缺血性 CHF 疗效最好。严重的容量超负荷和 / 或需要正性肌力药物支持的病人，不能使用 β 受体阻滞药。

2. 用药时间　连续用药 3 个月以上症状可得到改善，即使症状不改善，也能阻止病情进展。心功能改善与治疗时间成正比。

3. 用药剂量　从小剂量开始，逐渐增加剂量至病人能耐受又不产生副作用。用药时要严密监测病人的呼吸、脉搏、血压、心率、尿量、水肿程度、末梢循环情况等，根据用药反应，缓慢调整剂量。

4. 用药条件　本类药物应在使用利尿药、ACE 抑制药或地高辛等药物的基础上，在病情相对稳定的前提下应用。

5. 用药禁忌证　支气管哮喘、心动过缓、Ⅱ度及以上房室传导阻滞（安置起搏者除外）等病人禁用。

> **护理警示：**
>
> β 受体阻断药使心率降至 55～60 次 /min 的剂量为使用的目标剂量或最大耐受量。当心率低于 55 次 /min 或伴有眩晕等症状时，应减量或停药

第四节　正性肌力药

一、强心苷类

强心苷（cardiac glycosides）是一类选择性作用于心肌，增强心肌正性肌力作用的苷类化合物。本类药物有地高辛（digoxin）、洋地黄毒苷（digitoxin）、毛花苷丙（lanatoside C）又称西地兰（cedilanid）、毒毛花苷 K（strophanth K）等，临床常用地高辛。

地高辛

地高辛（digoxin）口服吸收不完全、不规则，吸收率约 60%～80%，起效时间 1～2h，在体内分布

广泛,可通过血脑屏障,约 2/3 以原形经肾排泄。$t_{1/2}$ 36h 左右,毒性完全消失需 1～2d。地高辛生物利用度个体差异较大,即使同一厂家不同批号的相同制剂也可有较大不同,这主要与制剂的制备过程有关,用药时应注意调整剂量。

微课:强心苷正性肌力作用机制

【药理作用】

1. 正性肌力作用　地高辛可直接作用于心肌细胞,显著增强正常心脏或衰竭心脏的收缩力,其正性肌力作用有以下特点:①使心肌收缩敏捷、有力,缩短收缩期,相对延长舒张期;②增加衰竭心脏排出量(对正常心排出量几乎无影响);③降低衰竭心脏的耗氧量。

治疗量的地高辛与心肌细胞膜上的强心苷受体 Na^+-K^+-ATP 酶结合并抑制其活性,导致钠泵失灵,使细胞内 Na^+ 增多,K^+ 减少,从而激活 Na^+-Ca^{2+} 交换机制,导致细胞内 Ca^{2+} 浓度增加,心肌收缩力增强。

2. 负性频率作用　治疗量的地高辛对正常心率影响小,但可显著减慢 CHF 病人的心率。由于地高辛能增加心排出量,反射性兴奋迷走神经,抑制窦房结,使心率减慢;本药还可直接兴奋迷走神经、增敏压力感受器、提高窦房结对乙酰胆碱的反应性,使心率减慢。强心苷的负性频率作用对心力衰竭病人十分有利。

3. 对心肌电生理特性的影响　治疗量的地高辛通过兴奋迷走神经,促使 K^+ 外流,抑制 Ca^{2+} 内流,降低窦房结自律性,缩短心房和心室动作电位时程和有效不应期,减慢房室结传导速度,加快心房传导速度;中毒量的地高辛严重抑制 Na^+-K^+-ATP 酶,使心肌细胞内 Ca^{2+} 大量增加、K^+ 显著减少,导致心肌细胞自律性升高、传导减慢、有效不应期缩短等,产生各种心律失常,以室性期前收缩、室性心动过速多见。

4. 对神经和内分泌的影响　治疗量的地高辛能降低交感神经活性、抑制 RAAS、提高迷走神经的兴奋性,对 CHF 病人的神经内分泌有良性调节作用。中毒量的地高辛可提高交感神经活性,引起快速型心律失常,兴奋延髓极后区催吐化学感受区引起呕吐等。

5. 利尿作用　地高辛通过改善心功能,使肾血流量和肾小球滤过增加,同时还可直接抑制肾小管 Na^+-K^+-ATP 酶,减少肾小管对 Na^+ 重吸收,促进钠和水的排出,发挥利尿作用。

6. 对血管的作用　地高辛能直接收缩血管,特别是下肢血管、肠系膜血管、冠状血管等,使外周阻力增加。CHF 病人用药后,因抑制交感神经活性的作用超过直接收缩血管的效应,故血管阻力有所下降,心排出量及组织灌注增加。

【临床应用】

1. 治疗 CHF　地高辛对多种原因导致的 CHF 有效,但病因不同,疗效有一定差异。①对 CHF 伴心房颤动的病人疗效最佳;②对高血压、先天性心脏病、心瓣膜病等引起的低排出量性 CHF 疗效良好;③对严重贫血、甲状腺功能亢进、维生素 B_1 缺乏症等高排出量性 CHF 及伴有心肌缺氧、能量产生障碍的 CHF(如肺源性心脏病、活动性心肌炎等)疗效较差;④对有机械阻塞病变如严重二尖瓣狭窄、缩窄性心包炎等引起的 CHF 无效。

2. 治疗某些心律失常

(1) 心房颤动:心房颤动的主要危害是心房过多的冲动通过房室结下传至心室,引起心室率过快,导致严重循环障碍。地高辛通过兴奋迷走神经及直接抑制房室结传导,使较多的冲动隐匿于房室结,减慢心室率。

(2) 心房扑动:心房扑动的频率虽低于心房颤动,但冲动更易传入心室。地高辛通过缩短心房不应期,使心房扑动转为心房颤动,继而发挥治疗心房颤动的作用。

(3) 阵发性室上性心动过速:地高辛通过兴奋迷走神经,终止阵发性室上性心动过速,多在压迫颈动脉窦等治疗无效时使用。

【不良反应和注意事项】

地高辛安全范围较小,一般治疗量已接近中毒量的 60%,且个体差异大,毒性反应发生率高。

1. 胃肠道反应　常见恶心、呕吐、腹泻等。剧烈呕吐是最常见的早期中毒症状,是停药的指征,临床应注意与地高辛用量不足、心衰未控制的症状区别。

2. 神经系统反应　有眩晕、头痛、疲倦、失眠和谵妄等症状,也可出现视觉障碍如黄视症、绿视症等。视觉障碍是中毒先兆,可作为停药指征。

3. 心脏毒性反应　心脏毒性是地高辛最严重的毒性。中毒量的地高辛严重抑制 Na^+-K^+-ATP 酶，导致各种心律失常的发生，常见以下类型：①快速型心律失常：如室性期前收缩、二联律、三联律、室性心动过速、室颤等，其中室性期前收缩出现最早、最常见；②房室传导阻滞；③窦性心动过缓：用药过程中一旦出现窦性心动过缓、室性期前收缩等，应立即停药。

【护理要点提示】

1. 用药前　①明确用药目的；②仔细询问病史，掌握病人的基本情况及用药史，记录病人的心率、心律、血压、尿量、体重及心电图等；③明确病人是否有强心苷使用的禁忌证，如心率低于 60 次/min 或有室性心动过速、房室传导阻滞等；④指导病人严格按医嘱用药，告知病人药物可能出现的不良反应的症状，要求病人不可因漏服而自行补服或加倍补服，不可自行停药或随意加用其他药物；⑤要求病人将用药后的反应主动、及时反馈给医护人员；⑥提醒病人食含钾丰富、易消化的食物，少食多餐，避免过饱，勿用力大便，必要时使用缓泻药。病人若正在使用钙制剂，应暂时停用。

2. 用药期间　①密切监测病人的心率、心律、尿量、体重、心电图变化等，有条件应监测血浆药物浓度；②及时发现诱发地高辛中毒的存在因素，如低血钾、低血镁、高血钙、缺氧等，避免联合使用胺碘酮、维拉帕米、普罗帕酮、奎尼丁等提高地高辛血药浓度的药物；③使用排钾利尿药应及时适量补钾；④晨 4 时左右 CHF 病人对地高辛的敏感性最高，易发生中毒，应特别注意观察；⑤注意病人是否出现呕吐、视觉障碍、心悸等中毒先兆。当出现室性期前收缩或心率突然低于 60 次/min 等体征，应立即停药并及时报告医生。一旦确诊中毒，配合医生做出正确处理；⑥对药物疗效作出评价。

CHF 治疗的基本药物及联合应用

二、非苷类正性肌力药

非苷类正性肌力药包括 β 受体激动药和磷酸二酯酶抑制药，由于这类药物可增加心力衰竭的病死率，临床不做常规治疗用药。

多巴酚丁胺

多巴酚丁胺（dobumine）激动心脏 $β_1$ 受体，增强心脏收缩力，降低外周血管阻力，提高衰竭心脏的排出量，但对心率影响较小。本药有诱发心律失常和心绞痛的潜在危险，长期应用还可产生耐受并增加 CHF 的死亡率，不做 CHF 治疗的常规药。临床主要用于强心苷疗效差的严重左心衰竭、心肌梗死后心功能不全的短期治疗。

多巴胺

多巴胺（dopamine）小剂量激动 D_1、D_2 受体，扩张肾、肠系膜及冠状血管，增加肾血流量和肾小球滤过率。稍大剂量激动 β 受体，并促进 NE 释放，增强心肌收缩力，增加心排出量。用量超过 $20μg/(kg·min)$ 时，激动 α 受体的效应占主导地位，引起血管收缩，增加心脏后负荷。本药静脉滴注，可用于急性心力衰竭的治疗。

本类药物还有异布帕明（ibopamine）等。

米力农

米力农（milrinone）能选择性抑制心肌和平滑肌的磷酸二酯酶同工酶Ⅲ（PDEⅢ），增加细胞内钙离子含量，使心肌收缩力增强、血管扩张，从而缓解 CHF 的临床症状，提高运动耐力。本药长期应用可引起严重心律失常，甚至缩短生存时间。临床主要用于心力衰竭时短暂的支持疗法，特别是对强心苷、利尿药、血管扩张药反应不敏感的 CHF 病人。

本类药物还有维司力农（vesnarinone）等。

第五节　血管扩张药

血管扩张药是治疗 CHF 的辅助药物，主要用于重度 CHF 及合用强心苷类、利尿药无效的难治性心力衰竭。

硝酸酯类

硝酸酯类（nitrate esters）药物能扩张静脉，减少回心血量，降低心脏前负荷，降低肺楔压，缓解肺淤血及呼吸困难症状；选择性舒张心外膜的冠状血管，改善心肌供氧。适用于急性冠脉综合征伴心力衰竭的病人。常用药物为硝酸甘油。

肼屈嗪

肼屈嗪（hydralazine）可扩张小动脉，降低心脏后负荷，增加心排出量，降低收缩期心室壁张力，对二尖瓣关闭不全病例有减少反流分数作用，肼屈嗪对心肌尚有中等程度的正性肌力作用，有利于心力衰竭的纠正。但本药可反射性激活交感神经及 RAS，不宜长期单独使用。临床主要用于肾功能不全或对 ACE 抑制药不能耐受的 CHF 病人。

硝普钠

硝普钠（nitroprusside sodium）可扩张小静脉和小动脉，降低心脏前、后负荷，用于严重心衰、高血压伴肺淤血或肺水肿的病人。静脉滴注 2～3min 发挥作用，停药后 5～15min 作用消失。用药从小剂量（10～20μg/min）开始，后酌情递增 5～10μg/5～10min，直至症状缓解。由于本药具有较强的降压作用，用药过程中要密切监测血压，停药应逐渐减量。疗程一般不超过 72h，长期用药可引起氰化物中毒，合并肾功能不全病人尤其要谨慎。

> **护理警示：**
>
> 硝普钠配制好的液体放置不能超过 12h，应避光滴注，有条件时可用输液泵控制滴速

哌唑嗪

哌唑嗪（prazosin）阻断 α_1 受体，扩张小静脉和小动脉，但以扩张小动脉更明显，降低心脏前、后负荷，增加心排出量，对缺血性心脏病引起的 CHF 疗效较好。

（姚　伟）

思考题

1. β 受体阻断药对心肌有抑制作用，为什么还用于充血性心力衰竭的治疗？

2. 强心苷的用药护理要点有哪些？

3. 案例分析

刘某，女，56 岁。因充血性心力衰竭于 3 个月前开始口服地高辛 0.25mg/d、氢氯噻嗪 25mg/d，其呼吸困难、双下肢水肿等症状和体征逐渐改善。2d 前突然出现恶心，呕吐，头晕，心率 48 次/min，心电图示室性期前收缩，血肌酐 138μmol/L（碱性苦味酸比色法，正常值 53～97μmol/L），地高辛血药浓度为 2.6ng/ml（偏振荧光免疫法测定，有效治疗血药浓度范围为 0.5～2.0ng/ml），血清钾 3.1mmol/L（正常值 4～5mmol/L）。

请问：

（1）病人出现上述症状的可能原因是什么？

（2）怎样进行用药护理？

思路解析

扫一扫，测一测

学习目标

1. 掌握利多卡因、普萘洛尔、胺碘酮、维拉帕米的药理作用、临床应用、不良反应和注意事项。
2. 熟悉其他抗心律失常药的作用特点和临床应用。
3. 了解抗心律失常药的分类及基本作用。

心律失常是指心脏冲动的节律、频率、起源部位、传导速度或激动次序异常。按发生原理分为冲动形成异常和冲动传导异常，按发生时心率的快慢分为快速型心律失常和缓慢型心律失常。心律失常可导致心脏产生过快、过慢或不协调的收缩，使心脏泵血功能障碍，影响全身器官的供血，甚至危及生命。本章主要介绍治疗快速型心律失常药。

心肌细胞的
分类与特性

第一节　心律失常的发生机制

心律失常可由冲动形成异常和 / 或冲动传导异常引起。

1. 冲动形成异常　包括：①自律细胞的自律性升高：某些药物、疾病、精神紧张等因素可导致心脏自律细胞的自律性升高，产生心律失常，如窦房结或潜在起搏点的自律性升高，产生窦性心动过速或异位心律；②异常自律机制的形成：在缺血、缺氧等条件下，可使非自律细胞如心室肌细胞发生 4 相自动除极，其兴奋向周围组织扩布引起心律失常；③后除极和触发活动：后除极是指心肌细胞在一次动作电位中，于 0 相除极后又出现一次提前除极化，根据后除极发生时间，分为早后除极（发生在动作电位的 2 或 3 相）和迟后除极（发生在动作电位的 4 相），后除极扩布即会触发异常节律，导致心律失常，早后除极主要由钙离子内流增多引起，迟后除极主要由细胞内钙离子超负荷诱发钠离子短暂内流所致。

2. 冲动传导异常　最常见的是折返激动。折返是指一次冲动产生并下传后，沿着环形通路又折回，再次兴奋原来已经兴奋过的心肌，是快速型心律失常产生的重要机制之一，其形成过程见图 21-1。

笔记

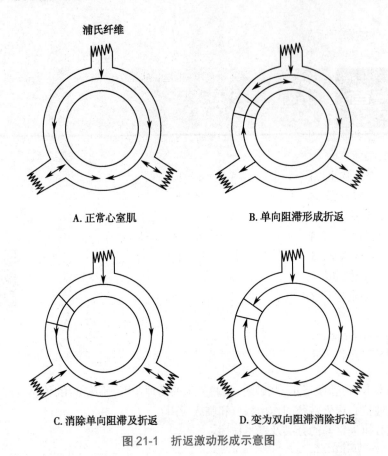

浦氏纤维

A. 正常心室肌　　　　　　　　　B. 单向阻滞形成折返

C. 消除单向阻滞及折返　　　　　　D. 变为双向阻滞消除折返

图 21-1　折返激动形成示意图

第二节　抗心律失常药的基本作用及分类

一、抗心律失常药的基本作用

抗心律失常药（antiarrhythmic drugs）作用于心肌细胞膜上的离子通道，改变 Na^+、K^+、Ca^{2+} 等离子在心肌细胞膜两侧的转运和分布，影响心肌细胞的电生理特性而发挥抗心律失常作用，其基本作用如下：

1. 降低自律性　药物通过：①阻滞钠通道或钙通道，抑制快反应细胞 4 相 Na^+ 内流或慢反应细胞 4 相 Ca^{2+} 内流，降低自动除极化速度，降低自律性；②促进 K^+ 外流，增大最大舒张电位，使其远离阈电位，降低自律性；③阻滞 K^+ 外流，延长动作电位时程，降低自律性。

2. 消除折返激动　药物通过促使 K^+ 外流，改善传导，取消单向传导阻滞，消除折返激动。也可通过阻滞 Ca^{2+} 及 Na^+ 内流，进一步减慢传导，使单向传导阻滞转为双向传导阻滞，消除折返激动。

3. 延长有效不应期（ERP）　ERP 与动作电位时程（APD）的比值（ERP/APD）大小在一定程度上可影响折返的形成及终止。比值增大，说明在一个 APD 中 ERP 持续时间长，冲动有更多机会落入 ERP，可防止或终止折返激动，消除心律失常。ERP 延长又包括：

（1）绝对延长 ERP：药物既延长 APD，又延长 ERP，但以延长 ERP 为主，ERP/APD 比值增大，称绝对延长 ERP。钠通道阻滞药、钙通道阻止药等可绝对延长 ERP。

（2）相对延长 ERP：药物既缩短 APD，又缩短 ERP，但以缩短 APD 为主，使 ERP/APD 比值增大，称相对延长 ERP。促使 K^+ 外流的药物可相对延长 ERP。

4. 减少后除极及触发活动　促使 K^+ 外流、抑制 Ca^{2+} 及 Na^+ 内流等可消除后除极引起的心律失常。

二、抗心律失常药的分类

根据药物对心肌细胞作用的电生理学特点，将抗心律失常药分为四类：

微课：抗心
律失常药的
作用

笔记

（一）Ⅰ类——钠通道阻滞药

根据对钠通道阻滞强度和阻止后通道的复活时间常数又分为Ⅰ$_a$类、Ⅰ$_b$类及Ⅰ$_c$类。

1. Ⅰ$_a$类　本类药物的主要作用是适度阻滞钠通道，抑制Na^+内流，并可阻滞钾通道和钙通道，抑制K^+外流及Ca^{2+}内流。代表药物为普鲁卡因胺、奎尼丁等，奎尼丁不良反应较多，目前已很少应用。

2. Ⅰ$_b$类　本类药物轻度阻滞钠通道，抑制Na^+内流；明显促进K^+外流，是临床常用的抗室性心律失常药，代表药物为利多卡因、苯妥英钠等。

3. Ⅰ$_c$类　本类药物重度阻滞钠通道，抑制Na^+内流，降低动作电位0相上升的速率和幅度，显著降低心肌的传导性，对复极过程影响小。代表药物为普罗帕酮等。

（二）Ⅱ类——β受体阻断药

本类药物通过阻断心肌细胞的β受体，抑制交感神经兴奋所致的起搏电流，阻滞Na^+和Ca^{2+}内流，减慢4相自动除极速率，降低自律性，减慢传导。代表药物为普萘洛尔。

（三）Ⅲ类——延长动作电位时程药

本类药物通过阻滞电压依赖性钾通道，显著抑制K^+外流，延长动作电位时程。代表药物有胺碘酮、索他洛尔等。

（四）Ⅳ类——钙通道阻滞药

本类药物通过阻滞Ca^{2+}内流，降低窦房结自律性，减慢房室传导。代表药物为维拉帕米。

第三节　常用抗心律失常药

一、Ⅰ类——钠通道阻滞药

（一）Ⅰ$_a$类

普鲁卡因胺

普鲁卡因胺（procaininamide）为普鲁卡因的衍生物，口服吸收快而完全，体内不易被酯酶水解，一次口服作用维持3h左右，静脉注射后立即发挥作用。

【药理作用】

1. 降低自律性　抑制4相Na^+内流，降低心肌细胞的自律性，抑制异位起搏点，对浦肯野细胞的作用最明显。

2. 减慢传导　阻滞钠通道，抑制0相Na^+内流，减慢心房肌、心室肌、浦肯野细胞0相除极化的速率，减慢传导，使病理状态下的单向传导阻滞转变为双向传导阻滞，消除折返激动。

3. 绝对延长ERP　本药阻滞钾通道和钙通道，抑制3相K^+外流及2相Ca^{2+}内流，延长APD，绝对延长ERP，有利于消除折返激动。

4. 其他　具有较弱的负性肌力作用及血管扩张作用。

【临床应用】

本药为广谱抗心律失常药。临床主要用于室性心律失常，如室性期前收缩、室性心动过速等。

【不良反应和注意事项】

可见皮疹、药物热、粒细胞减少等过敏反应。部分病人口服后引起恶心、呕吐等胃肠道反应。静脉给药浓度过高可发生低血压、传导阻滞、心力衰竭。长期应用可导致红斑狼疮样综合征。房室传导阻滞、低血压、心力衰竭、肝肾功能不全者慎用。

（二）Ⅰ$_b$类

利多卡因

利多卡因（lidocaine）口服首过消除明显，常采用静脉给药，静脉注射1～2min生效，作用维持10～20min，主要在肝内代谢，代谢产物及10%左右的原形药经肾排泄。

【药理作用】

1. **降低自律性** 轻度抑制浦肯野细胞 4 相 Na^+ 内流,减慢 4 相自动自动除极化速率,降低浦肯野纤维自律性,提高心室致颤阈值。

2. **相对延长有效不应期** 促进复极 3 相 K^+ 外流,缩短 APD,相对延长 ERP,有利于消除折返激动。

3. **影响病变区心肌细胞的传导性** 治疗量的利多卡因对正常心脏的传导系统无明显影响。当心肌缺血时,可减慢浦肯野细胞的传导,变单向传导阻滞为双向传导阻滞;当低血钾或心肌发生部分除极化时,可加快传导,消除单向传导阻滞,消除折返激动。

【临床应用】

治疗各种原因导致的室性心律失常,是室性心律失常的首选药之一,特别对急性心肌梗死引起的室性期前收缩、室性心动过速、心室颤动等有较好疗效。也可用于防治全身麻醉、强心苷中毒、电转律后引起的各种室性心律失常。

> **护理警示:**
>
> 利多卡因静脉推注速度不宜过快,否则会导致严重的中毒反应;眼球震颤是中毒的早期信号

【不良反应和注意事项】

可有头晕、嗜睡、视力模糊、语言及吞咽障碍等不良反应。剂量过大或推注过快可出现呼吸抑制、房室传导阻滞、血压下降甚至窦性停搏。心功能不全、肝功能障碍等病人宜减少剂量和减慢给药速度。

美西律

美西律(mexiletine)的化学结构和药理作用与利多卡因相似。其特点是可口服、作用弱但维持时间长,一次口服作用维持 6~8h。主要用于室性心律失常,特别对急性心肌梗死、洋地黄中毒、心脏手术诱发的室性心律失常疗效好,对利多卡因治疗无效的病人仍有效。

口服可引起恶心、呕吐等胃肠道反应,静脉注射剂量过大可导致震颤、眩晕、共济失调、心动过缓、传导阻滞等。心功能不全、心源性休克、心室内传导阻滞者禁用。

苯妥英钠

苯妥英钠(phenytoin sodium)药理作用类似于利多卡因,降低浦肯野细胞的自律性,相对延长 ERP。提高房室结 0 相除极化速率加快其传导,改善强心苷中毒所致的房室传导阻滞。本药与强心苷竞争 Na^+-K^+-ATP 酶,抑制强心苷中毒所致的迟后除极和触发活动。临床主要用于治疗室性心律失常,对强心苷中毒引起的室性心律失常疗效最好。

主要不良反应为静脉注射过快引起低血压、呼吸抑制和心律失常。苯妥英钠可加速美西律、地高辛、雌激素、维生素 D 等药物的代谢,降低上述药物的血药浓度。窦性心动过缓和严重房室传导阻滞病人、妊娠期妇女等禁用。

（三）I_c 类

普罗帕酮

普罗帕酮(propafenone)化学结构类似于普萘洛尔,能显著阻滞钠通道,抑制心房、心室、浦肯野细胞等快反应细胞的 Na^+ 内流,减慢传导,降低自律性;阻滞钾通道,延长心肌细胞的 APD,绝对延长 ERP。另外,本药尚有较弱的 β 受体阻断作用和钙通道阻滞作用,可降低窦房结自律性和房室结传导性,为广谱抗心律失常药。

临床可治疗室性期前收缩、室上性心动过速、心房颤动等,对冠心病、高血压引起的心律失常疗效较好。用量过大可致房室传导阻滞、直立性低血压、心力衰竭、增加心肌梗死后病人的死亡率等。

二、Ⅱ类——β 肾上腺素受体阻断药

普萘洛尔

普萘洛尔(propranolol)竞争性阻断 β 受体,降低窦房结、心房和浦肯野细胞的自律性,减少儿

茶酚胺所致的迟后除极，减慢房室结传导并明显延长其 ERP，有利于消除折返激动。高浓度（超过100ng/ml）时可抑制 Na^+ 内流，降低浦肯野纤维等快反应细胞的传导速率。

主要用于治疗室上性心律失常，特别对交感神经过度兴奋引起的快速型心律失常疗效显著，如窦性心动过速、心房颤动、心房扑动、阵发性室上性心动过速等，是窦性心动过速的首选药；治疗室性心律失常也有效，尤其对运动或情绪激动诱发的室性心律失常效果良好；与强心苷或钙通道阻滞药合用，可控制心房扑动、心房颤动及阵发性室上性心动过速时的室性频率；心肌梗死病人用药后可减少心律失常的发生、缩小心肌梗死范围、降低死亡率。

不良反应和注意事项详见第九章肾上腺素受体阻断药。

阿替洛尔

阿替洛尔（atenolol）为长效、选择性 β_1 受体阻断药，对 β_2 受体影响小。一次口服 $t_{1/2}$ 约 7h。抗心律失常作用和临床应用与普萘洛尔相似，但伴有糖尿病、支气管哮喘等疾病的心律失常病人也可应用。

美托洛尔

美托洛尔（metoprolol）为 β_1 受体阻断药，作用较普萘洛尔弱。较大剂量对 β_2 受体也有阻断作用，支气管哮喘等病人慎用。

三、Ⅲ类——延长动作电位时程药

胺碘酮

胺碘酮（amiodarone）口服吸收缓慢，一般 4～7d 起效，停药后作用仍可维持 4～6 周，主要在肝代谢，经胆汁排泄。

【药理作用和临床应用】

胺碘酮能显著阻滞钾通道，抑制 K^+ 外流，抑制复极过程，延长心房肌、心室肌和浦肯野细胞的 APD 及 ERP；阻滞钠通道和钙通道，降低心房、窦房结、浦肯野细胞的自律性，减慢房室结、浦肯野细胞等传导系统的传导速率。本药还能非竞争性阻断 α 及 β 受体，扩张冠状动脉，减少心肌耗氧量。

本药为广谱抗心律失常药，用于治疗各种室上性和室性心律失常。对心房颤动、心房扑动和室上性心动过速疗效最好，也是治疗预激综合征的常用药。静脉注射可用于利多卡因治疗无效的室性心动过速。

【不良反应和注意事项】

口服可引起恶心、便秘等胃肠道反应，长期使用引起肝损害；静脉注射过快可致窦性心动过缓、房室传导阻滞、低血压等，偶见尖端扭转性室性心律失常；少数病人用后发生甲状腺功能亢进或减退；用药超过 3 周，角膜或皮肤组织可出现褐色颗粒沉淀，停药后自行消退；胺碘酮最严重的不良反应是肺间质纤维化。

四、Ⅳ类——钙通道阻滞药

维拉帕米

维拉帕米（verapamil）通过阻滞心肌细胞膜的钙通道和钾通道，产生以下作用：①降低窦房结的自律性，减少或取消后除极引起的触发活动；②降低窦房结、房室结的传导性，防止心房扑动或心房颤动引起的心室率加快；③延长窦房结、房室结的 ERP，大剂量也可延长浦肯野细胞的 ERP，有利于消除折返激动。本药尚有扩张冠状动脉、抑制血小板聚集的作用。

临床主要用于治疗室上性心动过速，为阵发性室上性心动过速的首选药，在心房颤动、心房扑动时用于控制心室频率。对室性心律失常效果较差。

（姚　伟）

思考题

1. 利多卡因可治疗哪种类型的心律失常？为什么？

2. 抗心律失常药的分类及代表药有哪些？

3. 案例分析

李某，男，42 岁。风湿性心脏病二尖瓣狭窄 3 年。半年前出现反复发作的心悸、气短、胸闷，心脏听诊心律不规则，心电图示心房颤动，心脏 X 线片未见明显扩大。诊断：风湿性心脏病二尖瓣狭窄合并心房颤动。给予地高辛每天 0.25mg 口服，但效果不理想，心室率仍在 130 次 /min 以上，又加用美托洛尔控制心室率。

请问：

（1）用药是否合理？

（2）用药的注意事项有哪些？

思路解析

扫一扫，测一测

第二十二章　抗心绞痛药

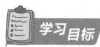

学习目标

1. 掌握硝酸甘油、普萘洛尔的抗心绞痛作用、临床应用、不良反应和注意事项。
2. 熟悉硝苯地平的作用特点和临床应用。
3. 了解其他抗心绞痛药的作用特点。

心绞痛（angina pectoris）是缺血性心脏病的常见症状，是因冠状动脉供血不足引起的心肌急剧、暂时性缺血与缺氧的综合征。发作时，病人胸骨后出现阵发性压榨性疼痛，疼痛可放射至左肩、心前区和左上肢，疼痛一般持续数分钟。休息或服用抗心绞痛药物可缓解。心绞痛持续发作如不及时治疗可发展为心肌梗死，危及病人生命。

心绞痛的发生基础是心肌组织的供氧与需氧失衡，任何引起心肌组织耗氧增加或供氧减少的因素都可诱发心绞痛。抗心绞痛药（antianginal drugs）是一类能恢复心肌氧供需平衡的药物，主要通过以下几个环节发挥作用：①扩张静脉及小动脉，降低回心血量及外周血管阻力，减少心肌耗氧；②抑制心肌收缩力，减慢心率，降低心肌耗氧；③扩张冠状动脉、促使侧支循环形成、增加缺血区供血；④抑制血小板聚集、抗血栓形成以及改善心肌代谢。目前常用的抗心绞痛药物有硝酸酯类、β受体阻断药、钙通道阻滞药等。

心绞痛分类

第一节　硝　酸　酯　类

硝酸甘油

硝酸甘油（nitroglycerin）脂溶性高，易通过生物膜，口服易吸收，但首过消除明显，生物利用度仅为10%左右。临床常采用舌下含服、气雾吸入等给药方式，以提高生物利用度。含服后1～2min起效，维持20～30min，生物利用度可达80%，$t_{1/2}$为2～4min。舌下含服是硝酸甘油最常用的给药方法。也可以将硝酸甘油做成软膏或贴膜剂涂抹及贴在皮肤上，作用持续时间较长，可以起到预防心绞痛发作的功效。

硝酸甘油与诺贝尔奖

【药理作用】

硝酸甘油的基本作用是松弛平滑肌，以对血管平滑肌的作用最明显。作用机制与其在血管内皮细胞中释放一氧化氮（NO）有关。

1. **扩张外周血管，降低心肌耗氧量**　小剂量的硝酸甘油可扩张静脉，减少回心血量，使心室壁张

微课：硝酸甘油的药理作用

力降低,心肌耗氧量减少;稍大剂量可同时扩张动脉,降低心脏射血阻力,降低心肌耗氧。

2. 扩张冠状动脉,增加缺血区血液灌注 硝酸甘油选择性扩张冠状动脉的输送血管、侧支血管,对分布于心肌纤维之间的阻力血管几乎无扩张作用。当心肌缺血时,缺血区的阻力血管因缺氧、代谢产物堆积处于极度扩张状态,其阻力远远小于非缺血区血管的阻力。使用硝酸甘油后,血液将顺压力差从输送血管及侧支血管流向缺血区,增加缺血区的血液供应(图22-1)。

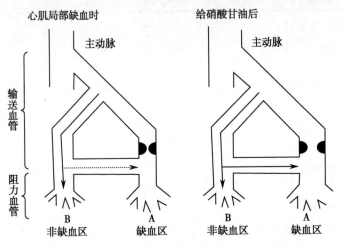

图 22-1 硝酸甘油对冠状动脉的作用部位示意图

3. 降低心室壁张力,增加心内膜供血 冠状动脉由心外膜成直角分支,贯穿心室壁成网状分布于心内膜,这种解剖特点使内膜下血流易受心室壁张力及心室内压力的影响。当心绞痛发作时,左室舒张末压增高,血液经心外膜流向心内膜下区域时受到的阻力增大,导致心内膜下区域易发生缺血。硝酸甘油能扩张静脉,减少回心血量,降低心室内压力;扩张动脉,降低心室壁张力,有利血液从心外膜流向心内膜下缺血的区域。

4. 保护缺血的心肌细胞 硝酸甘油通过释放一氧化氮,进一步促进前列环素和降钙素基因相关肽等物质的生成与释放,这些物质对缺血的心肌细胞产生有效的保护作用。

【临床应用】

1. 防治心绞痛 对各类心绞痛,舌下含服硝酸甘油可预防发作并迅速控制症状,疗效确切可靠,常作为各型急性心绞痛病人的必备药和首选药。心绞痛急性发作可选用起效快的气雾剂、口含片等;频繁发作时可选用皮肤贴剂或控释片。

2. 治疗急性心肌梗死 静脉给药治疗急性心肌梗死,通过降低心肌耗氧和增加心肌供血以缩小梗死范围。

3. 治疗急、慢性心功能不全 应用硝酸甘油后通过扩张容量血管和阻力血管可降低心脏前、后负荷,辅助治疗急、慢性心功能不全。

【不良反应和注意事项】

1. 血管舒张反应 常见头痛、面颊及颈部皮肤潮红、心悸、颅内压升高、诱发或加重青光眼等;大剂量使用可引起直立性低血压及晕厥。当血压过度降低时,不仅冠状动脉血流灌注压降低,还可造成反射性心率加快、心肌收缩力增强、心肌耗氧量增加,不利于心绞痛的缓解,合用 β 肾上腺素受体阻断药可减轻上述不良反应,但两者合用应注意减少用量。

2. 耐受性 连用2～3周可出现耐受性,停药1～2周后耐受性消失,可恢复敏感性。现多主张小剂量间歇性给药,以减少耐受性发生。

3. 高铁血红蛋白血症 剂量过大或频繁用药时可发生,表现为呕吐、发绀等。

低血压、青光眼、快速型心律失常、颅内压升高、颅内出血、颅脑损伤等病人禁用。

【护理要点提示】

1. 用药前 ①明确用药目的;②详细询问病人病史,了解病人是否有用药的禁忌证,如青光眼、快速型心律失常、低血压、颅内出血等;③向病人介绍药物治疗的目的、可能出现的不良反应及其表现；④根据医生开出的药物剂型，指导病人严格遵医嘱正确用药；⑤若采用静脉给药，应事先告知病人及家属不可私自调节滴速。

2. 用药期间　①静脉点滴时要严格控制药物入量，每5～10min监测生命体征一次，严密观察药物的不良反应，并做好相应的记录，发现异常时配合医生及时处理，有条件者可采用输液泵或微量静脉推注泵给药；②采用半卧位给药，坐起时动作应缓慢，以免直立性低血压的发生，一旦出现头晕，出冷汗、心慌等症状，要立即取平卧位，并要密切观察病情变化；③不主张使用聚氯乙烯材质输液器，以免药物被容器吸收；④教育病人饮食应以低盐、低脂、清淡、易消化、产气少的食物为主，进食不宜过饱，以免加重心脏负担；⑤对药物的疗效作出评价。

> **护理警示：**
>
> 静脉给药不得漏出血管外，结晶完全溶解后方可静脉给药

> **护理警示：**
>
> 密切监测生命体征，尤其是血压

硝酸异山梨酯

硝酸异山梨酯（isosorbide dinitrate）与硝酸甘油的作用相似但较弱，发挥作用慢但维持时间长，可口服，一次口服作用持续2～4h，临床主要用于预防心绞痛发作及心肌梗死后心力衰竭的长期治疗。

本类药物还有单硝酸异山梨酯（isosorbide mononitrate）。

第二节　β肾上腺素受体阻断药

β受体阻断药可使心绞痛病人心绞痛发作次数减少，增加病人运动耐量，减少心肌耗氧量。对心肌梗死者，可缩小梗死面积，降低死亡率。现已作为抗心绞痛的一类重要药物。

普萘洛尔

普萘洛尔（propranolol）为临床常用的抗心绞痛药。

【抗心绞痛作用】

1. 降低心肌耗氧量　普萘洛尔通过阻断心脏的 β_1 肾上腺素受体，使心率减慢，心肌收缩力减弱，心肌耗氧量降低。在心绞痛发作、交感神经兴奋时，降低心肌耗氧量更为显著。

2. 增加缺血区血液供应　普萘洛尔可降低心肌耗氧量，使非缺血区血管阻力增加，促使血液流向血管极度扩张的缺血区，增加缺血区血液供应；减慢心率，相对延长舒张期，有利于血液从心外膜流向易缺血的心内膜下区域；增加侧支循环，增加缺血区血流灌注。

3. 其他　普萘洛尔可促进氧与血红蛋白分离，增加心肌组织对氧的摄取利用。此外，本药还具有保护缺血区心肌细胞线粒体的结构与功能、改善缺血区心肌细胞对葡萄糖的摄取和利用、减少缺血区因缺血所致的失钾等作用。

【临床应用】

1. 防治心绞痛　普萘洛尔抗心绞痛的疗效与心绞痛类型有关，稳定型心绞痛使用后效果最好，对伴有高血压和快速型心律失常的病人更为适用；对硝酸甘油治疗效果差的稳定型心绞痛病人，普萘洛尔可减少心绞痛发作次数，减轻缺血程度，改善生活质量；变异型心绞痛不宜单独使用本药。

临床将普萘洛尔与硝酸酯类合用。这是因为：①两类药均可降低心肌耗氧量，合用后可产生协同作用；②普萘洛尔能对抗硝酸酯类引起的反射性心率加快、心肌收缩力增强、耗氧增加，硝酸酯类可对抗普萘洛尔引起的心室容积增大、射血时间延长、冠状动脉收缩。所以，两类药合用可以取长补短，发挥协同治疗作用，同时减少不良反应。但联合用药时应注意适当减少用药剂量，避免因血压过低导致冠状动脉灌注压降低，反而不利于缓解心绞痛。

2. 治疗心肌梗死　心肌梗死病人用药后可缩小梗死范围，减轻缺血损伤，长期应用可降低复发率及病死率。

【不良反应和注意事项】

可引起心动过缓、房室传导阻滞、心力衰竭等。普萘洛尔的有效剂量个体差异较大，一般宜从小

剂量开始逐渐增加剂量。突然停药会诱发或加重心绞痛，甚至诱发心肌梗死。支气管哮喘、心动过缓、房室传导阻滞等病人禁用。

同类药物还有美托洛尔（metoprolol）、阿替洛尔（atenolol）等。

第三节　钙通道阻滞药

钙通道阻滞药是临床用于预防和治疗心绞痛的常用药，特别是对变异性心绞痛疗效最佳。常用药物有硝苯地平（nifedipin）、维拉帕米（verapamil）、地尔硫草（diltiazem）等。

【抗心绞痛作用】

1．降低心肌耗氧量　本类药通过阻滞细胞膜上钙通道，抑制 Ca^{2+} 内流，从而使心肌收缩力减弱、心率减慢，血管平滑肌松弛、血压下降、外周阻力减小，心脏前、后负荷降低，心肌耗氧量降低。

2．扩张冠状动脉　本类药可扩张冠状动脉中的输送血管和小阻力血管，增加侧支循环，改善缺血区的血液供应，有利于缓解心绞痛。

3．保护缺血心肌细胞　心肌缺血时，心肌细胞外大量的 Ca^{2+} 内流，致线粒体内 Ca^{2+} 超负荷，使线粒体结构破坏，失去氧化磷酸化能力，导致细胞坏死。钙通道阻滞药通过抑制 Ca^{2+} 内流，保护缺血的心肌细胞。

4．抑制血小板聚集　本类药还可降低血小板内的 Ca^{2+} 浓度，抑制血小板聚集，从而防止血栓形成，以缓解心绞痛症状。

【临床应用】

本类药物主要用于变异型心绞痛，也可用于稳定型心绞痛，对伴有支气管哮喘及外周血管痉挛性疾病者效果好。

硝苯地平对血管尤其是冠状动脉和外周小动脉的扩张作用明显，故对变异型心绞痛疗效好，伴高血压者尤佳，与β受体阻断药合用可增强疗效。维拉帕米常用于稳定型心绞痛，因扩张冠状动脉的作用较弱，故不宜单独用于变异型心绞痛；与β受体阻断药合用虽可取得协同作用，但因两者均可抑制心肌收缩力和传导系统，故应慎用于伴有心衰及传导阻滞的病人。地尔硫草对各型心绞痛均可用，疗效介于硝酸甘油和维拉帕米之间，也有抑制心肌收缩力和传导的作用，因此慎用于心绞痛伴心衰及传导阻滞者。

（秦博文）

思考题

1．简述硝酸甘油的抗心绞痛作用。

2．简述普萘洛尔与硝酸甘油合用治疗心绞痛的临床意义。

3．案例分析

病人，男，57 岁。近半年来，劳累后或者情绪激动后反复发作胸骨后压榨性疼痛，并放射至左肩和后背，休息后稍稍缓解。查体：心率 79 次/min，心电图 S-T 段压低，示心肌缺血；心脏彩色多普勒示冠状动脉粥样硬化斑块。诊断：冠心病、心绞痛。治疗方案：硝酸甘油片，每次 0.5mg，必要时舌下含服；普萘洛尔片，每次 10mg，每日 3 次，口服。

请问：

（1）以上用药是否合理？

（2）用药护理要点有哪些？

思路解析

扫一扫，测一测

第二十三章　调血脂药和抗动脉粥样硬化药

学习目标

1. 掌握他汀类调血脂药的药理作用、临床应用、不良反应和注意事项。
2. 熟悉苯氧酸类调血脂药的作用特点及临床应用。
3. 了解其他调血脂药和抗动脉粥样硬化药的临床应用。

第一节　调 血 脂 药

　　血脂是血浆中所含脂类的总称，包括胆固醇（Ch）、三酰甘油（TAG）又称甘油三酯（TG）、磷脂（PL）及游离脂肪酸（FFA）等。血脂在血浆中分别与载脂蛋白（Apo）结合，形成血浆脂蛋白（LP），溶于血浆进行转运与代谢。人体血浆中的脂蛋白可分为乳糜微粒（CM）、极低密度脂蛋白（VLDL）、中间密度脂蛋白（IDL）、低密度脂蛋白（LDL）和高密度脂蛋白（HDL）等。

　　一种或多种血脂高于正常值称为高脂血症。由于血脂以 LP 形式进行转运，故高脂血症常是高脂蛋白血症的反映，一般将高脂蛋白血症分为 6 型（表 23-1）。当血浆中 VLDL、LDH、IDL 的水平高出正常，胆固醇则易沉积在动脉血管壁，从而导致动脉粥样硬化。近年来的研究发现，HDL 具有清除动脉壁的胆固醇和抗氧化作用。因此，HDL 水平低于正常，也是导致动脉粥样硬化（atherosclerosis，AS）的重要因素。

高密度脂蛋白胆固醇为什么叫"好"胆固醇

表 23-1　高脂蛋白血症的分型

分型	脂蛋白变化	血脂变化	临床分型
I	CM ↑	TG ↑↑↑ TC ↑	高三酰甘油血症
II_a	LDL ↑	TC ↑↑	高胆固醇血症
II_b	VLDL ↑、DLD ↑	TG ↑↑ TC ↑↑	混合型高血脂血症
III	IDL ↑	TG ↑↑ TC ↑↑	混合型高血脂血症
IV	VLDL ↑	TG ↑↑ TC ↑	高三酰甘油血症
V	CM ↑、VLDL ↑	TG ↑↑ TC ↑	混合型高血脂血症

　　注：TC 表示总胆固醇。

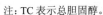

调血脂药(lipid regulating agent)是指能改善脂蛋白代谢异常,对动脉粥样硬化具有防治作用的药物。

一、他汀类

他汀类是治疗高胆固醇血症的新型药物。常用的有洛伐他汀(lovastatin)、辛伐他汀(sinvastatin)、普伐他汀(pravastatin)、氟伐他汀(fluvastatin)和阿托伐他汀(atorvastatin)等。

他汀类药物口服吸收较好,生物利用度高。部分品种需在肝脏活化后才能发挥作用,多数药物的原形药及活性代谢产物与血浆蛋白的结合率较高。药物主要在肝代谢,大部分经消化道排泄,少量经肾排泄。

【药理作用】

1. 调血脂作用　他汀类药物主要通过抑制肝细胞合成胆固醇的限速酶——羟甲基戊二酰辅酶 A (HMG-CoA)还原酶的活性,使 CH 合成受阻,血浆中 CH 浓度降低,也可以通过负反馈调节使肝细胞表面 LDL 受体数量增加、活性增强,从而能与更多 LDL 结合,并将其转运至外周组织,以此降低血浆中 LDL 浓度。本类药物主要降低血中胆固醇含量,对三酰甘油影响较小。

治疗剂量时能明显降低 LDL-C,降 TC 次之,对 TG 的作用较弱,可使 HDL-C 轻度升高。调脂作用呈剂量依赖性。用药 2 周后出现明显疗效,4~6 周达最大效应。

2. 其他作用　本类药物还可抑制动脉平滑肌细胞增殖,延缓内膜增厚,改善血管内皮对扩血管物质的反应性;抑制血小板聚集,提高纤溶活性,减少动脉壁巨噬细胞及泡沫细胞的形成,稳定和缩小动脉粥样硬化斑块等,均有助于发挥抗动脉粥样硬化作用。

【临床应用】

1. 治疗原发性高胆固醇血症　用于治疗以胆固醇升高为主的高脂蛋白血症,特别是伴有 LDL-C 升高者可作为首选药,对杂合子家族性或非家族性 II_a 型高脂蛋白血症疗效最好。

2. 治疗继发性高胆固醇血症　可用于继发肾病综合征及 2 型糖尿病的高脂蛋白血症病人。用药后可使病人血浆中 LDL、VLDL 等不同程度的降低。

3. 预防冠心病　本类药物通过降低血脂、增加 HDL 含量,能有效延缓冠状动脉硬化的速度,提高其消退率。

【不良反应和注意事项】

他汀类药物不良反应较少。约 10% 病人有轻度胃肠道反应、头痛或皮疹。偶见肝毒性,少数病人出现无症状性转氨酶升高,停药后可恢复。也有少数病人发生肌痛、无力、肌酸磷酸激酶(CPK)升高等肌病表现,多见于大剂量用药者。用药期间应定期检查肝功能,有肌痛者应检测 CPK,必要时停药。孕妇、哺乳期妇女及转氨酶持续升高者禁用。

横纹肌溶解症

二、贝特类

最早应用的贝特类药物为氯贝丁酯(clofibrate),降脂作用明显,但不良反应多而严重,现已少用。目前应用的新型贝特类药,药效强、毒性低,包括吉非贝齐(gemfibrozil)、苯扎贝特(bezafibrate)、非诺贝特(fenofibrate)和环丙贝特(ciprofibrate)等。

本类药物口服吸收快而完全,2~8h 血药浓度达高峰,在血液中与血浆蛋白结合,不易分布到外周组织。大部分在肝脏与葡萄糖醛酸结合,少量以原形经肾排出,部分药物有肝肠循环。

【药理作用和临床应用】

本类药物能明显降低病人血浆 TG、VLDL-C、IDL 含量,可使 HDL 升高。对 LDL 作用与病人血浆中 TG 水平有关。对单纯高三酰甘油血症病人 LDL 无影响,但对单纯高胆固醇血症病人 LDL 可下降 15%。此外,本类药物也有降低血小板黏附性和聚集性、抗凝血和降低血浆黏滞度、增加纤溶酶活性等作用。

用于治疗以三酰甘油增高为主的高脂血症,即 TG 或 VLDL 升高为主,如 II_b、III、IV 型高脂血症,尤以 III 型效果更好;也用于 2 型糖尿病的高脂血症。

【不良反应和注意事项】

不良反应较少,常见轻度腹痛、腹泻、恶心等胃肠道反应,饭后服用可减轻。偶有皮疹、脱发、

笔记

视物模糊、血常规异常、血清谷丙转氨酶增高等，故用药期间嘱病人定期检查肝功能和血常规。本类药物与他汀类药物联用，有发生横纹肌溶解症的危险性，临床可致肌肉强直或疼痛、病变部位肌肉退化，尿色呈黑红或可乐色等。肝、肾功能不全，妊娠期妇女及哺乳期妇女慎用。

> **护理警示：**
>
> 注意病人肝功能和心肌酶谱，一旦有升高趋势，出现肌痛、肌无力、发热等症状时应立即停止用药

三、胆汁酸结合树脂类

本类药物又称胆酸螯合剂，为阴离子交换树脂，不溶于水，也不易被消化酶分解。

考来烯胺和考来替泊

考来烯胺（cholestyramine）和考来替泊（colestipol）是一类碱性阴离子交换树脂，不溶于水，口服不吸收，也不易被消化酶破坏，能与胆汁酸结合形成络合物，阻断胆汁酸的肝肠循环，促其从肠道排泄。由于胆汁酸减少，促使肝中胆固醇转化为胆汁酸，使胆固醇含量降低，导致肝细胞表面 LDL 受体数量增加，促进血浆中 LDL 向肝中转移，导致血浆 TC 和 LDL-C 浓度下降。由于肠腔中胆汁酸减少，使食物中的胆固醇吸收减少，这也是此类药物降低胆固醇的原因之一。用于治疗高胆固醇血症为主的高脂蛋白血症，主要用于 II$_a$ 型高脂蛋白血症，对 II$_b$ 型高脂蛋白血症，应与降 TG、VLDL 的药物合用。

常见腹胀、嗳气、便秘等胃肠道反应。长期应用可引起脂溶性维生素缺乏，应注意补充。

四、烟酸类

烟酸

烟酸（nicotinic acid）属 B 族维生素，药理剂量具有调血脂作用。烟酸为广谱调血脂药，大剂量用药能迅速降低血浆 VLDL 和 TG 浓度，用药后 1～4d 生效，作用强度与 VLDL 水平有关；用药 5～7d 后，LDL-C 也下降。烟酸还可使 HDL-C 浓度增高。烟酸还具有抑制血小板聚集和扩张血管作用。对 II、III、IV、V 型高脂血症均有效，其中对 II$_b$、IV 型者最佳。与他汀类或贝特类合用，可提高疗效。治疗初期常见皮肤潮红、瘙痒、头痛等皮肤血管扩张现象。还可出现胃肠道反应如恶心、呕吐、腹泻等，可诱发溃疡病。大剂量可引起血糖升高、尿酸增加、肝功能异常。故长期使用应定期检查血糖、肝功能、肾功能。痛风、消化性溃疡、糖尿病病人禁用。

降血脂药的
注意事项

第二节　抗　氧　化　剂

过度氧化和氧自由基（oxygen free radical）在动脉粥样硬化的发生发展过程中发挥着重要作用，防止氧自由基脂蛋白的氧化修饰已成为阻止动脉粥样硬化发生和发展的重要措施。

普罗布考

普罗布考（probucol）口服吸收不完全，餐后服可增加吸收。本药为亲脂性抗氧化剂，主要分布于脂肪组织，$t_{1/2}$ 较长，达 23～47d。90% 经粪便排泄，2% 经尿肾排泄。

【药理作用】

1. 调血脂　通过抑制胆固醇的早期合成、抑制食物中胆固醇的吸收、促进胆汁酸排泄等，降低 TC、LDL 和 HDL 水平。

2. 抗氧化及抗动脉粥样硬化　本药分布于脂蛋白后本身被氧化为普罗布考自由基，阻断脂质过氧化，减少过氧化物的产生，减缓动脉粥样硬化，降低冠心病的发病率。

【临床应用】

用于治疗各型高胆固醇血症及预防动脉粥样硬化的形成。与他汀类、考来烯胺、烟酸合用作用增强。

【不良反应和注意事项】

不良反应较轻，常见恶心、腹胀、腹泻、腹痛等胃肠道反应，偶见嗜酸性粒细胞增多，肝功能异常

等,个别病人 Q-T 间期延长。故用药期间应定期监测心电图。心肌损害者、哺乳期妇女、妊娠期妇女及小儿禁用。老年人慎用。

第三节 多烯脂肪酸类

多烯脂肪酸(ployenoic fatty acids)又称多不饱和脂肪酸类(polyunsaturated fatty acids,PUFAs),根据其不饱和键在脂肪酸链中开始出现的位置,分为 n-3(ω-3)型及 n-6(ω-6)型两大类,前者调血脂作用较可靠。

n-3 型多烯脂肪酸

n-3 型多烯脂肪酸(n-3 ployenoic fatty acids)包括二十碳五烯酸(EPA)、二十二碳六烯酸(DHA),主要来自于海洋生物如海藻、鱼及贝壳类中。EPA 和 DHA 可明显降低 TG 及 VLDL,升高 HDL,从而起到防止动脉粥样硬化的作用。可用于治疗高三酰性高脂血症,对心肌梗死病人的预后有明显改善。不良反应较少,长期或大剂量服用可出现消化道不适,出血时间延长,免疫反应降低等,故有出血性疾病病人禁用。

第四节 血管内皮保护药

多种因素(机械、化学、细菌毒素)可损伤血管内皮,改变其通透性,引起白细胞和血小板黏附,并释放各种活性因子,导致内皮进一步损伤,最终导致动脉粥样硬化斑块形成。因此,保护血管内皮免受各种因子的损伤,是抗动脉粥样硬化的重要措施。

目前临床应用的保护动脉内皮的药物主要是硫酸多糖(polysaccharide sulfate),是一类含有硫酸基的多糖,从动物脏器或藻类中提取或半合成,如肝素(heparin)、硫酸类肝素(heparan sulfate)、硫酸软骨素 A(chondroitin sulfate A)、硫酸葡聚糖(dextran sulfate)等,它们带有大量负电荷,能结合在血管内皮表面,防止白细胞、血小板以及有害因子的黏附,保护血管内皮细胞免受损伤;同时,能抑制血管平滑肌细胞增生,都有抗多种化学物质致动脉内皮损伤的作用。主要用于缺血性心脑血管疾病及预防经皮冠脉成形术(PTCA)后再狭窄。

(秦博文)

思考题

1. 简述他汀类药物的降脂作用特点。

2. 考来烯胺是如何发挥降脂作用的?

3. 案例分析

病人,男,59 岁。1 个月前因"高脂血症(Ⅱ₆型)"来院就诊。给予辛伐他汀片,40mg,每晚口服;苯扎贝特片,0.2g,口服,每日 3 次治疗。服药 2 周后,病人感觉下肢肌肉开始酸痛,但一直当作是运动后症状,也没停药。近 2 日,病人突然发现尿液变成了酱油色,遂去医院检查。诊断:药物性横纹肌溶解症。

请问:

(1)病人出现横纹肌溶解症的原因是什么?

(2)应用降血脂药有哪些注意事项?

思路解析

扫一扫,测一测

第二十四章 肾上腺皮质激素类药

24章 PPT

学习目标

1. 掌握糖皮质激素类药的药理作用、临床应用、不良反应和注意事项。
2. 熟悉常用糖皮质激素类药的作用特点,糖皮质激素类药的用法和疗程。
3. 了解盐皮质激素类药、促皮质素及皮质激素抑制药的临床应用。

肾上腺皮质激素(adrenocortical hormones)是肾上腺皮质分泌的各种激素的总称,属甾体类化合物,包括盐皮质激素、糖皮质激素及少量的性激素。肾上腺皮质激素类药是指与肾上腺皮质激素生物活性相似的一类药物,临床应用的主要是糖皮质激素类药。

第一节 糖皮质激素类药

内源性糖皮质激素(glucocorticoids)主要是可的松和氢化可的松,目前临床应用的多为人工合成的糖皮质激素类衍生物,常用药物有:①短效类:如可的松(cortisone)和氢化可的松(hydrocortisone);②中效类:如泼尼松(prednisone)、泼尼松龙(prednisolone)、甲泼尼龙(methylprednisolone)和曲安西龙(triamcinolone);③长效类:如地塞米松(dexamethasone)和倍他米松(betamethasone);④外用类:如氟氢可的松(fludrocortisone)和氟轻松(fluocinolone acetonide)(表24-1)。

表 24-1 常用糖皮质激素类药分类及作用比较

	药物	水盐代谢(比值)	抗炎作用(比值)	等效剂量(mg)
短效	氢化可的松	1.0	1.0	20
	可的松	0.8	0.8	25
中效	泼尼松	0.3	4.0	5
	泼尼松龙	0.3	4.0	5
	甲泼尼龙	0	5.0	4
	曲安西龙	0	5.0	4
长效	地塞米松	0	30	0.75
	倍他米松	0	25~35	0.6
外用	氟氢可的松	125	12	—

121

糖皮质激素类药口服、注射均可吸收。氢化可的松吸收入血后约90%与血浆蛋白结合，其中约80%与皮质激素转运蛋白结合，后者在肝内合成，肝、肾疾病者血中皮质激素转运蛋白含量减少，导致游离型药物增多，药理作用增强。糖皮质激素类药主要在肝代谢，可的松和泼尼松必须在肝中分别转化为氢化可的松和泼尼松龙后才具有生物活性，故严重肝功能不全者不宜应用可的松和泼尼松。

【药理作用】

1. 抗炎作用　糖皮质激素具有强大的非特异性抗炎作用，对各种原因引起的炎症都有明显的抑制作用。在炎症早期可抑制毛细血管扩张，降低血管壁通透性，减轻充血、渗出以及白细胞的浸润和吞噬反应，从而缓解红、肿、热、痛等炎症局部症状；在炎症后期能抑制毛细血管、成纤维细胞的增生和肉芽组织的形成，防止粘连和瘢痕形成。炎症反应是机体的一种防御功能，糖皮质激素在抗炎的同时也会降低机体的防御能力，可能引起感染扩散或伤口愈合延缓。

2. 免疫抑制作用　大剂量糖皮质激素对免疫过程的许多环节都有抑制作用，小剂量主要抑制细胞免疫，大剂量也能干扰体液免疫。其作用机制可能与抑制巨噬细胞对抗原的吞噬和处理、减少外周淋巴细胞数目、抑制B细胞向浆细胞的转化、抑制许多免疫因子和过敏介质的生成和释放有关，另外其抗炎作用可减轻免疫性炎症反应。但糖皮质激素只能抑制免疫反应的过程，不能增强机体的防御能力，也不能消除抗原物质。

3. 抗休克作用　大剂量糖皮质激素具有抗休克作用，一方面是其抗炎和免疫抑制作用的综合效应，另一方面还可能与以下因素有关：稳定溶酶体膜，减少心肌抑制因子（MDF）的形成，从而抑制由MDF所致的心肌收缩力减弱与内脏血管收缩；降低血管对某些缩血管物质的敏感性，解除小血管痉挛，改善微循环，从而改善休克症状；提高机体对内毒素的耐受力，减轻内毒素对机体的损害，但对细菌外毒素无效。

4. 对血液和造血系统的影响　刺激骨髓造血功能，使血红蛋白和红细胞含量增加，血小板和纤维蛋白原增加；其能促使骨髓中的中性粒细胞进入血液，但降低其游走、吞噬等功能；还可使血液中淋巴细胞、嗜酸性和嗜碱性粒细胞减少。

5. 对代谢的影响　生理剂量的糖皮质激素主要影响正常物质代谢过程。①糖代谢：促进糖异生，减少机体组织对葡萄糖的利用，升高血糖；②蛋白质代谢：促进蛋白质分解，抑制蛋白质合成，造成负氮平衡，大剂量长期应用可致生长缓慢、肌肉萎缩、骨质疏松、皮肤变薄、创伤愈合迟缓等；③脂肪代谢：大剂量长期应用可激活四肢皮下脂肪酶，使脂肪重新分布，形成向心性肥胖；④水和电解质代谢：有较弱的盐皮质激素样作用，长期使用可致水钠潴留、低血钾，还可减少小肠对钙的吸收，促进尿钙排泄，长期应用可引起骨质脱钙。

6. 其他　提高中枢神经系统兴奋性，偶可诱发精神失常，大剂量可能导致儿童惊厥；增加胃酸和胃蛋白酶的分泌，降低胃黏膜的防御能力。

【临床应用】

1. 替代疗法　用于急慢性肾上腺皮质功能减退症、腺垂体功能减退症及肾上腺次全切除术后的补充治疗。

2. 治疗严重感染　主要用于中毒性感染或伴有休克者，如中毒性菌痢、暴发型流脑、中毒性肺炎、重症伤寒及败血症等的治疗，利用其抗炎、抗休克等作用迅速缓解症状，帮助病人渡过危险期。但糖皮质激素并无抗菌或抗病毒作用，在抗炎同时也降低了机体的防御能力，有可能引起感染加重或扩散，因此必须在合用足量有效的抗菌药物的前提下才能应用。病毒和真菌感染一般不宜选用糖皮质激素类药，但对于严重传染性肝炎、流行性乙型脑炎等危及生命的病毒感染也可酌情应用以缓解症状。

3. 防止某些炎症后遗症　对于某些重要器官或关键部位的炎症，如脑膜炎、胸膜炎、心包炎、风湿性心瓣膜炎、损伤性关节炎、睾丸炎、烧伤以及眼部感染等，早期应用糖皮质激素类药可防止或减轻炎症损害，避免粘连、瘢痕等后遗症的产生。

4. 治疗自身免疫性疾病、过敏性疾病和器官移植排斥反应

（1）治疗自身免疫性疾病：如严重风湿热、类风湿性关节炎、自身免疫性溶血性贫血、肾病综合征和系统性红斑狼疮等疾病应用糖皮质激素类药后可缓解症状，但不能根治，一般采用综合疗法，不宜

单用。

（2）治疗过敏性疾病：如荨麻疹、花粉症、血清病、血管神经性水肿、过敏性鼻炎、支气管哮喘等，可利用糖皮质激素类药的抗炎、免疫抑制等作用缓解症状。

（3）用于器官移植排斥反应：糖皮质激素类药可抑制异体器官移植术后的排斥反应，与环孢素等免疫抑制剂合用疗效更佳。

5. 治疗各种休克　糖皮质激素类药可用于各种原因引起的休克。对感染性休克，在合用足量有效的抗菌药物的同时，可及早、短时间内突击使用大剂量糖皮质激素；对过敏性休克，首选肾上腺素，严重者可合用糖皮质激素；对心源性休克和低血容量性休克，需结合病因治疗。

6. 治疗血液系统疾病　可用于急性淋巴细胞性白血病、血小板减少症、过敏性紫癜及再生障碍性贫血等，但停药后易复发。

7. 其他　对接触性皮炎、湿疹、肛门瘙痒、银屑病等皮肤病局部应用可缓解症状，但严重病例仍需配合全身用药。还可用于某些恶性肿瘤、发热等的治疗。

【不良反应和注意事项】

1. 长期大量应用引起的不良反应

（1）类肾上腺皮质功能亢进综合征：大剂量外源性糖皮质激素类药可引起糖、脂肪、蛋白质和水盐代谢紊乱，表现为满月脸、水牛背等向心性肥胖表现；皮肤变薄、肌肉萎缩；痤疮、多毛；水肿、高血压、低血钾；高血糖等。停药后一般可自行消退，必要时采取对症治疗。用药期间应采用低盐、低糖、高蛋白饮食，必要时可加用氯化钾以及应用抗高血压药、降血糖药等。

护理警示：

加强对长期使用糖皮质素病人不良反应监护

（2）诱发或加重感染：糖皮质激素类药可降低机体防御能力，长期应用可诱发感染或使体内潜在感染病灶扩散，特别是在原有疾病已使抵抗力降低的病人更易产生，还可使原来静止的结核病灶扩散、恶化。必要时可合用抗菌药物。

（3）诱发或加重消化性溃疡：糖皮质激素类药能刺激胃酸、胃蛋白酶分泌，同时抑制胃黏液分泌，降低胃黏膜的抵抗力，故可诱发或加重胃、十二指肠溃疡，甚至造成消化道出血或穿孔。

（4）心血管系统并发症：长期应用可引起高血压和动脉粥样硬化。

（5）骨质疏松：糖皮质激素类药抑制骨蛋白质合成，增加钙、磷排泄引起骨质疏松，严重者可出现自发性骨折，股骨头坏死。

（6）其他：诱发糖尿病、精神失常和癫痫发作；引起肌肉萎缩、伤口愈合迟缓；影响儿童生长发育；升高眼压。偶可引起胎儿畸形。

2. 停药反应

（1）医源性肾上腺皮质功能减退症：长期应用时，大量外源性糖皮质激素会反馈性抑制垂体促肾上腺皮质激素（ACTH）的分泌，使肾上腺皮质失用性萎缩，内源性激素分泌减少，当突然停药或减量过快时，可出现恶心、呕吐、肌无力、低血糖、低血压等肾上腺皮质功能减退症状，在合并感染、手术、创伤等应激情况时甚至可出现肾上腺危象。故长期应用糖皮质激素类药应逐渐减量，缓慢停药；停药前后可应用ACTH促进肾上腺功能的恢复；停药后一年内如遇应激情况应给予糖皮质激素类药。

肾上腺糖皮质激素的分泌与调节

（2）反跳现象：突然停药或减量过快时可出现原有疾病症状的复发或加重，其产生原因可能与病人对激素产生了依赖或病情尚未完全控制有关，可加大剂量再行治疗，待症状缓解后再逐渐减量、停药。

糖皮质激素类药物禁用于药物不能控制的病毒或真菌等感染、活动性结核病、严重高血压、充血性心力衰竭、糖尿病、骨折或创伤修复期、新近胃肠吻合术、角膜溃疡、精神病或癫痫病史、消化性溃疡、库欣综合征等病人以及妊娠期妇女。当禁忌证和适应证同时存在时，若适应证病情危急，可慎重应用，但危急情况过后应尽早停药或减量。

【用法和疗程】

1. 大剂量突击疗法　用于严重感染及各种休克，短期内给予大剂量糖皮质激素类药，常选用氢化可的松、地塞米松，疗程不超过 3d。

2．一般剂量长程疗法　用于结缔组织病、肾病综合征、顽固性支气管哮喘、淋巴细胞性白血病等慢性病，常选用泼尼松口服，产生疗效后，逐渐减量至最小维持量，持续数月。

3．小剂量替代疗法　用于慢性肾上腺皮质功能减退症、腺垂体功能减退症及肾上腺皮质次全切除术后，宜应用氢化可的松或可的松，每日给予生理需要量。

4．隔日疗法　根据糖皮质激素分泌的昼夜节律性，可将两日总药量隔日清晨一次顿服，称为隔日疗法。在体内内源性糖皮质激素分泌高峰时给药，可最大限度地降低对肾上腺皮质功能的抑制，减轻长期用药引起的不良反应。常选用泼尼松、泼尼松龙等中效制剂。

第二节　盐皮质激素类药

盐皮质激素主要包括醛固酮（aldosterone）和去氧皮质酮（desoxycortone），可调节机体水盐代谢，促进肾远曲小管和集合管对钠、水的重吸收和钾的排出，即潴钠排钾作用，对糖代谢影响较小，在维持机体的电解质平衡方面有重要作用。其分泌主要受肾素 - 血管紧张素 - 醛固酮系统、血 K^+ 及血 Na^+ 水平的调节。

去氧皮质酮具有类似醛固酮的作用，可用于原发性肾上腺皮质功能减退症的替代治疗，补充机体盐皮质激素分泌的不足，维持正常水和电解质平衡。

第三节　促皮质激素和皮质激素抑制药

促皮质素

促皮质素（corticotrophin，ACTH）由腺垂体合成和分泌，能促进肾上腺皮质合成和分泌氢化可的松、皮质酮等肾上腺皮质激素。药用品由动物垂体提取，口服易被消化酶破坏，需注射给药。主要用于 ACTH 兴奋试验以及长期应用糖皮质激素类药者在停药前兴奋肾上腺皮质功能，但对肾上腺皮质功能完全丧失者无效。

美替拉酮

美替拉酮（metyrapone）为 11β- 羟化酶抑制剂，能抑制皮质醇的生物合成，导致机体内源性糖皮质激素减少，并能反馈性促进 ACTH 分泌。可用于库欣综合征的鉴别诊断（美替拉酮试验）和治疗。

米托坦

米托坦（mitotane）可选择性作用于肾上腺皮质束状带和网状带细胞，使其萎缩、坏死，使血液中氢化可的松及其代谢产物迅速减少，但不影响球状带细胞，醛固酮分泌不受影响。用于不能手术切除的肾上腺皮质恶性肿瘤及皮质恶性肿瘤术后的辅助治疗。

（王　梅）

思考题

1．糖皮质激素类药用于严重感染时，为什么必须合用足量有效抗菌药物？

2．为什么长期大量应用糖皮质激素类药不能突然停药？

3．案例分析

李某，男，34 岁。因"食欲缺乏、眼睑水肿、尿中泡沫"多次去医院就诊。实验室检查：尿蛋白 3.8g/24h，血浆白蛋白 29g/L，总胆固醇 8.3mmol/L。诊断：肾病综合征。医生给予泼尼松片，每次 60mg，一日 1 次口服。

请问:

1. 泼尼松每日什么时间服药较好?
2. 用药护理中应注意哪些问题?

思路解析

扫一扫,测一测

1. 掌握硫脲类抗甲状腺药的药理作用、临床应用、不良反应和注意事项。

2. 熟悉碘和碘化物的作用特点、临床应用及不良反应。

3. 了解甲状腺激素类药的药理作用及临床应用。

第一节　甲状腺激素

甲状腺激素是由甲状腺合成和分泌的激素,包括甲状腺素(thyroxine,T_4)和三碘甲状腺原氨酸(triiodothyronine,T_3)。T_3 的生物活性高于 T_4,外周组织中的 T_4 可转化为 T_3 起作用。甲状腺激素类药主要包括由动物甲状腺脱脂、干燥、研碎制得的甲状腺片(thyroid tables)以及人工合成的左甲状腺素和碘塞罗宁(liothyronine)。

【药理作用】

1. 维持生长发育　促进蛋白质合成和骨骼、中枢神经系统的生长发育,特别是对长骨和大脑的发育尤为重要。胎儿或新生儿甲状腺功能低下,可表现为以智力低下和身材矮小为特征的呆小病;成人则引起以中枢神经兴奋性降低、记忆力减退为主要表现的黏液性水肿。

2. 促进代谢　促进物质氧化,增加组织耗氧量,使产热量增加,基础代谢率提高。

3. 提高交感神经系统的敏感性　使机体对儿茶酚胺的敏感性增强。甲亢时可出现神经过敏、易激动、心率加快、血压升高等症状。

【临床应用】

1. 治疗甲状腺功能减退症　用于呆小病和黏液性水肿。治疗呆小病时必须尽早给药,应在出生后三个月以内补给甲状腺激素,过迟则智力低下难以恢复。

2. 治疗单纯性甲状腺肿　甲状腺激素可抑制 TSH 分泌,缓解甲状腺肿症状,用于无明显原因的单纯性甲状腺肿。

【不良反应和注意事项】

过量可出现甲状腺功能亢进表现,如心悸、多汗、多食、消瘦、失眠、震颤等,严重者可出现心绞痛甚至心肌梗死。一旦出现应立即停药并对症治疗。

左甲状腺素

左甲状腺素(levothyroxine)为人工合成的四碘甲状腺原氨酸,口服起效缓慢,作用温和,半衰期

笔记

长,适用于甲状腺功能减退症的替代治疗。黏液性水肿昏迷病人可静脉注射,待清醒后改为口服。

第二节　抗甲状腺药

甲状腺功能亢进症(甲亢)指多种病因导致甲状腺激素分泌过多而引起的临床综合征。抗甲状腺药是指能消除甲状腺功能亢进症状的药物,主要包括硫脲类、碘和碘化物、放射性碘和β受体阻断药。

微课:甲亢的药物治疗

一、硫脲类

硫脲类是最常用的抗甲状腺药,可分为:①硫氧嘧啶类,包括甲硫氧嘧啶(methlthyiouracil, MTU)和丙硫氧嘧啶(propylthiouracil, PTU);②咪唑类,包括甲巯咪唑(thiamazole)和卡比马唑(carbimazole)。硫脲类药物口服吸收迅速,分布广泛,能通过胎盘和进入乳汁,主要在肝脏代谢。丙硫氧嘧啶 $t_{1/2}$ 约为 2h,甲巯咪唑 $t_{1/2}$ 约为 6～13h。甲巯咪唑起效快,作用时间长,卡比马唑需在体内转化为甲巯咪唑后发挥作用,故起效慢。

【药理作用】

1. 抑制甲状腺激素的合成　硫脲类通过抑制过氧化酶的活性,可抑制酪氨酸的碘化及碘化酪氨酸的缩合,使甲状腺激素的合成受阻。对已合成的甲状腺激素无作用,需待甲状腺腺泡内贮存的甲状腺激素耗竭后才能生效,故起效缓慢,一般服药 2～3 周后甲亢症状减轻,1～3 月后基础代谢率恢复正常。

2. 抑制外周组织 T_4 转化为 T_3　丙硫氧嘧啶还可以抑制外周组织的 T_4 向 T_3 转化,故首选于严重病例或甲状腺危象。

3. 抑制甲状腺免疫球蛋白生成,有一定的病因治疗作用。

【临床应用】

1. 用于甲状腺功能亢进症的内科治疗　适用于轻症、不宜手术者、术后复发及不宜用放射性碘治疗者。开始治疗时应用大剂量,待症状缓解后改为维持量,疗程 1～2 年,疗程过短易复发。

2. 用于甲状腺功能亢进症的手术前准备　为了减少麻醉和术后并发症,防止术后发生甲状腺危象,术前应先用硫脲类控制甲状腺功能至接近正常。但应用硫脲类后可致腺体增生充血,故须在术前两周左右加用大剂量碘,使腺体缩小变硬,以利于手术顺利进行。

3. 用于甲状腺危象的辅助治疗　甲状腺危象除应用大剂量碘剂和采取其他综合措施外,可辅助应用大剂量硫脲类药物以阻断甲状腺激素的合成。

【不良反应和注意事项】

1. 粒细胞缺乏症　为最严重的不良反应,在用药期间需定期检查血象,一旦出现白细胞减少或出现发热、咽痛、感染等前驱症状时应立即停药并应用升白细胞药。

护理警示:

用药期间应监测血象

2. 甲状腺肿　长期应用硫脲类后,体内甲状腺激素水平降低,通过负反馈作用促进 TSH 分泌而导致腺体代偿性增生、充血,严重者可出现压迫症状。

3. 过敏反应　如皮疹、药热等。

4. 其他　消化系统反应厌食、呕吐、腹痛等。可引起胎儿或乳儿甲状腺功能减退,故妊娠期妇女慎用,哺乳期妇女禁用。

二、碘和碘化物

本类药物有碘化钾(potassium iodide)和复方碘溶液(compound iodine solution)等。

【药理作用】

不同剂量的碘和碘化物可对甲状腺功能产生不同的影响。

1. 小剂量碘参与甲状腺激素的合成　碘为合成甲状腺激素的必需原料,当人体缺碘时甲状腺激素合成减少可导致单纯性甲状腺肿。

2. 大剂量碘具有抗甲状腺作用　大剂量碘可抑制蛋白水解酶,抑制甲状腺激素的释放,并拮抗 TSH 的作用使甲状腺腺体缩小变硬。大剂量碘缓解甲亢症状起效迅速但疗效不能维持,用药后 24h

笔记

见效,10～15d达到最大效果,继续应用会引起甲亢症状复发,因而不能用于甲亢的内科治疗。

【临床应用】

1. 防治单纯性甲状腺肿　应用小剂量碘可治疗单纯性甲状腺肿,食用碘盐或其他含碘食物可有效预防单纯性甲状腺肿等碘缺乏性疾病。

2. 用于甲状腺功能亢进症的术前准备　大剂量碘能抑制甲状腺腺体增生和血管增生,使腺体缩小变韧,利于手术进行,在用硫脲类药物控制症状的基础上,一般于术前两周左右给予复方碘溶液口服。

3. 治疗甲状腺危象　应用大剂量碘抑制甲状腺激素释放,迅速缓解甲状腺危象症状。可将碘化物加到10%葡萄糖溶液中静脉滴注,也可服用复方碘溶液,一般使用3～7d,需同时配合服用硫脲类药。

【不良反应和注意事项】

1. 过敏反应　一般表现为皮疹、药热,少数可出现血管神经性水肿,甚至喉头水肿引起窒息。

2. 诱发甲状腺功能紊乱　长期服用大剂量碘剂可诱发甲状腺功能亢进。碘能通过胎盘和进入乳汁,致新生儿甲状腺肿,故妊娠期妇女和哺乳期妇女慎用。

3. 慢性碘中毒　长期应用可出现口腔及咽喉烧灼感、眼刺激症状等,停药后可消退。

三、放射性碘

临床常用的放射性碘为 ^{131}I。^{131}I 口服后即被甲状腺摄取、浓集。^{131}I 可产生两种射线,其中 β 射线约占99%,射程较短,在2mm以内,因此辐射损伤只限于甲状腺腺体内,可破坏甲状腺腺泡组织,起到类似手术切除的作用,适用于不宜手术或手术后复发及硫脲类无效或过敏的甲亢病人,一般用药后1个月见效,3～4个月后甲状腺功能恢复正常。此外,^{131}I 还可产生 γ 射线,约占1%,射程较长,可于体外测得,用于甲状腺功能的测定。^{131}I 剂量过大易导致甲状腺功能减退,妊娠期妇女及哺乳期妇女、年龄在20岁以下者、有严重肝肾功能不良者禁用。

四、β 肾上腺素受体阻断药

β 受体阻断药如普萘洛尔等,除阻断 β 受体外,还可抑制 T_4 转换为 T_3,可改善甲亢症状,尤其是对甲亢所致的心率加快、血压升高等交感神经活性增强症状疗效显著,是治疗甲亢、甲状腺危象及甲亢术前准备的辅助治疗药物。

(王　梅)

思考题

1. 为什么甲状腺激素用于呆小病必须及早用药?

2. 试述甲状腺功能亢进症内科治疗、术前准备及甲状腺危象的临床用药。

3. 案例分析

张某,女,24岁。因"头晕、心悸、多汗、易激怒1个月"去医院就诊。查体:心率112次/min,血压130/70mmHg,甲状腺轻度增大,肠鸣音亢进。实验室检查示 T_3、T_4 升高。诊断:甲状腺功能亢进症。

请问:

(1)应给予哪种药物治疗?

(2)用药护理要点有哪些?

思路解析

扫一扫,测一测

第二十六章　胰岛素和口服降血糖药

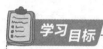

1. 掌握胰岛素的常用制剂、药理作用、临床应用、不良反应和注意事项。
2. 熟悉磺酰脲类、双胍类口服降血糖药的药理作用、临床应用、不良反应和注意事项。
3. 了解其他口服降血糖药的作用特点和临床应用。

　　糖尿病是由于胰岛素绝对或相对缺乏引起的以血糖水平升高为特征的代谢性疾病。糖尿病主要分为 1 型和 2 型，1 型糖尿病病人胰岛 B 细胞破坏，引起胰岛素绝对缺乏，需依赖胰岛素治疗；2 型糖尿病病人往往具有胰岛素抵抗或胰岛素分泌缺陷，以应用口服降血糖药治疗为主。

第一节　胰　岛　素

　　胰岛素（insulin）是由胰岛 β 细胞分泌的小分子蛋白质激素。药用品包括动物胰岛素和人胰岛素，动物胰岛素多由猪、牛等动物胰腺中提取，抗原性较强，可引起过敏反应；人胰岛素可通过基因重组技术或半合成法获得。

　　胰岛素制剂根据起效快慢和作用维持时间可分为短（速）效、中效和长效三类（表 26-1）。①短效：普通胰岛素（regular insulin，RI）；②中效：低精蛋白锌胰岛素（isophane insulin or NPH insulin）和珠蛋白锌胰岛素（globin zinc insulin，GZI）；③长效：精蛋白锌胰岛素（protamine zinc insulin，PZI）。普通胰岛素起效快，但作用维持时间短，在普通胰岛素中加入碱性蛋白或锌制成结晶制剂，可延缓吸收而延长作用时间。胰岛素口服易被消化酶破坏，必须注射给药，多采用皮下注射，如需静脉给药应给予普通胰岛素。

【药理作用】

　　1. 降低血糖　胰岛素可促进机体各组织摄取和利用葡萄糖，增加葡萄糖的酵解和氧化，促进糖原合成，抑制糖原分解和糖异生而降低血糖。

　　2. 影响脂肪代谢　促进脂肪合成，抑制脂肪分解，减少游离脂肪酸和酮体的生成。

　　3. 影响蛋白质代谢　促进氨基酸的转运和核酸、蛋白质的合成，抑制蛋白质分解。

　　4. 促进 K^+ 进入细胞内　与葡萄糖合用时可促使 K^+ 内流，增加细胞内 K^+ 浓度。

表 26-1　常用胰岛素制剂分类及作用特点

分类	药物	给药途径	给药时间 给药次数	作用时间（小时）		
				起效	高峰	维持
短效	普通胰岛素	静脉	急救	立即	0.5	2
		皮下	餐前 0.5h，3～4 次 /d	0.5～1	2～3	6～8
中效	低精蛋白锌胰岛素	皮下	早餐或晚餐前 1h，1～2 次 /d	2～4	8～12	18～24
	珠蛋白锌胰岛素	皮下	早餐或晚餐前 1h，1～2 次 /d	2～4	6～12	12～18
长效	精蛋白锌胰岛素	皮下	早餐或晚餐前 1h，1 次 /d	4～6	16～18	24～36

胰岛素泵

【临床应用】

1. 治疗糖尿病　胰岛素对各型糖尿病均有效，主要用于以下情况：① 1 型糖尿病；② 2 型糖尿病经饮食和应用口服降血糖药治疗不能控制者；③糖尿病合并有严重感染、创伤、烧伤、高热、手术、妊娠、分娩等疾病者；④糖尿病酮症酸中毒或高渗性非酮症性糖尿病昏迷。

2. 纠正细胞内缺钾　葡萄糖、胰岛素和氯化钾组成极化液（GIK）可促使 K^+ 内流，纠正细胞内缺钾。用于心肌梗死早期防止心律失常。

3. 其他应用　胰岛素可与 ATP、辅酶 A 等组成能量合剂，能提供能量，促进糖代谢，有助于病变器官功能的改善，用于肾炎、肝炎、肝硬化及心衰等的辅助治疗。

【不良反应和注意事项】

1. 低血糖反应　是胰岛素最常见的不良反应。药物过量或用药后未及时进食可引起饥饿感、出汗、心悸、震颤等低血糖反应，严重者可出现低血糖休克、惊厥甚至死亡。轻者可口服糖水，重者应立即静脉注射 50% 葡萄糖注射液。

2. 过敏反应　多见皮疹、血管神经性水肿，偶见过敏性休克。出现过敏反应时可更换胰岛素制剂，必要时使用抗组胺药和糖皮质激素类药。

护理警示：

警惕药物低血糖反应发生

3. 胰岛素抵抗　也称为胰岛素耐受性，指各种原因引起的胰岛素敏感性降低。急性胰岛素抵抗多因并发严重感染、创伤、手术、妊娠等应激情况所致，只需短期内加大胰岛素剂量，正确处理诱因，诱因消除后胰岛素抵抗即可消失。慢性胰岛素抵抗指胰岛素需要量高于 200U/d 且无并发症者，其形成原因复杂，可能与体内存在胰岛素抗体、靶细胞膜上胰岛素受体数目减少或靶细胞膜上葡萄糖转运系统失常等因素有关。此时可更换胰岛素制剂、调整剂量或加用口服降血糖药。

4. 局部反应　在多次注射部位可出现皮下脂肪萎缩或皮下硬结。经常更换注射部位可防止其出现，换用高纯度胰岛素或人胰岛素制剂可减少此反应。

【护理要点提示】

1. 用药前　①明确用药目的；②明确病人是否患有低血糖、肝硬化、急性肝炎、溶血性黄疸、胰腺炎、肾炎等病症，如有，应提醒医生慎用本药；③询问病人是否对动物胰岛素有过敏史，如有，应提醒医生应用人胰岛素；④明确病人是否正在应用口服降血糖药、糖皮质激素类药、氢氯噻嗪、苯妥英钠、β 受体阻断药等药物，提醒医生慎用以上药物；⑤使病人理解低血糖早期临床症状并教会病人及家属，提醒病人随身携带糖类食品，以备用药后一旦发生低血糖能及时发现、及时补充；⑥合理确定给药时间，如用餐时间改变，用药时间也应相应改变；⑦教会病人及家属正确贮存及注射胰岛素的方法和尿糖监护方法，提醒病人经常更换注射部位；⑧提醒病人及家属严格控制饮食。

2. 用药期间　①遵医嘱用药；②严密监测病人的血糖、尿糖、尿量及酮体，能及时发现病人低血糖或高血糖的早期症状，并及时采取纠正措施；③对药效做出评价。

笔记

第二节　口服降血糖药

由于胰岛素不能口服，必须注射给药，应用时极不方便。因此人工合成了大量口服有效、服用方便的降血糖药物。目前临床常用的口服降血糖药包括磺酰脲类、双胍类、α-葡萄糖苷酶抑制剂、胰岛素增敏剂和餐时血糖调节剂等。

一、磺酰脲类

第一代磺酰脲类药物有甲苯磺丁脲（tolbutamide）和氯磺丙脲（chlorpropamide）；第二代有格列本脲（glibenclamide）、格列吡嗪（glipizide）、格列喹酮（gliquidone）等；第三代有格列齐特（gliclazide），常用药物特点见表 26-2。

表 26-2　常用磺酰脲类药物特点比较

药物	半衰期（h）	血药达峰时间（h）	作用持续时间（h）	每日服药次数（次/d）
甲苯磺丁脲	5	2～4	6～12	2～3
氯磺丙脲	32	10	30～60	1
格列本脲	10～16	2～6	16～24	1～2
格列吡嗪	2～4	1～2	6～10	1～2
格列齐特	12	2～6	10～12	1～2
格列喹酮	1～2	2～3	8	1～2

【药理作用】

1. 降低血糖　对糖尿病病人和正常人都能降低血糖，但对胰岛功能完全丧失者无效。其降糖作用机制主要是刺激胰岛 β 细胞释放胰岛素，故其降糖作用只对胰岛功能尚存的糖尿病病人有效。另外，磺酰脲类也可提高靶细胞对胰岛素的敏感性，长期应用还可诱导胰岛素受体数目增多、亲和力增强。

2. 抗利尿作用　氯磺丙脲可通过促进加压素的分泌并增强其作用而产生抗利尿作用。

3. 影响凝血功能　格列齐特能降低血小板黏附力，有助于防治糖尿病病人微血管并发症。

【临床应用】

1. 治疗糖尿病　主要用于胰岛功能尚存的轻、中度 2 型糖尿病，或与胰岛素合用减少胰岛素抵抗病人胰岛素的用量。

2. 治疗尿崩症　氯磺丙脲可明显减少尿崩症病人尿量。

【不良反应和注意事项】

1. 胃肠道反应　恶心、呕吐、腹痛、厌食和腹泻等，减量后可减轻。

2. 低血糖反应　较严重不良反应为持续性低血糖，老年人及肝肾功能不良者较易发生，持续时间较长，需反复静脉注射葡萄糖解救。

3. 其他　偶见肝损害，过敏反应，也可引起粒细胞减少、血小板减少等，长期应用需定期检查血象、肝功能。

二、双胍类

二甲双胍

二甲双胍（metformin）可明显降低糖尿病病人血糖，但对正常人血糖无明显影响。其作用机制可能是增加机体对胰岛素的敏感性，促进外周组织摄取、利用葡萄糖，减少肠道葡萄糖的吸收，抑制糖异生，抑制胰高血糖素释放等。主要用于轻、中度 2 型糖尿病，尤其适用于饮食控制无效的肥胖型病人。

本药常见的不良反应主要是食欲下降、恶心、腹痛等胃肠道反应，严重不良反应为乳酸性酸中毒。肝肾功能不全、尿酮体阳性者禁用。

131

三、α- 葡萄糖苷酶抑制剂

阿卡波糖

阿卡波糖（acarbose）通过抑制小肠黏膜上皮细胞表面的 α- 葡萄糖苷酶，抑制淀粉等碳水化合物水解产生葡萄糖，延缓葡萄糖的吸收，明显降低餐后血糖。可单独应用，也可与其他降糖药合用于 2 型糖尿病，尤其适用于空腹血糖正常而餐后血糖明显升高者。常见副作用为胃肠反应，如腹胀、腹泻、肠鸣音亢进等。本药单用不易出现低血糖，但与其他降血糖药合用时可出现，此时应直接给予葡萄糖，给予双糖或淀粉类无效。不宜用于妊娠期妇女、哺乳期妇女及儿童。同类药物还有伏格列波糖等。

四、胰岛素增敏剂

噻唑烷酮类

噻唑烷酮类药物能提高机体对胰岛素的敏感性，改善胰岛素抵抗，降低血糖；改善脂肪代谢紊乱；防治糖尿病血管并发症；改善胰岛 β 细胞功能。临床主要用于其他降血糖药疗效不佳的 2 型糖尿病，尤其伴有胰岛素抵抗者，可单独应用也可与其他降血糖药合用。不良反应较少，常见胃肠道反应、头痛、肌肉痛和骨骼痛等。本类药物有罗格列酮（rosiglitazone）、吡格列酮（pioglitazone）等。

五、餐时血糖调节剂

瑞格列奈

瑞格列奈（repaglinide）通过刺激胰岛 β 细胞释放胰岛素使血糖快速降低，起效快，维持时间短，其最大的优点是可以模仿胰岛素的生理性分泌，低血糖反应发生率低，适用于 2 型糖尿病病人，老年病人也可应用。

（王志亮）

思考题

1. 应用胰岛素治疗糖尿病时应如何进行用药护理？
2. 比较各类口服降血糖药的降糖作用。
3. 案例分析

病人，男，12 岁。多饮、多食、多尿伴体重下降 1 年。母亲有糖尿病病史。病人连续多日空腹血糖分别为 18.2mmol/L、19.0mmol/L。诊断：1 型糖尿病。

请问：

该病人应选用什么药物治疗？为什么？

思路解析

扫一扫，测一测

第二十七章　性激素类药和避孕药

1. 熟悉常用雌激素类药、孕激素类药、雄激素类药和同化激素类药的药理作用、临床应用、不良反应和注意事项。

2. 了解抗雌激素类药的药理作用和临床应用；了解常用避孕药的分类、特点及用法。

性激素（sex hormones）是性腺分泌的甾体类激素的总称，包括雌激素、孕激素和雄激素，性激素类药包括天然性激素和人工合成性激素化合物，临床多用人工合成品及其衍生物。

第一节　性激素类药

一、雌激素类药和雌激素拮抗药

雌激素和孕激素的分泌受下丘脑-腺垂体调节，下丘脑分泌促性腺激素释放激素（gonadotrpin-releasing hormone，GnRH）、促使腺垂体分泌促卵泡素（follicle stimulating hormone，FSH）和黄体生成素（luteinizing hormone，LH）。FSH促进卵巢的卵泡生长发育，在FSH和LH的共同作用下，使成熟的卵泡分泌雌激素和孕激素。

性激素对腺垂体分泌功能呈正、负反馈调节，主要取决于药物剂量和机体性周期。排卵前血中雌激素水平较高，可直接或通过下丘脑促进腺垂体分泌LH，导致排卵，称为正反馈。在月经周期的分泌期，由于血中雌激素和孕激素的水平都较高，从而减少GnRH的分泌，抑制排卵，称为负反馈。

（一）雌激素类药

卵巢分泌的雌激素（estrogens）主要是雌二醇（estradiol），从孕妇尿提出的有雌酮（estrone）和雌三醇（estriol）等，多为雌二醇的代谢产物。近年来以雌二醇为母体，人工合成许多高效的衍生物，如炔雌醇（ethinyl estradiol）、炔雌醚（quinestrol）等。

天然雌激素（如雌二醇）易在肝破坏，而人工合成的炔雌醇则破坏较慢，口服效果好，作用较持久。油溶液制剂肌内注射，可以延缓吸收，延长其作用时间。

【生理及药理作用】

1. 促进、维持女性第二性征　对未成年女性，能促使女性第二性征和性器官发育成熟，如子宫发育、乳腺腺管增生及脂肪分布变化等。

2. 参与形成月经周期　对成年女性，除保持女性性征外，还参与形成月经周期，使子宫内膜增殖变厚，并在黄体酮的协同作用下，使子宫内膜进而转变为分泌期状态，提高子宫平滑肌对缩宫素的敏感性。同时使阴道上皮增生，浅表层细胞发生角化。

3. 抑制促性腺激素释放激素分泌　较大剂量时，可作用于下丘脑-垂体系统，抑制 GnRH 的分泌，发挥抗排卵作用，并能抑制乳汁分泌。

4. 代谢　有轻度水、钠潴留作用。能增加骨骼钙盐沉积，加速骨骺闭合。大剂量可使三酰甘油和磷脂升高而胆固醇降低，也使糖耐量降低。

【临床应用】

1. 治疗围绝经期综合征　雌激素可抑制垂体促性腺激素的分泌，从而减轻绝经期各种症状。老年性骨质疏松症可用雌激素与雄激素合并治疗。此外，老年性阴道炎及女阴干枯症等，局部用药也有效。

2. 治疗卵巢功能不全和闭经　原发性或继发性卵巢功能低下病人以雌激素替代治疗，可促进外生殖器、子宫及第二性征的发育。与孕激素类合用，可产生人工月经周期。

3. 治疗功能性子宫出血　可用雌激素促进子宫内膜增生，修复出血创面。也可适当配伍孕激素，以调整月经周期。

4. 治疗乳房胀痛　部分妇女停止授乳后可发生乳房胀痛，可用大剂量雌激素制剂抑制乳汁分泌，缓解胀痛，俗称回奶。

5. 治疗晚期乳腺癌　绝经 5 年以上的乳腺癌可用雌激素制剂治疗，缓解率 40% 左右。但绝经期以前的病人禁用，因此时可能促进肿瘤的生长。

6. 治疗前列腺癌　大剂量雌激素类可改善症状，使肿瘤病灶退化。这是其抑制垂体促性腺激素分泌，使睾丸萎缩而抑制雄激素的产生所致。

7. 治疗痤疮　青春期痤疮是由于雄激素分泌过多所致，故可用雌激素类抑制雄激素分泌而缓解症状。

8. 避孕　与孕激素配合，用于避孕，详见本章第二节避孕药。

【不良反应和注意事项】

1. 常见恶心、呕吐、食欲缺乏等。从小剂量开始，逐渐增加剂量可减轻此反应。

2. 长期大量应用可引起子宫内膜过度增生及子宫出血，故有子宫出血倾向者及子宫内膜炎病人慎用。

3. 可引起胆汁淤积性黄疸，故肝功能不良者慎用。

4. 长期大量应用可导致水、钠潴留，引起高血压、水肿，加重心力衰竭。

（二）雌激素拮抗药

氯米芬

氯米芬（clomiphene）为雌激素拮抗药，具有较弱的雌激素活性，能与雌激素受体结合，发挥竞争性拮抗雌激素的作用。能促进腺垂体分泌促性腺激素，使卵泡发育，诱发排卵。临床用于不孕症、闭经、乳房纤维囊性疾病和晚期乳癌等。连续服用大剂量可引起卵巢肥大，故卵巢囊肿病人禁用。

二、孕激素类药和孕激素拮抗药

（一）孕激素类药

孕激素（progestogens）主要由卵巢黄体分泌，自黄体分离出的天然孕激素为黄体酮（progesterone）又称孕酮。临床应用为人工合成品及其衍生物，如醋酸甲羟孕酮（medroxyprogesterone acetate）又称醋酸甲孕酮、安宫黄体酮，甲地孕酮（megestrol），氯地孕酮（chlormadinone），炔诺酮（norethisterone）等。

【生理及药理作用】

1. 生殖系统　①月经后期，在雌激素作用的基础上，促使子宫内膜继续增厚、充血、腺体增生并分支，由增殖期转为分泌期，有利于孕卵着床和胚胎发育；②降低子宫对缩宫素的敏感性，抑制子宫的收缩；③大剂量可抑制腺垂体 LH 的分泌，从而抑制卵巢的排卵；使子宫口闭合，黏液变稠，精子不易通过，有利于避孕；④促进乳腺腺泡发育。

笔记

2．代谢　竞争性地对抗醛固酮，从而促进 Na^+ 和 Cl^- 的排泄并利尿。

3．体温　影响下丘脑体温调节中枢的散热过程，使正常妇女体温轻度升高。

【临床应用】

1．治疗功能性子宫出血　因黄体功能不足而引起的子宫出血，应用孕激素类可使子宫内膜协调一致地转为分泌期，维持正常的月经。

2．治疗痛经和子宫内膜异位症　通过抑制排卵并减轻子宫痉挛性收缩而止痛，也可使异位的子宫内膜退化。与雌激素制剂合用，疗效更好。

3．治疗先兆流产与习惯性流产　黄体功能不足可致先兆流产与习惯性流产，孕激素类有安胎作用，可用于先兆流产；对习惯性流产，疗效不确切。

4．治疗子宫内膜腺癌、前列腺肥大或前列腺癌。

【不良反应和注意事项】

偶见头晕、恶心及乳房胀痛等。长期应用可引起子宫内膜萎缩，月经量减少。

（二）孕激素拮抗药

孕激素拮抗药可干扰孕酮的合成和影响孕酮的代谢，本类药物有米非司酮（mifepristone）、孕三烯酮（gestrinone）、环氧司坦（epostane）、曲洛司坦（trilostane）和阿扎斯丁（azastene）等。

米非司酮

米非司酮（mifepristone）是孕激素受体阻断剂，同时具有抗孕激素和抗皮质激素作用，还具有较弱的雄激素作用。由于米非司酮可对抗黄体酮对子宫内膜的作用，具有抗着床作用，可作为房事后避孕的有效措施；具有抗早孕作用，用于终止早期妊娠。本药可引起子宫出血延长，但一般无须特殊处理。

三、雄激素类药、同化激素类药和雄激素拮抗药

（一）雄激素类药

天然雄激素（androgens）主要是由睾丸间质细胞分泌的睾酮（testosterone），又称睾丸酮。临床常用药物多为人工合成的睾酮衍生物如甲睾酮（android）、甲基睾丸素（methyltestosterone）、丙酸睾酮（andronate）、丙酸睾丸素（testosterone propionate）等。因易被肝脏破坏，生物利用度低，故口服无效。制成片剂植于皮下，吸收缓慢，作用时间可长达 6 周。

【生理及药理作用】

1．生殖系统　促进男性副性征和生殖器官发育，并保持其成熟状态，促进精子的生成和成熟。

2．抗雌激素作用　大剂量可反馈性抑制腺垂体功能。

3．同化作用　雄激素能明显地促进蛋白质合成，使肌肉增长，体重增加，降低氮质血症。

4．刺激骨髓造血功能　在骨髓功能低下时，大剂量可促进红细胞生成素分泌及直接刺激骨髓造血功能，使红细胞生成明显增多。

【临床应用】

1．治疗睾丸功能不全　无睾症或类无睾症，应用雄激素替代疗法治疗。

2．治疗功能性子宫出血　抗雌激素作用使子宫平滑肌及其血管收缩，内膜萎缩而止血。对严重出血病例，可用己烯雌酚、黄体酮和丙酸睾酮等三种混合物注射，疗效更佳，停药后则出现撤退性出血。

3．治疗乳腺癌　经治疗可使部分病例病情得到缓解，可能与其抗雌激素作用有关。治疗效果与癌细胞中雌激素受体含量有关，受体浓度高者，疗效较好。此外，丙酸睾酮能阻止肌瘤的生长。

4．治疗再生障碍性贫血　大剂量丙酸睾酮或甲睾酮可使骨髓功能改善，可用于一些慢性疾病伴发的贫血。

【不良反应和注意事项】

1．男性化　长期应用于女性病人可能引起痤疮、多毛、声音变粗、闭经、乳腺退化、性欲改变等。一旦发现应立即停药。

2．黄疸　多数雄激素具有肝毒性，能干扰肝内毛细胆管的排泄功能，引起胆汁淤积性黄疸。一

兴奋剂

旦发现黄疸,应立即停药。

3. 妊娠期妇女及前列腺癌病人禁用。因有水钠潴留作用,肾炎、肾病综合征、肝功能不良、高血压及心力衰竭病人慎用。

(二)同化激素类药

同化激素类药是人工合成的睾酮衍生物,其雄激素活性大为减弱,而促进蛋白质合成的同化作用增强,用于女性病人,男性化现象明显减少。临床应用的同化激素有苯丙酸诺龙(nandrolone phenylpropionate)、司坦唑醇(stanozolol)等。

临床主要用于蛋白质合成或吸收不足、蛋白质分解亢进或损失过多等慢性消耗性疾病,如严重烧伤、手术恢复期、营养不良、骨折不易愈合、老年性骨质疏松、小儿发育不良等,服用时应同时增加食物中的蛋白质成分。本类药物属体育竞赛的一类违禁药品。长期应用可引起水钠潴留及女性轻微男性化现象。肾炎、心力衰竭和肝功能不良者慎用,妊娠期妇女及前列腺癌病人禁用。

(三)雄激素拮抗药

环丙孕酮

环丙孕酮(cyproterone)具有较强的孕激素作用,还阻断雄激素受体,用于男性严重性功能亢进、其他药物无效的前列腺癌;与雌激素合用可治疗严重的痤疮和特发性多毛症;与炔雌醇组成复方避孕片用于避孕。鉴于本药抑制性功能和性发育,禁用于未成年人。本药可影响肝功能、糖代谢、血象和肾上腺皮质功能,故用药期间应严格观察病人。

非那雄胺

非那雄胺(finasteride)可减少睾酮转化为二氢睾酮,亦可降低雄激素作用,主要用于治疗前列腺增生。

第二节　避　孕　药

生殖过程包括精子和卵子的生成和成熟、排卵、受精、着床、胚胎、发育等多个环节。阻断其中任何一个环节均可达到避孕的目的。目前临床应用的避孕药以女用避孕药为主。

一、主要抑制排卵的避孕药

本类为主要用于女性的避孕药,由不同类型的雌激素和孕激素类组成的复方甾体激素制剂。

【药理作用】

1. 抑制排卵　是其主要的避孕作用。雌激素和孕激素通过负反馈机制,抑制下丘脑 GnRH 的释放,从而减少 FSH 分泌,使卵泡的生长和成熟过程受到抑制,同时孕激素抑制 LH 释放而抑制排卵,停药后卵巢功能可很快恢复。

2. 抑制子宫内膜增生　大剂量雌激素和孕激素抑制子宫内膜正常增殖,使腺体数目减少,分泌不足,使受精卵不易着床。此外,可改变输卵管的功能,使孕卵不易着床;还可使宫颈黏液黏度增加,不利于精子穿透。

【制剂及用法】

1. 短效口服避孕药　由雌激素和孕激素配伍而成,主要抑制排卵。其特点为避孕效果好,使用方便,应用广泛,按规定服药,避孕效果可达 99% 以上。

2. 长效口服避孕药　主要成分为高效、长效雌激素类药物炔雌醚,主要抑制排卵,避孕有效率可达 98%。

3. 长效注射避孕药　主要抑制排卵。如复方己酸孕酮注射液等,肌内注射后可贮存于局部,缓慢释放而达到长效避孕作用。

【不良反应和注意事项】

1. 类早孕反应　如恶心、呕吐及择食等。

2. 子宫不规则出血　见于用药最初几个周期中,可加服炔雌醇。

3. 闭经　有不正常月经史者更易发生。如连用两个月闭经,应停药。

4. 血凝功能亢进　可诱发血栓性静脉炎、肺栓塞或脑梗死等。

5. 其他反应　可有皮肤色素沉着、血压升高;哺乳期的妇女可使乳汁减少。

二、主要干扰孕卵着床的避孕药

本类药物也称探亲避孕药,能快速抑制子宫内膜的发育和分泌功能,使其发生各种功能和形态变化,干扰孕卵着床。本类药物的优点是使用时间灵活,不受月经周期的限制,起效迅速,效果较好。一般于同居当晚或事后服用,同居 14d 以内必须连服 14 片,如超过 14d,应接服Ⅰ号或Ⅱ号口服避孕药。常用药物有甲地孕酮(探亲避孕 1 号片)、炔诺孕酮(探亲避孕片)等。

三、主要阻碍受精的避孕药

本类药物为单一孕激素避孕药,如炔诺酮、炔诺孕酮、甲羟孕酮、左炔诺孕酮等。小剂量孕激素口服后,能抑制宫颈黏液的分泌,使黏液量减少但黏稠度增加,不利于精子穿透,达到阻碍受精的效果。单一孕激素避孕药避孕效果较雌激素和孕激素的复方制剂差,且不规则出血的发生率较高,现已少用。

四、主要影响精子的避孕药

棉酚

棉酚(gossypol)是从棉花的根、茎、种籽中提取的一种黄色酚类物质,可作用于睾丸细精管的生精上皮,使精子数量减少甚至无精子。停药可逐渐恢复。

孟苯醇醚和烷苯醇醚

孟苯醇醚(menfegol)和烷苯醇醚(alfenoxynol)具有较强杀精作用,由阴道给药,通过杀精或使精子灭活,达到避孕目的。

(王志亮)

思考题

1. 可用于治疗功能性子宫出血的药物有哪些?分别起什么作用?

2. 试述常用口服避孕药的用药注意事项。

3. 案例分析

病人,女,21 岁,已婚。近 2 年不考虑怀孕,来医院咨询避孕方法。医生给予复方炔诺酮片。

请问:

该药的主要作用和注意事项有哪些?

思路解析

扫一扫、测一测

第二十八章　作用于子宫药物

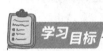

学习目标

1. 掌握缩宫素和麦角新碱的药理作用、临床应用、不良反应和注意事项。
2. 熟悉前列腺素的作用特点和临床应用。
3. 了解子宫平滑肌抑制药的作用特点和临床应用。

第一节　子宫平滑肌兴奋药

子宫平滑肌兴奋药是一类选择性兴奋子宫平滑肌、促进子宫收缩的药物。包括缩宫素、麦角生物碱和前列腺素。

一、缩宫素

缩宫素（oxytocin）口服易被消化酶破坏并失效，肌内注射吸收良好，3～5min 内显效，作用维持20～30min；静脉注射起效快，维持时间短，通常以静脉滴注维持疗效。$t_{1/2}$ 约 5～12min，可透过胎盘屏障，大部分经肝及肾代谢，少部分原形药经肾排泄。

【药理作用】

1. 兴奋子宫平滑肌　缩宫素能选择性直接兴奋子宫平滑肌，加强子宫平滑肌的收缩力和收缩频率，其收缩强度与子宫的生理状态和剂量密切相关。①小剂量（2～5U）的缩宫素可加强子宫（尤其对妊娠末期子宫）的节律性收缩，其收缩性质与正常分娩近似，有利于胎儿顺利娩出，达催产引产作用；②大剂量（5～10U）的缩宫素对宫底、宫颈产生同等强度持续性的强直性收缩，不利于胎儿娩出；③雌激素能增加子宫平滑肌对缩宫素的敏感性，孕激素则降低子宫平滑肌对缩宫素的敏感性。

妊娠早期孕激素水平高，子宫对缩宫素的敏感性低，有利于保护胎儿的安全发育。妊娠后期，体内雌激素水平增高，子宫对缩宫素敏感性增高，临产时敏感性最高，有利于足月时发动宫缩促进分娩，此时只需小剂量的缩宫素即可达到引产和催产的目的。分娩后子宫对缩宫素敏感性逐渐下降。

2. 促进排乳　缩宫素能收缩乳腺小叶周围的肌上皮细胞，促进排乳，但并不增加乳汁分泌量。

3. 其他作用　大剂量缩宫素可产生舒张血管和抗利尿作用。

【临床应用】

1. 用于催产、引产　对宫缩无力而胎位正常、无产道障碍的难产，可用小剂量缩宫素增加子宫节

138

律性收缩,用于催产。对于死胎、过期妊娠或需要提前终止妊娠者,可用其引产。

2. 用于产后止血　较大剂量缩宫素皮下或肌注,可迅速引起子宫强直性收缩,压迫子宫肌层内血管,用于产后止血。但缩宫素作用较短,常需加用麦角生物碱制剂来维持疗效。

【不良反应和注意事项】

偶有恶心、呕吐、心律失常及过敏反应,过量可引起子宫强直性收缩,导致胎儿窒息或子宫破裂。在催产和引产时应注意:①严格掌握剂量和静脉滴注速度,避免发生子宫强直性收缩;②严格掌握用药禁忌证,凡产道异常、胎位不正、头盆不称、前置胎盘以及 3 次以上妊娠的经产妇或有剖宫产史者禁用。

【护理要点提示】

1. 用药前　①了解孕产史、用药史及过敏史;②详细检查产妇的血压、脉搏、体温、体重以及子宫收缩的频率、强度、持续时间、间隔时间和胎儿心音、胎儿心率等;③明确产妇是否存在缩宫素的禁忌证;④注意血常规、肝肾功能、心电图及凝血时间等检查。

2. 用药期间　用于催产、引产时,应坚持"小剂量、低浓度、循序增加、专有管理"的原则。①严格掌握剂量,静脉滴注给药时,溶液要稀释,一次 2.5～5U,用氯化钠注射液稀释至每 1ml 中含有 0.01U,静滴开始时不超过 0.001～0.002U/min,15～30min 增加 0.001～0.002U,达到宫缩与正常分娩期相似,根据宫缩和胎儿情况适时调节滴速,最快不超过 0.02U/min,通常为 0.002～0.005U/min;②用药中,若出现宫缩频率过快及强直性收缩,应立即停药,防止胎儿窒息或子宫破裂,若胎儿心音减弱或心率增高至 150 次/min 或更多,无论宫缩如何,都应立即报告医师;③不可与去甲肾上腺素、华法林、肾上腺素、吗啡等合用;④注意孕妇的情绪变化,对其及时给予安慰及鼓励,取得孕妇的积极配合。

微课:缩宫素的作用及临床应用

二、麦角生物碱类

麦角(ergot)是寄生在黑麦中的一种麦角菌的干燥菌核。麦角中含有多种生物碱,均为麦角酸的衍生物,按化学结构可分两类:①胺生物碱类:以麦角新碱(ergometrine)为代表,易溶于水,对子宫的兴奋作用强而快,维持时间短;②肽生物碱类:以麦角胺(ergotamine)及麦角毒(ergotoxine)为代表,难溶于水,对血管作用显著,起效慢,维持时间长。

【药理作用】

1. 兴奋子宫　本类药物能选择性兴奋子宫平滑肌,尤其以麦角新碱作用显著。作用特点是:①作用强而持久;②对妊娠子宫比未孕子宫敏感,尤以临产或新产后的子宫最敏感;③剂量稍大即可引起子宫强直性收缩,压迫血管而有止血作用;④对子宫颈和子宫体的兴奋作用无明显差别,故不宜用于催产、引产。

2. 收缩血管　麦角胺能直接作用于动、静脉血管使其收缩;大剂量还会损伤血管内皮细胞,长期服用可以导致肢端干性坏疽和血栓,故口服 2～4d 为限。

3. 阻断 α 受体　氨基酸麦角碱类可阻断 α 受体,翻转肾上腺素的升压作用,同时抑制中枢,使血压下降。

【临床应用】

1. 治疗子宫出血　麦角新碱主要用于预防和治疗产后或流产后由于子宫收缩无力等造成的子宫出血。

2. 治疗子宫复原　产后子宫复原缓慢时,易引起失血过多或感染,使用麦角新碱可促进子宫收缩,加速子宫复原。

3. 治疗偏头痛　麦角胺能收缩脑血管,减小脑动脉搏动幅度,用于偏头痛的诊断和治疗。咖啡因也具有收缩脑血管的作用,且能促进麦角胺的吸收,两药合用可增强疗效。

【不良反应和注意事项】

注射麦角新碱可引起恶心、呕吐及血压升高,伴有妊娠毒血症的产妇慎用,偶见过敏。麦角制剂禁用于催产和引产，血管硬化及冠心病病人。

三、其他子宫兴奋药

前列腺素

前列腺素（prostaglandins，PGs）是广泛分布在体内的一类自体活性物质，有多种生理活性。目前产科常用的有地诺前列酮（dinoprostone，PGE_2）、地诺前列素（dinoprost，$PGF_{2\alpha}$）和卡前列素（carboprost）等。

【药理作用】

1. 兴奋子宫平滑肌　对妊娠各期子宫均有兴奋作用，尤以 PGE_2 和 PGF_2。在分娩中具有重要的意义。对妊娠初期和中期子宫的收缩作用强于缩宫素，对分娩前子宫作用更强；在增强子宫底体部平滑肌节律性收缩的同时，还能使子宫颈松弛。

2. 抗早孕　PGE_2 能使黄体退缩溶解，黄体酮生成减少，分泌期的子宫内膜脱落出血，从而抗早孕。此外，还能影响输卵管活动，阻碍受精卵着床。

【临床应用】

1. 用于流产、引产　可用于终止早期或中期妊娠，还可用于足月或过期妊娠引产。

2. 抗早孕　用于停经49天之内的早孕者。

【不良反应和注意事项】

不良反应主要有恶心、呕吐、腹痛、腹泻等消化道反应。少数人有头晕、头痛、胸闷、心率加快、血压下降等。用于引产时的禁忌证及注意事项同缩宫素。

米非司酮

米非司酮（mifepristone）为孕酮受体抑制药，对子宫有兴奋作用，可干扰孕卵的着床、软化宫颈、诱导月经，与前列腺素合用可提高疗效。用于抗早孕、死胎引产，亦可用于紧急避孕。不良反应有恶心、呕吐、腹痛、腹泻；可引起子宫大出血，有出血史者慎用。

第二节　子宫平滑肌抑制药

子宫平滑肌抑制药是一类能抑制子宫平滑肌收缩、使子宫收缩力减弱的药物，临床上主要用于防治早产。目前常用的药物有 β_2 肾上腺素受体激动药（如利托君、沙丁胺醇、特布他林等）、硫酸镁、钙通道阻滞剂、缩宫素受体阻断药、前列腺素合成酶抑制药等。

利托君

利托君（ritodrine）能选择性兴奋子宫平滑肌的 β_2 受体，抑制子宫平滑肌收缩，减少子宫活动而延长妊娠期，有利于胎儿发育成熟。药物对妊娠和非妊娠子宫都有抑制作用，用于防治早产。一般先采用静脉滴注，取得疗效后口服维持疗效。其不良反应多与激动 β 受体有关，可发生心悸、胸闷、心律失常、血压升高、血糖升高、血钾降低等，静脉注射可出现震颤、恶心、呕吐、头痛等。严重的心血管疾病及糖尿病病人禁用。

（张晓红）

思考题

1. 缩宫素和麦角新碱兴奋子宫平滑肌的作用及临床应用有何异同点？

2. 为什么麦角新碱不用于催产、引产？

3. 案例分析

李某，女，初产妇，31 岁，妊娠 42 周，尚未临产。超声示胎盘功能正常，羊水量减少。诊断：过期妊娠。给予缩宫素 2.5U 静脉滴注引产，要求护士根据宫缩、胎心情况调整滴速，一般每隔 15～30min 调节 1 次，最大滴速不得超过 30 滴 /min，直至出现有效宫缩。

请问：

为什么应逐渐调整滴速，而不是直接用最大滴速？

思路解析

扫一扫，测一测

笔记

第二十九章 抗 过 敏 药

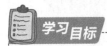

学习目标

1. 掌握常用 H_1 受体阻断药和钙剂的药理作用、临床应用、不良反应和注意事项。
2. 了解白三烯受体拮抗剂和肥大细胞膜稳定药的特点。

第一节 H_1 受体阻断药

目前，临床使用的 H_1 受体阻断药有两代。第一代作用时间 4～6h，中枢抑制作用强，产生明显的镇静和嗜睡，多数药物还具有抗胆碱作用及局部麻醉作用，引起口干等不良反应。常用的药物有苯海拉明（diphenhydramine）、异丙嗪（promethazine）、氯苯那敏（chlorpheniramine）、赛庚啶（cyproheptadine）等。第二代作用时间一般在 12h 以上，不易通过血脑屏障，故中枢抑制和抗胆碱作用不明显，且无嗜睡、口干等不良反应。常用的药物有西替利嗪（cetirizine）、氯雷他定（loratadine）、阿伐斯汀（acrivastine）、咪唑斯汀（mizolastine）等。

【药理作用】

1. 阻断 H_1 受体作用 H_1 受体阻断药可完全对抗组胺收缩支气管、胃肠道平滑肌作用。能对抗组胺引起的局部毛细血管扩张和通透性增加，但对血压降低等全身作用仅能部分对抗，需同时应用 H_2 受体阻断药才能完全对抗。本类药物不能阻止肥大细胞释放组胺，也不能阻断组胺刺激胃酸分泌。

2. 中枢抑制作用 第一代 H_1 受体阻断药易进入中枢，产生不同程度的中枢抑制作用，表现为镇静、嗜睡，以苯海拉明、异丙嗪最强，氯苯那敏次之。第二代 H_1 受体阻断药不易通过血脑屏障，几乎无镇静作用。

3. 抗胆碱作用 第一代 H_1 受体阻断药大多具有抗胆碱作用。中枢抗胆碱作用可产生防晕、止吐作用，外周抗胆碱作用可引起口干、便秘、尿潴留、视力模糊、眼内压增高等阿托品样作用。第二代 H_1 受体阻断药无明显抗胆碱作用。

4. 其他作用 较大剂量的苯海拉明、异丙嗪可产生局部麻醉作用和奎尼丁样作用。

【临床应用】

1. 治疗皮肤黏膜变态反应性疾病 H_1 受体阻断药对皮肤黏膜变态反应性疾病效果好，如荨麻疹、过敏性鼻炎、花粉症等，现多用第二代 H_1 受体阻断药；对昆虫咬伤引起的皮肤瘙痒和水肿有良好效果；对药疹、接触性皮炎、血清病等有一定疗效；对支气管哮喘疗效差，对过敏性休克几乎无效。

2. 治疗晕动病及呕吐 苯海拉明、异丙嗪用于晕车、晕船等晕动病引起的恶心、呕吐，需在乘车前15～30min服用；对放射病导致的呕吐也有效。

3. 治疗失眠症 苯海拉明、异丙嗪对中枢抑制作用较强，可用于失眠症，尤其适用于变态反应性疾病引起的焦虑性失眠。也可对抗氨茶碱引起的中枢兴奋、失眠等副作用。

4. 其他 异丙嗪常与哌替啶、氯丙嗪组成冬眠合剂用于人工冬眠。

【不良反应和注意事项】

1. 中枢抑制现象 第一代H_1受体阻断药常引起镇静、嗜睡、乏力、反应迟钝等，故驾驶员、高空作业者在工作期间不宜使用，以免发生事故。

2. 消化道反应 可引起食欲下降、恶心、呕吐、口干、便秘等，饭后服药可减轻。

> **护理警示：**
> 抗感冒的复方制剂中常含有H_1受体阻断药，从事危险工作者禁用

3. 其他 偶见兴奋、烦躁、失眠。第一代H_1受体阻断药多具有抗胆碱作用，引起眼内压升高、视力模糊、尿潴留等。偶见粒细胞减少及溶血性贫血。第二代H_1受体阻断药阿司咪唑、特非那定对心肌有毒性作用，可引起心律失常。

第二节 白三烯受体拮抗药

白三烯受体拮抗药能选择性的阻断白三烯受体，抑制白三烯导致的血管通透性增加、支气管痉挛及体内的其他炎症过敏反应。主要用于支气管哮喘和过敏性鼻炎的预防和长期治疗，但对哮喘急性发作无效。与糖皮质激素合用可获得协同作用。常用的药物有扎鲁司特（zafirlukast）、普鲁司特（pranlukast）、孟鲁司特（montelukast）。本类药物常见不良反应为轻微头痛、咽炎、鼻炎及胃肠道反应，偶见转氨酶、胆红素升高，停药症状消失。

第三节 肥大细胞膜稳定剂

本类药物主要作用是抑制靶细胞释放过敏介质，常用药物有色甘酸钠（sodium cromoglycate）、酮替芬（ketotifen）等。

色甘酸钠和酮替芬都主要用于预防支气管哮喘发作，对已发作的急性哮喘无效；也可用于过敏性鼻炎、慢性荨麻疹及食物过敏等疾病；不良反应较少。其中，酮替芬为新型强效抗过敏药，不但抑制肥大细胞释放过敏介质，而且阻断H_1受体；口服有效，作用持久，疗效优于色甘酸钠。

第四节 其 他 药

一、钙剂

常用钙剂包括葡萄糖酸钙（calcium gluconate）、氯化钙（calcium chloride）和乳酸钙（calcium lactate）。

【药理作用和临床应用】

1. 抗过敏作用 钙剂能增加毛细血管的致密度，降低通透性，从而减少渗出，减轻过敏症状。常用于过敏性疾病如皮肤瘙痒、湿疹、麻疹、荨麻疹、血清病、血管神经性水肿及渗出性红斑等的辅助治疗。

2. 促进骨骼的生长，维持骨骼的硬度 用于防治佝偻病，也可用于妊娠期妇女、哺乳期妇女、儿童和老年人补钙。

3. 维持神经肌肉组织的正常兴奋性 用于手足抽搐症的治疗。

4. 对抗镁离子的作用 是解救镁离子中毒的特效药。

5. 其他 参与凝血、动作电位等过程。

【不良反应和注意事项】

1. 钙剂有强烈刺激性，不能皮下注射或肌内注射。若注射液漏出血管外可致剧痛及组织坏死，

应立即用 0.5% 普鲁卡因局部封闭。

2．钙剂静注时有全身发热感、皮肤发红；因钙剂兴奋心脏，静脉注射过快或过量可引起心律失常甚至心搏骤停。一般稀释后缓慢静脉注射。

3．钙剂能增加强心苷对心脏的毒性，故在应用强心苷期间禁用钙剂。

微课：抗过敏药

护理警示：

钙剂静注时，应充分稀释后缓慢静脉注射，防止外漏

二、免疫抑制剂

免疫抑制剂内容，详见第四十四章影响免疫功能药物。

（王知平）

思考题

1．应用第一代 H_1 受体阻断药时应注意的护理事项有哪些？

2．H_1 受体阻断药主要用于哪些变态反应性疾病？

3．案例分析

张某，男，45 岁。从事驾驶工作。患有过敏性鼻炎，经常出现打喷嚏、鼻塞、鼻痒、流清涕等现象，每年春季发作更为频繁。近几日症状又发作，自行服用药物苯海拉明，用药后症状缓解，但是出现口干、嗜睡等不良反应，严重影响其正常工作。

请问：

（1）张某使用苯海拉明是否合理？

（2）用药护理要点有哪些？

思路解析

扫一扫，测一测

学习目标

1. 掌握铁剂、维生素 K、氨甲苯酸、肝素、华法林的药理作用、临床应用、不良反应和注意事项。

2. 熟悉叶酸、维生素 B_{12}、右旋糖酐、尿激酶的药理作用、临床应用和不良反应。

3. 了解垂体后叶素、枸橼酸钠的药理作用和临床应用。

第一节　抗贫血药

循环血液中红细胞数量或血红蛋白量低于正常称为贫血。常见缺铁性贫血、巨幼红细胞性贫血和再生障碍性贫血三种类型。治疗贫血首先根除病因，再应用抗贫血药进行补充治疗。缺铁性贫血可补充铁剂，巨幼红细胞性贫血补充叶酸或维生素 B_{12}。

铁剂

常用的口服制剂有硫酸亚铁（ferrous sulfate）、枸橼酸铁胺（ferrac am-monium citrate）、富马酸亚铁（ferrous fumarate）等，注射制剂有右旋糖酐铁（iron dextran）。

口服铁剂或食物中的铁以 Fe^{2+} 形式在十二指肠和空肠上段吸收，进入血液循环后被氧化成 Fe^{3+}，再与运铁蛋白结合为血浆铁，转运到肝、脾、骨髓储存。胃酸、维生素 C、食物中的果糖、半胱氨酸等有助于 Fe^{3+} 还原成 Fe^{2+}，可促进铁的吸收。抗酸药、四环素类、胃酸缺乏、茶水以及含钙、磷酸盐、鞣质高的食物等妨碍铁吸收。铁的排泄主要通过肠黏膜细胞脱落以及胆汁、尿液、汗液排出体外，每日约 1mg。

> **护理警示：**
>
> 注意饮食或药物对铁吸收的影响

在正常情况下，由于身体很少排泄或丢失铁，而代谢后的铁仍可被利用。故正常成年男子和绝经后的妇女，每日从食物中只需补偿每天丢失的 1mg 铁就能满足身体需要。但在生长、发育时期的婴儿、儿童、青少年和妊娠期妇女，铁的需要量需适当增加。

【药理作用和临床应用】

铁是红细胞成熟阶段合成血红素必不可少的物质。进入骨髓的铁，吸附在有核红细胞膜表面并进入细胞内的线粒体，与原卟啉结合，形成血红素，后者再与珠蛋白结合成为血红蛋白，当机体铁缺

笔记

乏时可影响血红蛋白的合成而引起缺铁性贫血。

主要用于慢性失血(如钩虫病、月经过多、子宫肌瘤、消化道溃疡、痔疮出血)、机体需铁增加而补充不足(如妇女妊娠期、儿童生长发育期)、胃肠吸收减少(如萎缩性胃炎、胃癌)和红细胞大量破坏(如疟疾、溶血)等引起的缺铁性贫血。

铁剂治疗后一般症状迅速改善,网织红细胞数于治疗后 10～14d 上升达高峰,血红蛋白每日可增加 0.1%～0.3%,约 4～8 周接近正常。为使体内铁贮存恢复正常,待血红蛋白正常后尚需减半量继续服药 2～3 月。

【不良反应和注意事项】

1. 口服铁剂刺激胃肠道引起恶心、呕吐、上腹不适及腹泻等,宜餐后 30min 服用。服用缓释片时,勿嚼碎或掰开服用;注射铁制剂宜采用深部肌内注射,并应双侧交替,静脉注射则应在穿刺成功后再将药物注入血管内,以免药物渗出导致静脉炎症。

2. 服铁剂后可引起黑便;液体铁剂要用无毒塑料管吸服,以免染蚀牙齿,服药后应立即漱口。

3. 铁剂有时引起便秘,食用蜂蜜可缓解。

4. 小儿误服 1g 以上铁剂可引起急性中毒,表现为坏死性胃肠炎症状,可有恶心、呕吐、腹痛、血性腹泻,甚至休克、呼吸困难、死亡。急救措施为催吐,用 1% 碳酸氢钠溶液洗胃,抗休克,并注入胃内特殊解毒剂去铁胺以结合残存的铁。

5. 少数病人注射铁剂可发生局部肿痛,注射前要检查肌肉局部有无结节、硬块、压痛,若存在要及时理疗、热敷以促进吸收。注射后 0.5～1h 内要注意观察病人有无不适症状。

叶酸

叶酸(folic acid)属于水溶性 B 族维生素,以酵母、绿叶蔬菜和动物肝、肾中含量较高。成人摄入 200μg/d,妊娠期及哺乳期妇女摄入 300～400μg/d 叶酸,即可满足生理需要。人工合成的叶酸口服易吸收。

【药理作用和临床应用】

叶酸是细胞生长和分裂所必需的物质,食物中叶酸或叶酸制剂吸收后在体内被叶酸还原酶和二氢叶酸还原酶还原为活化型四氢叶酸。四氢叶酸作为一碳单位的传递体,参与体内核酸和氨基酸的合成。当叶酸缺乏时,其介导的一碳单位代谢障碍,导致细胞核中 DNA 合成减少,细胞的分裂与增殖减少,增殖旺盛的骨髓最容易受到影响,血细胞发育停滞,造成巨幼红细胞性贫血。

主要用于治疗各种巨幼红细胞性贫血。营养不良或婴儿期、妊娠期对叶酸需要量增加所致的营养性巨幼红细胞性贫血,治疗以叶酸为主,辅以维生素 B_{12};叶酸对抗药甲氨蝶呤、乙胺嘧啶、甲氧苄啶等所致的巨幼红细胞性贫血,因二氢叶酸还原酶受抑制,四氢叶酸生成障碍,故需甲酰四氢叶酸钙治疗。维生素 B_{12} 缺乏所致的恶性贫血,叶酸只能纠正异常血象,不能改善神经损害症状,治疗以维生素 B_{12} 为主,叶酸为辅。

不良反应较少,长期用药可以出现厌食、恶心、腹胀等症状。

维生素 B_{12}

维生素 B_{12}(vitamin B_{12})为含钴的水溶性维生素,广泛存在于动物内脏、牛奶、蛋黄中。药用的维生素 B_{12} 为氰钴胺和羟钴胺等,性质稳定。

口服维生素 B_{12} 必须与胃壁细胞分泌的糖蛋白即"内因子"结合,才能避免被胃液消化而进入空肠吸收。胃黏膜萎缩所致"内因子"缺乏可影响维生素 B_{12} 的吸收,引起"恶性贫血"。吸收后有 90% 贮存于肝,少量经胆汁、胃液、胰液排入肠内,其中小部分吸收入血,主要经肾排泄。

【药理作用和临床应用】

维生素 B_{12} 是红细胞发育和神经髓鞘脂质合成所必须的物质。

1. 促进叶酸的循环再利用　维生素 B_{12} 参与体内甲基转换及叶酸代谢,促进四氢叶酸形成,所以维生素 B_{12} 缺乏时,叶酸代谢发生障碍,导致叶酸缺乏,出现与叶酸缺乏相似的巨幼红细胞性贫血。

2. 维持神经髓鞘完整　当维生素 B_{12} 缺乏时,影响神经髓鞘的磷脂合成,导致大脑、脊髓及外周神经发生病变。

维生素 B_{12} 主要用于治疗内因子缺乏引起的恶性贫血（需注射给药），亦与叶酸合用治疗各种巨幼红细胞性贫血，还可辅助治疗神经系统疾病（神经炎、神经萎缩等）、肝脏疾病（肝炎、肝硬化）等。

【不良反应和注意事项】

可致过敏反应，甚至过敏性休克。不可滥用，不可静脉给药。

第二节　促凝血药

促凝血药是指能增加凝血因子而加速血液凝固、抑制纤维蛋白溶解或降低毛细血管通透性而止血的药物。

维生素K

维生素K（vitamin K）包括维生素 K_1、维生素 K_2、维生素 K_3、维生素 K_4。维生素 K_1 来源于绿色蔬菜及番茄，维生素 K_2 可由人体肠道内细菌合成，它们均为脂溶性，需要胆汁协助吸收。维生素 K_3、维生素 K_4 均为人工合成品，水溶性，不需要胆汁协助吸收。

【药理作用和临床应用】

维生素 K 作为 γ-羧化酶的辅酶，在肝内参与凝血因子 II、VII、IX、X 前体中谷氨酸残基的 γ 羧化，使这些因子具有活性。当维生素 K 缺乏时，肝脏仅能合成无凝血活性的凝血因子前体物质，从而导致凝血障碍。及时补充维生素 K 即可达到止血目的。

主要用于治疗维生素 K 缺乏引起的出血，如阻塞性黄疸、胆瘘、慢性腹泻引起的肠道维生素 K 吸收障碍；早产儿、新生儿出血或长期口服广谱抗菌药引起的出血；香豆素类、水杨酸类过量引起的出血。

【不良反应和注意事项】

1. 维生素 K_1 静脉注射速度过快，可引起面部潮红、出汗、呼吸困难、血压降低甚至休克，应尽量采用肌内注射给药。维生素 K_1 见光易分解，应注意避光操作。

2. 维生素 K_3、维生素 K_4 刺激性强，口服后可有恶心、呕吐，宜饭后服用。

3. 较大剂量（每次 30mg）维生素 K_3、维生素 K_4，可引起早产儿、新生儿溶血性贫血，血胆红素升高、黄疸等。对红细胞缺乏葡萄糖 -6- 磷酸脱氢酶（G6PD）的病人可诱发急性溶血性贫血。肝功能不良者慎用。

4. 用药期间应定期测定凝血酶原时间以确定疗效。

凝血酶

凝血酶（thrombin）是从猪、牛血提取精制而成的无菌制剂。直接作用于血液中纤维蛋白原，使其转变为纤维蛋白而止血。此外，还有促进上皮细胞的有丝分裂、加速创伤愈合的作用。用于小血管、毛细血管以及实质性器官出血的止血，也用于创面、口腔、泌尿道及消化道等部位的出血。局部止血时，用灭菌生理盐水溶解成 50～1000U/ml 溶液喷雾或敷于创面。

> **护理警示：**
>
> 凝血酶严禁注射给药

凝血酶严禁静脉注射、肌内注射或皮下注射，否则可导致血栓、局部组织坏死。偶尔可出现过敏反应，此时应立即停药，给予抗过敏治疗。溶解状态的药物很快失活，故应临时配制。遇热、酸、碱或重金属盐可使本药失活。

氨甲苯酸

氨甲苯酸（aminomethylbenzoic acid，PAMBA）通过竞争性抑制纤溶酶原激活因子，使纤溶酶原不能转化为纤溶酶，从而抑制纤维蛋白溶解，产生止血作用。临床常用于治疗纤维蛋白溶解亢进所致的出血，如前列腺、肝、胰、肺、甲状腺、肾上腺等部位的手术出血、产后出血、弥散性血管内凝血（DIC）

后期及肝硬化出血等。也可用于链激酶、尿激酶过量引起的出血。但对癌症出血、创伤出血及非纤维蛋白溶解引起的出血无止血效果。

氨甲苯酸过量可致血栓，并可能诱发心肌梗死。有血栓形成倾向者禁用。静脉注射或静脉滴注，速度不能快，以免发生低血压或心动过缓。肾功能不全者慎用。用药期间应定期测定凝血酶原时间以确定疗效。

本类药物氨甲环酸（tranexamic acid，AMCHA）药理作用及临床应用类似氨甲苯酸，但作用较强。

第三节　抗凝血药

抗凝血药是指通过影响凝血因子、降低机体凝血功能的药物，临床用于预防血栓形成和防治血栓扩大。

肝素

肝素（heparin）是大分子物质，口服不易吸收，临床多采用静脉给药。静脉注射后抗凝作用立即发生，10min 内即可出现抗凝作用，作用维持 3～4h，80% 与血浆蛋白结合，大部分经单核 - 巨噬细胞系统破坏，极少数以原形经肾排泄。$t_{1/2}$ 1～2h，但可随剂量增加而延长。

【药理作用】

1．抗凝作用　肝素在体内和体外均有迅速且强大的抗凝作用。静脉给药后血液凝固时间、部分凝血酶时间明显延长。其抗凝机制主要是通过增强抗凝血酶Ⅲ（AT-Ⅲ）活性而发挥作用。

2．降血脂作用　肝素使血管内皮释放脂蛋白脂酶入血，加速血中乳糜微粒和极低密度脂蛋白的分解，减低血脂。

3．抗炎作用　肝素可抑制炎症介质和炎症细胞活动发挥抗炎作用。

【临床应用】

1．治疗血栓栓塞性疾病　主要用于防治血栓的形成和栓塞，如深静脉血栓、脑栓塞、肺栓塞以及急性心肌梗死性栓塞等，防止血栓的形成和扩大。

2．治疗弥散性血管内凝血（DIC）早期　DIC 早期应用肝素，可防止纤维蛋白原和凝血因子的消耗而引起的继发性出血。

3．治疗体外抗凝　用于血液透析、体外循环、微血管手术、心导管检查等。

【不良反应和注意事项】

1．过量易引起黏膜出血、关节腔积血和伤口出血等。可缓慢静脉注射硫酸鱼精蛋白对抗。

2．用药期间应定期测凝血时间或部分凝血酶时间，并观察皮肤及黏膜有无出血及尿、便颜色。

3．偶有过敏反应如发热、寒战、荨麻疹、哮喘等，发生后立即停药，并进行抗过敏治疗。

4．对肝素过敏、出血性疾病（血小板减少症、血友病）、有出血倾向者、肝肾功能不全、消化性溃疡、严重高血压和妊娠期妇女等禁用。

> **护理警示：**
>
> 谨防自发性出血

【护理要点提示】

1．用药前　①明确用药目的和用药后可能发生的不良反应；②明确病人是否患有肝素的禁忌证；③询问病人是否对本药有过敏史；④给病人传授观察有无出血的症状和防治措施，如有无牙龈出血、有无皮下出血点及淤斑等。

2．用药期间　①遵医嘱用药；②用药期间严密观察生命体征，如有血压下降、脉搏增快、发热、出血等情况，应及时处理，定时检查血象、凝血时间；③肝素因刺激性较大，一般不宜肌内注射，静脉注射或滴注肝素时，确定针头在血管内方可给药，要注意经常更换注射部位；④应用肝素后，不能突然停药，以免出现暂时性高凝状态而导致血栓形成，肝肾功能不全、有出血倾向、消化性溃疡、严重高血压及妊娠期妇女禁用；⑤肝素过量易引起自发性出血，应备好解毒药鱼精蛋白，一旦发生，立即停

肝素抗凝血
作用机制

药处理,注意鱼精蛋白是弱抗凝剂,若用量过多,可加重出血;⑥对药效做出评价。

低分子量肝素

低分子量肝素(low molecular weight heparin,LMWH)是普通肝素经化学分离方法制备的一种短链制剂,平均分子量为 4～5kDa。与普通肝素相比,具有以下特点:①抗因子 Xa 选择性强,对血小板影响较小;②抗凝血作用强;③生物利用度高、$t_{1/2}$ 长,LMWH 皮下注射的 $t_{1/2}$ 200～300min,是普通肝素的 2～4 倍;④引起出血并发症少,一般不需检测抗凝活性等。

低分子量肝素的不良反应有出血、血小板减少、低醛固酮血症伴高血钾症、过敏反应和暂时性转氨酶升高等。目前临床常用的 LMWH 制剂有依诺肝素(enoxaparin)和替地肝素(tedelparin)等。

华法林

华法林(warfarin)是常用的香豆素类抗凝血药,为口服抗凝药。口服吸收迅速而完全,血浆蛋白结合率高,经肾排泄。$t_{1/2}$ 约 40h,作用维持 2～5d。能透过胎盘屏障。

【药理作用和临床应用】

华法林是维生素 K 拮抗剂,抑制有活性的凝血因子Ⅱ、Ⅶ、Ⅸ、Ⅹ的生成,从而使凝血时间延长。对已合成的凝血因子无效,需等待原有凝血因子耗竭后才有抗凝作用,故起效缓慢,维持时间长。此外,还具有抑制凝血酶诱导的血小板聚集作用。华法林体外无抗凝作用。

用于防治血栓栓塞性疾病,防止血栓形成或发展。因作用慢而持久,故血栓性疾病轻症或长期需要预防血栓形成的疾病可以单独应用,对急性血栓一般采用序贯疗法(先用肝素,后用香豆素类维持治疗)。

【不良反应和注意事项】

1. 过量易致自发性出血,严重者可致颅内出血,应密切观察。给药 2d 后开始每天测凝血酶原时间。如发生出血,应立即停药并缓慢静脉注射大量维生素 K 对抗或输入新鲜血液。

2. 少数病人可出现荨麻疹、脱发、恶心、呕吐、粒细胞减少、皮肤和软组织坏死等,较严重者应立即停药,并对症处理。

3. 阿司匹林、保泰松等可使血浆中游离香豆素类浓度增高,使香豆素类抗凝作用增强;肝药酶诱导剂巴比妥类、苯妥英钠、利福平等能加速香豆素类的代谢,降低其抗凝作用。

4. 妊娠期妇女、肝肾功能不全、严重高血压及有自发性出血倾向者禁用。

本类药物还有双香豆素(dicoumarol)和醋硝香豆素(acenocoumarol)等。

枸橼酸钠

枸橼酸钠(sodium citrate)的枸橼酸根与血液中的 Ca^{2+} 形成难以解离的可溶性络合物,使血液中的 Ca^{2+} 减少而发挥抗凝作用。用于体外抗凝,常作为体外血液的保存和输血的抗凝剂。每 100ml 全血加入 2.5% 枸橼酸钠溶液 10ml,可使血液不凝固。大量输血时,应预防低钙血症的发生。

第四节 纤维蛋白溶解药

纤维蛋白溶解药(fibrinolytics)可使纤维蛋白溶解酶原转变为纤维蛋白溶解酶,又称纤溶酶。纤溶酶通过降解纤维蛋白和纤维蛋白原而限制血栓增大和溶解血栓,故又称血栓溶解药(thrombolytics),是预防和治疗血栓栓塞性疾病的重要药物。

尿激酶

尿激酶(urokinase,UK)是从人尿分离而来的一种蛋白质,无抗原性,不引起过敏反应。$t_{1/2}$ 约 16min,作用短暂。

【药理作用和临床应用】

尿激酶可直接将纤溶酶原激活为纤溶酶,水解血栓中的纤维蛋白,导致血栓溶解。主要用于治疗血栓栓塞性疾病。静脉注射治疗动静脉内新鲜血栓形成和栓塞，如急性肺栓塞和深部静脉血栓。冠脉注射可使阻塞冠脉再通，恢复血流灌注，用于心肌梗死的早期治疗。对急性期新鲜血栓（6h 内）效果好。

【不良反应和注意事项】

主要不良反应是引起出血，注射局部可发生血肿，一般不需要治疗。如严重出血可用氨甲苯酸对抗。出血性疾病、新近创伤、消化道溃疡、伤口愈合中及严重高血压等禁用。

链激酶

链激酶（streptokinase, SK）为第一代溶栓药，是由 C 族 β- 溶血性链球菌培养液中提取的一种蛋白质。现用基因工程技术制备重组链激酶。链激酶具有抗原性，可引起过敏反应。链激酶的药理作用、临床应用和不良反应及禁忌证同尿激酶。

阿替普酶

组织型纤溶酶原激活剂（tissues plasminogen activator, t-PA）为人体内生理性纤溶酶原激活剂，主要由血管内皮细胞合成并释放入血液循环。

阿替普酶（alteplase）是用基因工程方法生产的人重组 t-PA。其溶栓机制为选择性激活结合在纤维蛋白表面的纤溶酶原，使之活化成纤溶酶，发挥选择性溶栓作用，因此不产生尿激酶常见的出血并发症。用于治疗肺栓塞和急性心肌梗死，使阻塞血管再通率比尿激酶高，不良反应较少，是较好的第二代溶栓药。出血性疾病禁用。

本类药物还有阿尼普酶（anistreplase）、重组葡激酶（staphylokinase）、阿替普酶（alteplase）、西替普酶（silteplase）和那替普酶（nateplase）等。

第五节　抗血小板药

抗血小板药是指能抑制血小板黏附、聚集和释放，抑制血栓形成的药物。常用药物有阿司匹林、双嘧达莫和氯吡格雷等。

阿司匹林

阿司匹林（aspirin）小剂量能抑制氧化酶，减少血栓素 A_2（TXA_2）合成而产生抗血小板聚集作用；大剂量的阿司匹林抑制血管内皮细胞内的环氧化酶，减少 PGI_2 合成，可促进血小板聚集和释放。

阿司匹林小剂量应用可预防和治疗血栓栓塞性疾病，并对急性心肌梗死、不稳定心绞痛病人，可降低再梗死率和病死率。

双嘧达莫

双嘧达莫（dipyridamole）通过抑制血小板内的磷酸二酯酶，减少 cAMP 降解，降低血小板的黏滞度和聚合力，产生抗血小板聚集作用。主要用于防治血栓栓塞性疾病、人工心脏瓣膜置换术后、缺血性心脏病、脑卒中和短暂脑缺血发作，可防止血小板血栓形成。不良反应有胃肠道刺激以及由于血管扩张引起的血压下降、头痛、眩晕、潮红、昏厥等。与肝素合用可引起出血倾向。

氯吡格雷

氯吡格雷（clopidogrel）能选择性地抑制血小板的聚集，同时影响血小板的寿命，为新一代血小板聚集抑制剂。临床用于治疗和预防因血小板高聚集状态引起的血管粥样硬化、血管性死亡、心肌梗死、脑卒中。不良反应少，偶见轻微胃肠道反应；罕见皮疹、淤斑、齿龈出血、白细胞减少、胆汁淤积、轻度氨基转氨酶增高，停药后消失。术前、肝脏损伤、有出血倾向者慎用；对氯吡格雷过敏及近期有活动性出血者（如消化性溃疡或颅内出血）禁用。

利多格雷

利多格雷（ridogrel）是强大的 TXA_2 合成酶抑制剂和中度 TXA_2 受体阻断剂。临床用于血栓病的治疗，尤其对新形成的血栓疗效好。本药不良反应一般较轻，如轻度胃肠道反应，易耐受。未发现出血性脑卒中等合并症。

本类药物还有匹可托安（picotamide），其药理作用比利多格雷弱，不良反应轻。

第六节　促进白细胞增生药

目前临床使用的促进白细胞增生药主要有粒细胞 - 巨噬细胞集落刺激因子沙格司亭、粒细胞集落刺激因子非格司亭、维生素 B_4 和鲨肝醇等，其他常用促进白细胞增生药见表 30-1。

沙格司亭

沙格司亭（sargramostim）皮下注射后血药浓度迅速增加，$t_{1/2}$ 为 2～3h，缓慢静脉注射，作用维持 3～6h。

【药理作用和临床应用】

沙格司亭能刺激粒细胞、单核细胞、巨噬细胞和巨核细胞等多种细胞的集落形成和增生。对成熟中性粒细胞可增加其吞噬功能和细胞毒性作用。用于各种原因引起的粒细胞减少症，如骨髓移植术后、肿瘤化疗后、再生障碍性贫血、骨髓发育不良等。

【不良反应和注意事项】

可引起骨痛、发热、腹泻、呼吸困难、皮疹、流感样症状等。个别病人首次静脉滴注时可出现潮红、低血压、呕吐、呼吸急促等症状。

非格司亭

非格司亭（filgrastim）主要作用是促进骨髓中性粒细胞的成熟和释放，同时增强中性粒细胞趋化及吞噬功能。临床用于肿瘤放疗、化疗引起的骨髓抑制，也用于自体骨髓移植及再生障碍性贫血。

可出现过敏反应如皮疹、低热，偶可发生过敏性休克，大剂量过久使用，可产生轻中度骨痛，皮下注射可有局部反应。对本品或粒细胞集落刺激因子制剂过敏者禁用。

维生素 B_4

维生素 B_4（vitamin B_4）是某些辅酶和核酸的组成成分，参加 RNA 和 DNA 的合成，能促进白细胞增生。临床上用于各种原因（如放射治疗、苯中毒、抗肿瘤药、抗甲状腺药、氯霉素、解热镇痛药等）引起的白细胞减少症。一般用药 2～4 周后，白细胞数可明显增加。

鲨肝醇

鲨肝醇（batilol）可促进白细胞再生，对抗放射线及抗肿瘤药引起的骨髓抑制作用，对苯中毒引起的白细胞减少有一定疗效。主要用于放射线及抗癌药物引起的白细胞减少症。

表 30-1　其他常用促进白细胞增生药

药名	药理作用和临床应用	用法
利血生 （leucogen）	促使白细胞增生，能增强造血系统功能。用于防治各种原因引起的白细胞减少，再生障碍性贫血	20mg/ 次，3 次 /d
肌酐 （inosine）	参与体内能量代谢及蛋白质的合成。用于各种原因引起的白细胞减少及血小板减少，急、慢性肝病，视网膜炎，视神经萎缩	200～600mg/ 次，1～3 次 /d
白血生 （pentoxyl）	促使白细胞增生。用于各种原因引起的粒细胞减少	200～300mg/ 次，3 次 /d

第七节 血容量扩充剂

机体大量失血或大面积烧伤可使血容量降低甚至导致休克，以补充血容量、维持重要器官有效灌注是治疗的关键。临床上除输血或血浆外，使用血容量扩充药也是非常重要的措施。

本类药物能在一定时间内维持血液胶体渗透压，扩充血容量，维持重要器官的血液灌注。其共同的特点是：作用持久，无毒性，不具抗原性及热原性。常用的药物有右旋糖酐、羟乙基淀粉、人血白蛋白、水解蛋白及冻干血浆等。

右旋糖酐

右旋糖酐（dextran）是高分子葡萄糖聚合物，根据其相对分子质量大小的不同，可分为中分子右旋糖酐、低分子右旋糖酐和小分子右旋糖酐，其平均相对分子质量分别为 70 000D、40 000D 和 10 000D。临床常用的为前两种。

【药理作用】

1. 扩充血容量　右旋糖酐与血浆有相似的胶体性质，静脉滴注后通过提高血浆胶体渗透压，扩充血容量。作用强度和维持时间随分子量降低而下降和缩短。

2. 抗血栓和改善微循环　可抑制红细胞、血小板聚集及纤维蛋白聚合，从而降低血液黏滞性，并抑制凝血因子Ⅱ，防止血栓形成和改善微循环，分子小的作用强。

3. 利尿　低分子和小分子右旋糖酐因相对分子质量较小，易经肾脏排泄，渗透性利尿作用强。

【临床应用】

中分子右旋糖酐主要用于低血容量休克如出血性休克、大面积烧伤大量失液引起的休克等。低分子右旋糖酐和小分子右旋糖酐改善微循环和组织灌注、抗血栓作用较强，用于预防血栓和急性肾衰竭。

【不良反应和注意事项】

右旋糖酐不良反应较少，偶见过敏反应如发热、荨麻疹等。个别病人可出现血压下降、呼吸困难等严重反应。用量过大，可导致组织供氧不足、凝血障碍和低蛋白血症。充血性心衰和血容量过多者禁用，严重血小板减少、凝血障碍者慎用。

羟乙基淀粉

羟乙基淀粉（hydroxyethyl starch）是由淀粉制成的葡萄糖聚合物，主要有低分子量羟乙基淀粉（Mw 40 000～70 000D）、中分子量羟乙基淀粉（Mw 130 000～200 000D）和高分子量羟乙基淀粉（Mw 450 000～480 000D）。静脉注射后，较长时间停留于血液中，提高血浆胶体渗透压，血容量迅速增加。还可通过降低血液黏滞性，延缓血栓的形成和发展。临床用于治疗各种原因引起的血容量不足。低分子量羟乙基淀粉改善微循环的作用较好，还可预防和治疗麻醉引起的低血压。高分子量羟乙基淀粉尚可用于白细胞分离。

不良反应表现偶见过敏反应（如荨麻疹、瘙痒等），亦可出现发热、寒战、呕吐、流感样症状等，应立即终止给药；大量输入后可出现自发性出血。有出血倾向的病人慎用，妊娠期妇女、肝肾功能不全、凝血功能不全、脓毒血症和重症病人等禁用。

（张晓红）

思考题

1. 肝素为什么可用于体内及体外抗凝血，而华法林则仅用于体内抗凝血？

2. 肝素、华法林及链激酶过量所致出血分别用何药解救？为什么？

3. 中分子右旋糖苷与低分子右旋糖酐的临床应用有何不同？

4. 案例分析

王某,女,45岁。因乏力、心悸两个月到医院就诊。既往有子宫肌瘤病史2年。近半年,月经量增多明显。经实验室检查,诊断为缺铁性贫血。给予硫酸亚铁片、维生素C片口服治疗。

请问:

以上用药是否合理?如何对该病人进行用药指导?

思路解析

扫一扫,测一测

31章 PPT

上呼吸道感染、支气管炎、肺炎、支气管哮喘等呼吸系统疾病是临床常见病和多发病，而咳、痰、喘为其常见症状，这三大症状常同时存在并相互影响，可使疾病反复发作甚至加重。因此，对于呼吸系统疾病在对因治疗的同时，还应适当的对症治疗，缓解症状，减轻病人的痛苦。镇咳药、祛痰药、平喘药是呼吸系统疾病对症治疗的常用药物。

第一节 平 喘 药

平喘药（antiasthmatic drugs）是用于缓解、消除或预防支气管哮喘及其他呼吸系统疾病所致喘息症状的药物。根据作用不同，可分为支气管扩张药、抗炎性平喘药和抗过敏平喘药三大类；按作用机制不同，分为 β_2 受体激动药、茶碱类、糖皮质激素类药、M 胆碱受体阻断药和过敏介质阻释药五类。

一、支气管扩张药

（一）β_2 受体激动药

本类药物通过选择性激动支气管平滑肌上的肾上腺素 β_2 受体，松弛支气管平滑肌，扩张气道。还可抑制肥大细胞、中性粒细胞释放炎症介质和过敏介质，减轻黏膜水肿，增强气道纤毛运动，有利于预防和控制支气管哮喘发作。

传统的 β 受体激动药包括肾上腺素、异丙肾上腺素等，对 β_1、β_2 受体均有激动作用，不良反应较多，主要用于控制支气管哮喘急性发作。

沙丁胺醇

沙丁胺醇（salbutamol）口服易吸收，30min 开始显效，作用持续 6h 以上；气雾吸入给药 5min 生效，维持 3～6h。缓释和控释剂型可使作用持续时间延长。

笔记

沙丁胺醇能选择性激动支气管平滑肌 β_2 受体，松弛支气管平滑肌，使气道扩张。气雾吸入可迅速控制哮喘急性发作，口服给药可用于预防哮喘发作及控制症状。本药安全性大于异丙肾上腺素，可出现恶心、头痛、肌肉和手指震颤、心悸等副作用，大剂量可致心动过速，心脏病、高血压、甲状腺功能亢进、糖尿病、咯血病人及妊娠期妇女慎用。

特布他林

特布他林（terbutaline）能选择性激动支气管平滑肌 β_2 受体，松弛支气管平滑肌，但作用较沙丁胺醇弱。气雾吸入可迅速控制哮喘急性发作，口服可预防哮喘发作。还可用于喘息型支气管炎、慢性阻塞性肺病等引起的喘息。不良反应同沙丁胺醇。

克仑特罗

克仑特罗（clenbuterol）能选择性激动支气管平滑肌 β_2 受体，松弛支气管平滑肌作用较沙丁胺醇强，可以增强呼吸道纤毛运动，促进痰液排出，还可阻断组胺、5-羟色胺等介质的释放。气雾吸入可用于哮喘急性发作，口服、直肠给药可预防或控制哮喘发作。还可用于治疗喘息型支气管炎、肺气肿等。不良反应与沙丁胺醇相似。

（二）茶碱类

茶碱（theophylline）为甲基黄嘌呤类衍生物，主要有氨茶碱、胆茶碱及二羟丙茶碱。具有松弛气道平滑肌的作用，为临床常用的支气管扩张药。

氨茶碱

氨茶碱（aminophylline）为茶碱与二乙胺形成的复盐。口服易吸收，作用 2～3h 达高峰，维持 5～6h。其体内消除率个体差异较大，老年人及肝硬化者的 $t_{1/2}$ 明显延长。静脉注射起效快。10～15min 可达最大疗效。

【药理作用】

1. 扩张支气管　氨茶碱具有较强的直接松弛支气管平滑肌作用，从而降低气道阻力，达到平喘作用。

2. 改善心功能　氨茶碱可直接作用于心脏，加强心肌收缩力，增加心排血量；可使肾血流量和肾小球滤过率增加，产生较弱的利尿作用。

【临床应用】

1. 治疗支气管哮喘　口服给药可用于预防哮喘发作，静脉滴注、缓慢静脉注射可用于重症哮喘或哮喘持续状态，口服茶碱缓释制剂可预防夜间发作。

2. 治疗慢性阻塞性肺病（COPD）　氨茶碱具有扩张支气管、抗炎、增加纤毛运动、增强膈肌收缩力等作用，可改善病人的气促、喘息症状。

3. 其他　还可用于心源性哮喘的治疗。

【不良反应和注意事项】

氨茶碱的安全范围窄，不良反应多，须监测血药浓度。

1. 胃肠道反应　氨茶碱碱性较强，口服刺激胃黏膜可引起恶心、呕吐、胃痛等，宜餐后服用或服用肠溶片。

2. 中枢兴奋作用　治疗量氨茶碱可引起失眠、不安等，过量或静注过快可出现头痛、头晕、震颤、激动，严重时可致惊厥。必要时可用镇静催眠药对抗。

3. 心血管系统反应　过量或静注过快可引起心悸、心率加快、血压降低甚至心跳停止。心肌梗死、低血压禁用。

> **护理警示：**
>
> 静脉给药的速度一定要慢，并密切观察病人的反应

微课：氨茶碱的不良反应

【护理要点提示】

1. 用药前　①明确用药目的，注意个体差异；②明确病人是否有肝、肾功能低下、酒精中毒、溃疡病、严重心脏病、甲亢等，如有，应提醒医生慎用本药；③明确病人是否怀孕或正在哺乳，因茶碱能

透过胎盘、进入乳汁，对于妊娠期及哺乳期妇女，应提醒医生慎用本药；④询问病人是否为过敏体质，尤其是对其他茶碱类药物过敏的病人，应提醒医生慎用或禁用本药；⑤氨茶碱的注射液呈碱性，不宜与酸性药物混合注射，否则可因酸碱中和反应而使药效降低；⑥小儿哮喘要慎用氨茶碱，因易引起中毒惊厥。

2. 用药期间　①遵医嘱用药，应严格掌握药量，静脉注射须缓慢；②监测氨茶碱的血药浓度，无条件监测茶碱血药浓度时，应根据临床经验充分考虑到各种可能的影响因素调整茶碱的剂量；③正在应用茶碱的病人，如果静脉注射氢化可的松，可能使茶碱的血药浓度迅速升高，导致毒性反应；④密切观察病人的用药反应，及时发现中毒症状；⑤对药效做出评价。

胆茶碱

胆茶碱（cholinophylline）为茶碱与胆碱形成的复盐，水溶性更大，口服易吸收。临床应用同氨茶碱。对胃肠道刺激性小，病人易于耐受。对心脏和中枢神经系统作用不明显。

二羟丙茶碱

二羟丙茶碱（diprophylline），是茶碱与二羟丙基的复盐，易溶于水。生物利用度较低，$t_{1/2}$较短，临床疗效不及氨茶碱。但对胃肠道刺激较小，口服耐受性较好，临床主要用于不能耐受氨茶碱的哮喘病人。

（三）M 胆碱受体阻断药

异丙托溴铵

异丙托溴铵（ipratropium bromide）为阿托品的异丙基衍生物。气雾吸入时，不易从气道吸收，咽下后也不易从消化道吸收。通过阻断 M 胆碱受体可在气道局部产生较强的松弛支气管平滑肌作用，对腺体、心血管作用较弱，无明显的全身性不良反应。适应于老年性哮喘以及不能耐受 β_2 受体激动药或使用 β_2 受体激动药效果不佳者。少数病人有口干、口苦或咽部痒感。

本类药物还有氧托溴铵（oxitropium）、噻托溴铵（tiotropium bromide）等，其平喘作用较强，作用时间较长，不良反应较少。

二、抗炎性平喘药

糖皮质激素具有强大的非特异性抗炎作用，能降低气道反应性，改善临床症状，是治疗哮喘的重要药物。全身用药不良反应多，主要用于治疗重症哮喘和哮喘持续状态。采用气雾吸入的方式局部给药，对哮喘有良好的疗效，且几乎无全身不良反应，临床常用。

倍氯米松

倍氯米松（beclomethasone）为地塞米松的衍生物，局部抗炎作用是地塞米松的 600 倍。气雾吸入直接作用于气道，产生强大的抗炎平喘作用，且无吸收作用，几乎无全身不良反应。每日吸入 0.4mg 与每日口服泼尼松龙 7.5mg 的疗效相当。药效高峰一般在用药 10d 后出现，故常需预先用药。气雾吸入可减少口服糖皮质激素用量，也可逐步代替口服糖皮质激素用于慢性哮喘病人。因起效慢，不适用于急性发作。常见不良反应有鹅口疮、声音嘶哑等，与应用剂量较大有关，每次用药后漱口，可明显减少口腔不良反应发生率。

三、抗过敏平喘药

抗过敏平喘药主要是通过抑制过敏介质释放，产生抗过敏作用和一定的抗炎作用而预防哮喘的发作。

色甘酸钠

色甘酸钠（sodium cromoglycate）既无松弛支气管平滑肌作用，也无抗炎作用。它能稳定肥大细胞膜,阻止肥大细胞脱颗粒,抑制过敏介质释放,并降低气道内感受器的兴奋性,从而预防哮喘发作。临床用于预防各型哮喘的发作,对过敏性哮喘疗效最佳,对运动性哮喘的疗效较满意,对已发作的哮喘无效。须在发作前7~10d开始预防用药。本药还可用于过敏性鼻炎、溃疡性结肠炎的治疗。不良反应少,少数病人吸入后咽喉部及气管有刺痛感,引起呛咳、气急,甚至诱发哮喘。

奈多罗米钠

奈多罗米钠(nedocromil sodium)药理作用与色甘酸钠相似,能够稳定肥大细胞膜,阻止其释放炎性介质,作用较色甘酸钠强;还有明显的抗炎作用,但较糖皮质激素弱。用于预防各种原因引起的哮喘、喘息型支气管炎等。不良反应为头痛、恶心。儿童、妊娠期妇女慎用。

酮替酚

酮替酚(ketotifen)是新型的抗组胺药,能够阻断支气管平滑肌组胺 H_1 型受体,阻止过敏介质释放;还能抑制肥大细胞、嗜酸性粒细胞释放过敏介质。口服用于预防过敏性、运动性哮喘发作;也可与茶碱类、β_2 受体激动药、糖皮质激素等合用,防治轻、中度哮喘发作。不良反应有轻度嗜睡、疲倦、头晕、恶心、口干等,偶见皮疹。驾驶员、精密仪器操作者慎用。

第二节 镇 咳 药

咳嗽是呼吸道受刺激时产生的一种保护性反射,有利于呼吸道内的痰液和异物排出,保持呼吸道通畅。但长时间剧烈咳嗽不仅影响病人休息,还可引起并发症,应及时使用镇咳药。根据作用部位不同,镇咳药(antitussives)可分为中枢性镇咳药和外周性镇咳药两大类。有些药物兼有中枢和外周两方面作用。

一、中枢性镇咳药

可待因

可待因(codeine)口服吸收完全,约20min起效。$t_{1/2}$ 为3~4h,作用持续4~7h。药物吸收后约10%去甲基成为吗啡发挥作用,大部分在肝代谢,经肾排泄。

【药理作用和临床应用】

可待因是阿片中所含的生物碱之一,能直接抑制延髓咳嗽中枢。镇咳作用迅速强大,作用强度约为吗啡的1/4,治疗量不抑制呼吸,是目前最有效的镇咳药;也有镇痛作用,镇痛强度为吗啡的1/10~1/7。

用于治疗各种原因引起的剧烈干咳,尤其适用于胸膜炎干咳伴胸痛者。

【不良反应和注意事项】

治疗量不良反应较少,偶有恶心、呕吐、便秘及眩晕等。过量(单次剂量大于60mg)可明显抑制呼吸中枢,也可引起中枢兴奋、烦躁不安,小儿可致惊厥。连续应用可产生耐受性及依赖性,应控制使用。能抑制支气管腺体分泌,使痰液黏稠、不易咳出,痰多病人禁用。呼吸不通畅、妊娠期和哺乳期妇女慎用。

右美沙芬

右美沙芬(dextromethorphan)为人工合成的吗啡衍生物,镇咳作用与可待因相似或较强,无镇痛作用,亦无依赖性,用于各种原因引起的干咳,常作为抗感冒复方制剂中的成分。偶有头晕、轻度嗜睡、口干、便秘等不良反应。大剂量可引起呼吸抑制。痰多病人慎用,妊娠3个月内妇女禁用。

喷托维林

喷托维林(pentoxyverine)能直接抑制咳嗽中枢,兼有较强局部麻醉作用和弱的阿托品样作用,因而兼具外周性镇咳作用。镇咳作用约为可待因的1/3。用于各种原因引起的干咳。偶有轻度头痛、头晕、口干、恶心、腹泻等不良反应。青光眼、前列腺肥大、心功能不全者慎用，痰多者禁用。

二、外周性镇咳药

苯佐那酯

苯佐那酯（benzonatate）为丁卡因的衍生物，具有较强的局部麻醉作用，能选择性抑制肺牵张感受器及感觉神经末梢，阻断咳嗽反射传入冲动而产生镇咳作用，作用弱于可待因。临床用于治疗急性上呼吸道感染引起的干咳、阵咳，也可用于预防支气管镜、喉镜检查或支气管造影引起的咳嗽。不良反应有轻度嗜睡、头晕、恶心、鼻塞等，偶致过敏性皮疹。服药时勿将药丸咬碎，以免出现口腔麻木感。痰多者禁用。

第三节　祛　痰　药

痰是呼吸道炎症的结果，黏痰在气道堆积或形成黏液栓，引起气道狭窄甚至阻塞，导致喘息。祛痰药能增加呼吸道腺体分泌，稀释痰液或降低其黏稠度，使痰易于咳出，从而改善咳嗽和喘息症状。按作用机制不同，祛痰药（expectorants）分为痰液稀释药和黏痰溶解药两类。

一、痰液稀释药

氯化铵

氯化铵（ammonium chloride）口服后刺激胃黏膜引起恶心，反射性促进支气管腺体分泌增加，使痰液变稀；部分药物从呼吸道排出，因渗透压作用使呼吸道水分增加，也有利于痰液的稀释。本药很少单独使用，多配成复方制剂，用于呼吸道多痰、黏稠不易咳出者。也可用于酸化体液及尿液，促进碱性药物的排泄或纠正代谢性碱中毒。服用后可有恶心、呕吐、腹痛等，宜餐后服用。过量或长期服用可产生酸中毒。消化性溃疡及肝、肾功能不良者慎用。

二、黏痰溶解药

乙酰半胱氨酸

乙酰半胱氨酸（acetylcysteine）能使黏痰中黏蛋白的二硫键断裂，使黏蛋白分子裂解，从而降低痰液黏稠度，使之易于咳出。用于黏痰阻塞气道、咳痰困难者。紧急时可气管内滴入给药，但需使用吸痰器排痰；一般情况采用雾化吸入给药。因有特殊臭味，并对呼吸道有刺激性，可能引起恶心、呕吐、呛咳或气道痉挛，与异丙肾上腺素合用可预防并提高疗效。支气管哮喘病人禁用。

溴己新

溴己新（bromhexine）为黏痰溶解药，可裂解痰液中的酸性黏多糖纤维，从而降低痰液黏稠度；口服刺激胃黏膜反射性增加呼吸道腺体分泌，使痰液变稀易于咳出。适用于慢性支气管炎、支气管扩张症痰液黏稠不易咳出者。少数病人可出现恶心、胃部不适，偶见血清氨基转移酶升高。消化性溃疡、肝功能不良者慎用。

氨溴索

氨溴索（ambroxol）为溴己新的活性代谢物，能增加呼吸道黏膜浆液腺的分泌，减少黏液腺分泌，从而降低痰液黏度，促进肺表面活性物质的分泌，增加支气管纤毛运动，使痰液易于咳出。适用于伴有痰液黏稠的急、慢性肺部疾病。可引起轻度的胃肠道反应，过敏反应极少出现，主要为皮疹。

（毛玉霞）

思考题

1. 应用氨茶碱治疗哮喘应注意哪些问题？

2. 糖皮质激素治疗哮喘常用何种给药途径，为什么？

3. 案例分析

张某，女，25 岁。因春游赏花出现咳嗽、咳痰伴喘息，呼气性呼吸困难。查体：喘息貌，口唇发绀，在肺部可闻及广泛的哮鸣音。诊断：支气管哮喘。

请问：

1. 该病人发病最可能的诱因是什么？

2. 为控制哮喘急性发作的症状应首选哪类平喘药？

3. 如静脉注射氨茶碱，在注射时应注意哪些事项？

思路解析

扫一扫，测一测

第三十二章　作用于消化系统药物

学习目标

1. 掌握雷尼替丁、奥美拉唑、硫酸镁的药理作用、临床应用、不良反应和注意事项。
2. 熟悉氢氧化铝、枸橼酸铋钾、甲氧氯普胺、多潘立酮的特点。
3. 了解助消化药、止泻药等药物的特点。

第一节　抗消化性溃疡药

消化性溃疡（peptic ulcer）是指发生在胃和十二指肠的慢性溃疡，是一种常见病。常用抗消化性溃疡药物主要有抗酸药、抑制胃酸分泌药、胃黏膜保护药、抗幽门螺杆菌药等。

一、抗酸药

抗酸药（antacids）是一类弱碱性化合物，口服后直接中和胃酸，减弱胃酸对溃疡面的刺激和腐蚀作用，能减轻疼痛，促进溃疡的愈合。常用抗酸药特点见表32-1。

表32-1　常用抗酸药作用特点比较

药物	作用特点
氢氧化铝 （aluminium hydroxide）	抗酸作用较强、缓慢而持久。具有收敛、止血作用和溃疡面保护作用。可引起便秘，常与含镁离子抗酸药合用
碳酸钙 （calcium carbonate）	抗酸作用强、快而持久，产生 CO_2，致腹胀、嗳气，可引起便秘，与氧化镁、三硅酸镁合用或交替使用可减轻
三硅酸镁 （magnesium trisilicate）	抗酸作用较弱、缓慢而持久，产生的二氧化硅与水形成的胶状物对溃疡面起保护作用。可引起轻泻，与氢氧化铝合用可减轻
氧化镁 （magnesium oxide）	抗酸作用强、缓慢而持久，可引起轻泻，与碳酸钙配伍使用可减轻

抗酸药较少单独应用，大多组成复方制剂，如复方氢氧化铝、复方铝酸铋、胃得乐等。复方制剂可增强抗酸作用，减少不良反应。抗酸药片剂嚼碎后空腹服用效果更好。

二、抑制胃酸分泌药

（一）H₂ 受体阻断药

H₂ 受体阻断药通过阻断胃壁细胞 H₂ 受体，抑制胃酸分泌作用较强而持久，治疗消化性溃疡疗程短，溃疡愈合率高，不良反应少。

雷尼替丁

雷尼替丁（ranitidine）口服后易吸收，1～2h 达高峰，作用持续 8～12h，$t_{1/2}$ 为 1.6～3.1h，主要经肾排泄，部分从乳汁排泄。可透过血脑屏障，还可经透过胎盘进入胎儿循环。

【药理作用和临床应用】

雷尼替丁可抑制胃酸分泌和保护胃黏膜，抗酸作用强（是西咪替丁的 4～10 倍），对肝药酶的抑制作用较西咪替丁轻，治疗量不改变血催乳素和雄激素浓度。

用于治疗十二指肠溃疡、反流性食管炎、手术后溃疡等。可缓解溃疡病症状，促进溃疡愈合，减少溃疡复发。

【不良反应和注意事项】

不良反应较少，常见的不良反应有头痛、头晕、幻觉、狂躁等；静脉注射可致心动过缓；偶见白细胞、血小板减少、血清转氨酶升高、男性乳房发育等，停药后恢复。妊娠期妇女和婴幼儿禁用。

法莫替丁

法莫替丁（famotidine）口服易吸收，约 1h 起效，2～3h 达高峰，作用持续 12h 以上，$t_{1/2}$ 约为 3h，吸收后广泛分布于胃肠道及肝、肾等组织，多以原形经肾排泄。

【药理作用和临床应用】

法莫替丁是继西咪替丁和雷尼替丁后的一种长效、强效 H₂ 受体拮抗药，对胃酸分泌的抑制作用为雷尼替丁的 7～10 倍，不抑制肝药酶，无抗雄激素作用，也不影响血催乳素浓度。

口服用于治疗胃、十二指肠溃疡、应激性溃疡以及反流性食管炎。对溃疡活动期病人，每天晚饭后服 40mg/ 次，连用 8 周，可促进溃疡愈合；已治愈病人可减至 20mg/d；对严重胃酸分泌亢进的卓 - 艾综合征以及上消化道出血病人可采用静脉给药。

【不良反应和注意事项】

不良反应较少，偶见口干、恶心、食欲缺乏、腹泻及血清转氨酶异常；极少数病人可见头痛、心率加快、血压升高和月经不调等，减量或停药后可恢复正常。对 H₂ 受体阻断药过敏者、肝或肾功能不良、妊娠期妇女、哺乳期妇女以及 8 岁以下小儿慎用。

本类药物还有西咪替丁（cimetidine）、尼扎替丁（nizatidine）和罗沙替丁（roxatidine）等。

（二）H⁺-K⁺-ATP 酶抑制药（质子泵抑制药）

H⁺-K⁺-ATP 酶抑制药本身无抑制胃酸分泌作用，但当它们进入壁细胞分泌小管并在酸性（pH≤4）环境中生成活性体亚磺酰胺类化合物，与 H⁺-K⁺-ATP 酶上的巯基结合，使酶失活，产生明显抑制胃酸分泌作用。

奥美拉唑

奥美拉唑（omeprazole）口服后吸收迅速，生物利用度为 35%。重复给药时，生物利用度可达 60%，1～3h 达血药浓度高峰，$t_{1/2}$ 为 30～60h，85% 代谢物经肾排泄，其余随粪便排泄。

【药理作用和临床应用】

奥美拉唑能特异性地作用于胃壁细胞，抑制细胞 H⁺-K⁺-ATP 酶的作用，使细胞 H⁺ 分泌减少，具有强大而持久的抑制胃酸分泌作用。对胃蛋白酶的分泌也有抑制作用，能迅速缓解疼痛。本药还具有抗幽门螺杆菌的作用。

用于治疗胃、十二指肠溃疡，治愈率高于 H₂ 受体阻断药，而且复发率低。也可用于反流性食管炎

和卓 - 艾综合征。

【不良反应和注意事项】

不良反应发生率约为 1.1%～2.8%，主要有头痛、头昏、口干、恶心、腹胀、失眠。偶有皮疹、外周神经炎、男性乳房女性化。妊娠期妇女和小儿禁用。肝功能减退病人用量酌减，长期服用者应定期检查胃黏膜有无肿瘤样增生。

本类药物还有兰索拉唑（lansoprazole）、泮托拉唑（pantoprazole）和雷贝拉唑（rabeprazole）等。

（三）M₁ 受体阻断药

哌仑西平

哌仑西平（pirenzepine）能阻断胃壁细胞的 M_1 受体，使胃酸和胃蛋白酶分泌减少，兼有解除胃肠平滑肌痉挛的作用。可用于胃、十二指肠溃疡，与 H_2 受体阻断药合用可提高疗效。因抑制胃酸作用较弱，现已较少用于消化性溃疡的治疗。

（四）促胃液素受体阻断药

丙谷胺

丙谷胺（proglumide）能竞争性阻断促胃液素受体，抑制胃酸的分泌；同时对胃黏膜有保护作用，有利于溃疡的愈合。主要用于胃、十二指肠溃疡和胃炎的治疗。不良反应轻，偶见口干、失眠、腹胀、食欲缺乏等。

三、胃黏膜保护药

胃黏膜屏障包括细胞屏障和黏液 - 碳酸氢盐屏障。细胞屏障由胃黏膜细胞顶部的细胞膜和细胞间隙紧密连接组成，有抵抗胃酸、胃蛋白酶的作用。在胃黏膜表面形成保护膜，防止胃酸、胃蛋白酶损伤胃黏膜。当胃黏膜屏障功能受损时，可导致溃疡发作。胃黏膜保护药能增强胃黏膜的屏障功能，主要用于消化性溃疡的治疗。

枸橼酸铋钾

枸橼酸铋钾（bismuth potassium citrate）在胃液呈酸性的条件下，能形成氧化铋胶体附着于溃疡表面，形成保护膜而抵御胃酸、胃蛋白酶及酸性食物对溃疡面的侵蚀。能抑制胃蛋白酶活性，改善胃黏膜血液循环，增加黏液分泌，增强胃黏膜屏障能力。此外，还具有抗幽门螺杆菌作用。用于治疗胃、十二指肠溃疡和慢性胃炎。服药期间可使舌、粪染黑，应事先向病人说明。偶见恶心等消化道反应。肾功能不全者禁用，以免引起血钾过高。抗酸药和牛奶可影响其作用，不宜同服。

硫糖铝

硫糖铝（sucralfate）口服后在酸性环境下水解成硫酸蔗糖和氢氧化铝，呈胶状，与溃疡面的黏蛋白结合形成保护膜。硫糖铝还具有抑制幽门螺杆菌繁殖和抑制胃蛋白酶活性、促进溃疡面的愈合的作用。用于治疗胃、十二指肠溃疡。不良反应轻，久用易致便秘。偶有胃肠道反应、皮疹、头晕等。忌与抗酸药、抑制胃酸分泌药、多酶片及碱性药合用。

四、抗幽门螺杆菌药

幽门螺杆菌感染是引发溃疡发病的一个重要因素，可明显增加消化性溃疡的复发率。使用抗幽门螺杆菌药物是十分必要的。临床常用的抗幽门螺杆菌药分为两类，一类为抗消化性溃疡药，如枸橼酸铋钾、奥美拉唑、硫糖铝等，抗幽门螺杆菌作用较弱，单用疗效差。第二类为抗菌药，如阿莫西林、甲硝唑、替硝唑、庆大霉素、克拉霉素、呋喃唑酮等。由于单用一种药物疗效差，常 2～3 种药物合用，以提高疗效。

第二节 止吐药和胃肠动力促进药

恶心、呕吐是胃肠道等很多疾病的症状。呕吐与延髓呕吐中枢、催吐化学感受区、孤束核、前庭及内脏的调节过程有关，止吐药通过影响呕吐反射的不同环节产生止吐作用。胃肠动力促进药是一类能促进胃肠乙酰胆碱释放或抑制多巴胺、5-HT₃ 释放、增强并协调胃肠节律性运动的药物。H₁ 受体阻断药、M 受体阻断药、氯丙嗪等有止吐作用的药物已在有关章节介绍，本章不再介绍。

一、5-HT₃ 受体阻断药

为高效新型止吐药，代表药物有昂丹司琼（ondansetron）、格拉司琼（granisetron）等，能选择性地阻断中枢及外周的 5-HT₃ 受体，抑制呕吐。主要用于化疗和放疗引起的恶心、呕吐。

昂丹司琼

昂丹司琼（ondansetron）阻断外周及中枢神经元 5-HT₃ 受体，产生明显的止吐作用。用于化疗和放疗引起的恶心、呕吐，也可防治手术后的恶心、呕吐。但对晕动病呕吐无效。不良反应较轻，有头痛、腹泻或便秘等。妊娠期妇女及哺乳期妇女慎用。

二、胃肠动力促进药

甲氧氯普胺

甲氧氯普胺（metoclopramide）对多巴胺 D₂ 受体有阻断作用。阻断 CTZ 的 D₂ 受体，发挥止吐作用，高浓度也阻断 5-HT₃ 受体，较氯丙嗪强。甲氧氯普胺能加强胃肠蠕动，促进胃的排空和调节胃肠运动，防止食物反流，发挥胃肠促动作用。常用于肿瘤化疗、放疗引起的各种呕吐。可治疗慢性功能性消化不良引起的胃肠运动障碍，包括恶心、呕吐等。大剂量长期应用，可引起锥体外系反应，如肌震颤、帕金森病等。

多潘立酮

多潘立酮（domperidone）口服后吸收迅速，但生物利用度较低，约 15%，$t_{1/2}$ 为 78h，主要经肝脏代谢。

【药理作用和临床应用】

多潘立酮是较强的多巴胺受体阻滞药，具有外周阻滞作用，不易通过血脑屏障。具有胃肠推动和止吐作用，防止食物反流，发挥胃肠促动作用。

用于治疗各种原因引起的恶心、呕吐、腹胀；也用于慢性萎缩性胃炎、慢性胃炎、胆汁反流性胃炎、反流性食管炎等消化不良症；对偏头疼、颅外伤、放射治疗引起的恶心、呕吐治疗也有效。

【不良反应和注意事项】

不良反应轻，可见头痛，促进催乳素释放及胃酸分泌，中枢作用较小，偶见锥体外系反应。日剂量超过 30mg 和 / 或伴有心脏病病人、接受化疗的肿瘤病人、电解质紊乱等严重器质性疾病的病人、年龄大于 60 岁的病人等使用后，发生严重室性心律失常甚至心源性猝死的风险升高。机械性消化道梗阻、消化道出血、穿孔病人、中重度肝功能不全等病人禁用。药物使用时间一般不超过 1 周。

西沙必利

西沙必利（cisapride）是新型的胃肠动力促进药，除阻断多巴胺受体外，还具有阻断 5-HT 受体的作用，增强胃的排空，防止食物反流，具有强大的镇吐作用。用于胃肠运动障碍性疾病，如肠蠕动减弱引起的消化不良、反流性食管炎、术后胃肠麻痹、便秘等。可引起短暂性的腹痛、腹泻等。过量可引起心律失常。妊娠期妇女及过敏者禁用。

第三节　泻药与止泻药

一、泻药

泻药是能增加肠内水分,促进蠕动,软化粪便或润滑肠道以促进排便的药物,临床主要用于功能性便秘。

硫酸镁

硫酸镁(magnesium sulfate)不同的给药途径可产生不同的药理作用。

【药理作用和临床应用】

1. 导泻作用　硫酸镁口服,由于镁离子和硫酸根离子难以被肠壁吸收,使肠内渗透压升高而阻止肠内水分的吸收,使肠腔容积增大,刺激肠壁,反射性地引起肠蠕动增强而产生泻下作用。主要用于排出肠内毒物或驱虫后虫体的排出。

2. 利胆作用　硫酸镁口服可刺激十二指肠黏膜,反射性地引起胆总管括约肌松弛、胆囊收缩,促进胆囊排空,呈现利胆作用。主要用于治疗阻塞性黄疸、慢性胆囊炎和胆石症。

3. 消炎止痛　硫酸镁50%溶液外用热敷患处,有消炎止痛的功效。

硫酸镁注射给药可产生抗惊厥和降压作用,详见第十二章抗癫痫药和抗惊厥药。

【不良反应和注意事项】

硫酸镁用于导泻时,可刺激肠壁,导致盆腔充血,妊娠期妇女、月经期妇女和急腹症禁用;服用大量浓度过高的硫酸镁溶液,可因排出大量水分而导致脱水,应告知病人空腹服药,并大量饮水。静脉注射过量或过速易引起中毒,表现为血压急剧下降、肌腱反射消失、呼吸抑制等症状。一旦发生,立即静注氯化钙或葡萄糖酸钙注射液解救。肾功能不全者和老年人禁用。

【护理要点提示】

1. 用药前　①明确用药目的;②明确病人是否患有严重肾功能不全、心肌损害、心脏传导阻滞等病症,应提醒医生慎用本药;③明确病人是否经期或怀孕,妊娠期妇女及经期妇女禁用口服硫酸镁;④合理确定给时间,告诉病人空腹服药,并大量饮水,防止导泻过度,产生脱水和其他不良反应;⑤明确高镁血症的早期临床症状,一旦发生,能及时发现。

> 护理警示:
>
> 不同的临床应用,选择不同的制剂

2. 用药期间　①遵医嘱用药;②严密监测病人的呼吸、尿量、膝腱反射情况,能及时发现病人镁中毒的早期症状,并及时采取纠正措施;③对于同时应用保胎药物(如利托君)的病人,更应严密监测心血管系统的不良反应;④对药效及时做出评价。

开塞露

开塞露(glycerine enema)是一种含有甘油或山梨醇的制剂,由直肠给药,可润滑肠壁并刺激肠蠕动,软化粪便,促进排出。用于急性便秘,尤其适用于小儿和老年人。

硫酸钠(sodium sulfate)、酚酞(phenolphthalein)和液状石蜡(liquid paraffin)等药物也常用于导泻或治疗便秘。

二、止泻药

腹泻可由多种原因引起,以对因治疗为主。由于剧烈或持久的腹泻可引起脱水和电解质紊乱,适当地给予止泻药对症治疗是必要的。

蒙脱石

蒙脱石(montmorillonite)口服后可均匀地覆盖于整个肠腔表面,并能吸附、固定多种病原体,而

微课:硫酸镁的作用和临床应用

笔记

后随肠蠕动排出体外。适用于急慢性腹泻,对小儿急性腹泻疗效尤佳。因可影响其他药吸收,必须合用时应提前 1h 服用其他药。对本药过敏者禁用,过敏体质者慎用。

地芬诺酯

地芬诺酯(diphenoxylate)为人工合成品,是哌替啶的衍生物,能使肠道的推进性蠕动减弱达到止泻的效果。用于急性腹泻。不良反应轻,偶有腹部不适、恶心、呕吐、失眠等,减量或停药后即消失。肝病病人慎用。大剂量长期服用可产生依赖性。

药用炭

药用炭(medical charcoal)口服后可以吸附气体、毒物和细菌毒素,阻止毒物和细菌毒素的吸收而止泻。用于腹泻、胃肠胀气和食物中毒。

第四节　助 消 化 药

助消化药多为消化液中的成分,补充消化液的分泌不足或减少肠道内产气,促进食物的消化,达到治疗消化不良的效果。

稀盐酸

稀盐酸(dilute hydrochloric acid)常用 10% 的盐酸溶液,口服后可增加胃液酸度和增强胃蛋白酶活性;进入十二指肠可促进胰液与胆汁分泌。用于各种原因引起的胃酸缺乏。宜于饭前或餐中用水稀释后服用,常与胃蛋白酶合用。

胃蛋白酶

胃蛋白酶(pepsin)在胃酸环境中能分解蛋白质和多肽,酸性环境中活性强。用于胃蛋白酶缺乏症、消化不良。遇碱破坏失效。常与稀盐酸配成胃酶合剂应用。

乳酶生

乳酶生(lactasin)为活乳酸杆菌干燥制剂。在肠内分解糖类产生乳酸,抑制肠内腐败菌繁殖,减少肠内发酵和产气。用于消化不良、腹胀及小儿消化不良性腹泻。不宜与抗菌药或吸附剂同时服用,以免降低疗效。禁用于乳酸中毒病人。

胰酶

胰酶(pancreatin)含胰蛋白酶、胰脂肪酶和胰淀粉酶。可消化蛋白质、脂肪和淀粉。用于消化不良、食欲缺乏、胰液分泌不足及肝、胆、胰腺疾病所致消化不良。遇酸易破坏,可消化口腔黏膜引起溃疡,故用其肠溶片需完整吞服,不宜咀嚼。

(毛玉霞)

思考题

1. 抗消化性溃疡药分为几类? 各举一个代表药。
2. 试述各类抗消化性溃疡药的作用机制。
3. 硫酸镁的药理作用和用途有哪些?
4. 案例分析

李某,男,34 岁,长途货运司机。近 3 年来秋冬季反复发作上腹部疼痛,于饭后 0.5～1h 发作,一直未进行正规治疗,经胃镜检查确诊为胃溃疡。医生给予奥美拉唑和阿莫西林等药物治疗。

请问:

(1) 奥美拉唑的主要不良反应和注意事项有哪些?

(2) 同类药物还有哪些?

　　　思路解析

　　　扫一扫,测一测

第三十三章 抗菌药物概述

学习目标

1. 掌握抗菌药物的概念和常用术语。
2. 熟悉细菌耐药性的概念和抗菌药的作用机制。
3. 了解机体、病原体与药物三者之间的关系，了解细菌产生耐药性的机制。

第一节　抗菌药物概念与术语

应用化学药物对病原微生物、寄生虫及恶性肿瘤细胞所致疾病的治疗称为化学治疗（简称化疗）。用于化学治疗的药物称为化学治疗药物（简称化疗药物），包括抗微生物药、抗寄生虫药和抗恶性肿瘤药。抗微生物药指能抑制或杀灭病原微生物，用于防治感染性疾病的药物，包括抗菌药、抗真菌药和抗病毒药等。在应用化学治疗药时，需注意机体、病原体和药物三者之间的相互关系（图33-1），充分发挥药物的治疗作用，调动机体的防御功能，减少或避免药物的不良反应，有效控制或延缓病原体耐药性的产生。

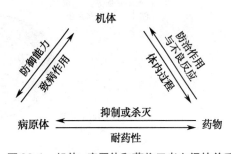

图33-1　机体、病原体和药物三者之间的关系

1. 抗菌药物（antibacterial drugs）　是指对细菌具有抑制或杀灭作用的药物，包括抗生素和人工合成抗菌药。

2. 抗生素（antibiotics）　是指由某些微生物（真菌、细菌、放线菌等）产生的具有抑制或杀灭其他病原体作用的化学物质。抗生素包括天然抗生素和人工半合成品，前者由微生物代谢产生，后者是对天然抗生素进行结构修饰改造获得的半合成品。

3. 抗菌谱（antibacterial spectrum）　是指抗菌药物的抗菌范围，是临床选用抗菌药物的重要依据，有广谱和窄谱之分。

4. 抗菌活性（antibacterial activity）　是指抗菌药物抑制或杀灭病原微生物的能力，常用最低抑菌浓度（MIC，指能够抑制培养基内细菌生长的最低浓度）和最低杀菌浓度（MBC，指能够杀灭培养基内细菌的最低浓度）来表示。

5. 抑菌药（bacteriostatic drugs）和杀菌药（bactericidal drugs）　抑菌药是指仅能抑制微生物生长繁殖而无杀灭作用的药物；杀菌药是指具有杀灭微生物作用的药物。

时间依赖型和浓度依赖型抗菌药物

6. 化疗指数（chemotherapeutic index，CI）　是指化疗药物的半数致死量（LD_{50}）与半数有效量（ED_{50}）的比值，是衡量化疗药物临床应用价值和评价化疗药物安全性的重要参数。通常，化疗指数越大，表明药物的安全性越大。

7. 抗菌后效应（post antibiotic effect，PAE）　是指药物与细菌短暂接触后，当血药浓度低于 MIC 或被消除之后，细菌生长仍受到持续抑制的现象。如青霉素类、头孢菌素类对革兰阳性菌的后效应约为 2～4h。抗菌后效应长的药物，给药间隔时间可延长，而疗效不减。

第二节　抗菌药物作用机制

抗菌药物主要是通过特异性干扰病原体的生化代谢过程，影响其结构和 / 或功能，而呈现抑菌或杀菌作用（图 33-2）。

1. 抑制细菌细胞壁的合成　细菌细胞壁的基础成分是肽聚糖（亦称黏肽），具有维持细菌正常形态及功能的作用。β- 内酰胺类抗生素等可抑制病原菌细胞壁的合成，造成细胞壁缺损，失去屏障作用，细菌细胞膨胀、破裂而死亡。

2. 影响细菌胞浆膜的通透性　细菌胞浆膜具有渗透屏障和运输物质的功能。多黏菌素类抗生素、抗真菌药两性霉素 B 等可选择性地与病原菌胞浆膜中的磷脂或固醇类物质结合，使胞浆膜通透性增加，导致菌体内重要营养成分如蛋白质、氨基酸、核苷酸等外漏，造成病原菌死亡。

3. 抑制菌体蛋白质合成　细菌核糖体为 70S，由 30S 和 50S 两个亚基构成。氨基糖苷类、四环素类能与核糖体 30S 结合，氯霉素、大环内酯类抗生素能与核糖体 50S 结合。可有效抑制菌体蛋白质合成的不同环节而呈现抗菌作用。

4. 影响细菌叶酸代谢　磺胺类药物、甲氧苄啶可分别抑制细菌二氢蝶酸合酶与二氢叶酸还原酶，妨碍叶酸代谢，进而导致细菌核苷酸合成受阻而产生抗菌作用。

5. 影响细菌核酸代谢　喹诺酮类药物、利福平可分别抑制细菌 DNA 回旋酶与依赖 DNA 的 RNA 多聚酶，从而抑制菌体核酸合成而呈现抗菌作用。

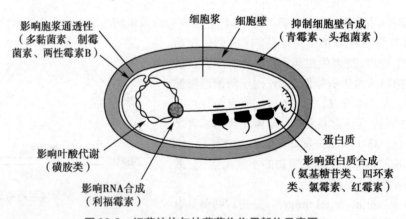

图 33-2　细菌结构与抗菌药物作用部位示意图

第三节　细菌耐药性

耐药性又称抗药性，是指病原体对化疗药物敏感性降低的现象，包括固有耐药性和获得性耐药性两种。固有耐药性又称天然耐药性，是由细菌染色体基因决定的，不会改变；获得性耐药性，是指病原体与药物反复接触后产生的对抗菌药物敏感性降低甚至消失的现象。当病原体对某种化疗药物产生耐药性后，对其他同类或不同类化疗药物也同样耐药，称为交叉耐药性。

耐药性产生的机制如下：

1. 产生灭活酶　细菌产生灭活酶使抗菌药失活是耐药性产生的最主要机制之一。灭活酶包括水

笔记

解酶和钝化酶两类。水解酶如 β- 内酰胺酶，可水解 β- 内酰胺类药物的 β- 内酰胺环；钝化酶如乙酰化酶，可改变氨基糖苷类抗生素的分子结构，使其失去抗菌活性。

2．改变外膜通透性　细菌可通过多种方式降低细菌的膜通透性，减少抗菌药物进入菌体内而产生耐药性。如铜绿假单胞菌可改变外膜非特异性跨膜通道，对广谱青霉素类、头孢菌素类产生耐药性。

3．改变药物作用的靶位　细菌通过改变靶位蛋白的结构，降低与抗菌药的亲和力，使抗生素不易与其结合；或通过增加靶蛋白的数量，使未结合的靶位蛋白仍能维持细菌的正常结构和功能。如利福霉素类耐药菌株，通过改变抗生素作用靶位 RNA 多聚酶的 β 亚基结构而产生耐药性。

4．改变自身的代谢途径　细菌通过改变自身代谢途径而改变对营养物质的需要，如对磺胺类药物耐药的菌株，不再利用对氨基苯甲酸等原料合成自身需要的叶酸，而转为直接利用外源性叶酸，或产生较多的磺胺药拮抗物对氨基苯甲酸而呈现耐药性。

5．增强主动流出系统　药物主动流出系统活性增强，药物进入菌体内的速度小于排出速度，可使药物在菌体内不能达到有效浓度而耐药。

近年来，随着抗菌药物应用的日益广泛，特别是缺乏明确用药指征的滥用，细菌耐药性情况日益加剧，已成为影响抗菌药物疗效的严重问题。严格掌握药物适应证、合理应用抗菌药物、避免滥用，是防止和延缓抗药性产生的主要措施。

超级细菌

（王知平）

思考题

1．从药理学的角度分析化疗药物与非化疗药物的主要区别是什么？

2．根据你对机体、病原体与药物三者之间关系的理解，抗菌药物应用时有哪些注意事项？

3．你认为在抗菌药物的应用过程中，应如何防止细菌耐药性产生？

4．案例分析

李某，男，20 岁。因淋雨导致高热、咳嗽。2 日后呼吸困难，痰有铁锈色，去医院就诊。被诊断为大叶性肺炎，青霉素皮试（−），医生用青霉素钠和 5% 葡萄糖注射液对李某静脉滴注治疗，一日 2 次。

请问：

（1）以上用药是否合理？

（2）所用青霉素溶媒是否合适？

思路解析

扫一扫，测一测

第三十四章 β-内酰胺类抗生素

1. 掌握青霉素 G 和头孢菌素类抗生素的抗菌作用、临床应用、不良反应和注意事项。
2. 熟悉半合成青霉素类抗生素的抗菌作用特点和临床应用。
3. 了解其他 β-内酰胺类抗生素的抗菌作用和不良反应。

  β-内酰胺类抗生素是指化学结构中含有 β-内酰胺环的一类抗生素，根据化学结构可分为青霉素类、头孢菌素类、碳青霉烯类、头霉素类、氧头孢烯类、单环 β-内酰胺类、β-内酰胺酶抑制药及其复方制剂。本类抗生素抗菌活性强、毒性低、品种多、临床应用广泛，是一类最常用的抗菌药物。

  本类抗生素的抗菌机制为其结构中的 β-内酰胺环与敏感菌胞浆膜上的青霉素结合蛋白（PBPs）结合，从而抑制了细菌细胞壁的生物合成，导致细胞壁成分缺损，加上自溶酶的作用，菌体膨胀、破裂、死亡，属繁殖期杀菌药。

  细菌对 β-内酰胺类抗生素产生耐药性的机制如下：①细菌产生 β-内酰胺酶（青霉素酶），使药物结构中 β-内酰胺环裂解而失活，或与药物牢固结合使药物滞留在胞浆膜外不能到达作用靶位，无法发挥作用，如金黄色葡萄球菌、多数革兰阴性杆菌均可产生 β-内酰胺酶；② PBPs 结构或数量改变，与 β-内酰胺类抗生素结合减少，抗菌作用减弱；③细菌改变胞浆膜通透性、增加药物外排、缺乏自溶酶等机制，也可产生耐药性。

第一节　青霉素类抗生素

  青霉素类的基本结构均由母核 6-氨基青霉烷酸（6-aminopenicillanic acid，6-APA）和侧链组成，母核中的 β-内酰胺环为抗菌活性必需部分，当其被破坏后抗菌活性消失。根据来源不同，可分为天然青霉素和半合成青霉素两类。

一、天然青霉素类

青霉素 G

  青霉素 G（penicillin G）口服易被胃酸及消化酶破坏，肌内注射吸收迅速且完全，约 30min 血药浓度达峰值。主要分布于细胞外液，可广泛分布于全身各部位，肝、胆、肾、精液、关节腔、浆膜腔、淋巴液等部位均有大量分布,在骨组织和脓液腔中分布浓度低,不易透过血脑屏障,但脑膜炎时,血脑屏障对青霉素 G 的通透性增加,脑脊液中可达有效浓度。约 90% 由肾小管分泌,10% 由肾小球滤过。血浆 $t_{1/2}$ 约为 0.5~1 小时,因存在抗生素后效应,其有效作用时间可维持 6h 左右。

【抗菌作用】

青霉素 G 为繁殖期杀菌药,其抗菌谱较窄,主要作用于大多数革兰阳性菌、革兰阴性球菌、螺旋体和放线菌。敏感菌主要有溶血性链球菌、肺炎链球菌、草绿色链球菌、脑膜炎奈瑟菌、白喉棒状杆菌、炭疽芽孢杆菌及不产酶的金黄色葡萄球菌和多数表葡球菌;产气荚膜梭菌、破伤风梭菌等;梅毒螺旋体、钩端螺旋体、鼠咬热螺旋体及放线菌等。对淋病奈瑟菌敏感性日益降低,对大多数革兰阴性杆菌、肠球菌及阿米巴原虫、立克次体、真菌、病毒无效。

【临床应用】

由于青霉素 G 高效、低毒、价格低廉,目前仍为治疗敏感菌感染的首选药。

1. 治疗革兰阳性球菌感染 溶血性链球菌感染如扁桃体炎、咽炎、中耳炎、丹毒、猩红热、蜂窝织炎等疾病首选药;草绿色链球菌引起的心内膜炎;敏感肺炎链球菌感染如急性支气管炎、支气管肺炎、脓胸等;敏感金黄色葡萄球菌感染如败血症、疖、痈、脓肿、骨髓炎等。

2. 治疗革兰阳性杆菌感染 如破伤风、气性坏疽、白喉等,因青霉素对细菌外毒素无效,治疗时应配合使用相应的抗毒素。

3. 治疗革兰阴性球菌感染 脑膜炎奈瑟菌感染引起的流行性脑脊髓膜炎,与磺胺嘧啶(SD)并列为首选药;淋病奈瑟菌感染应根据药敏试验确定是否选用。

4. 治疗螺旋体感染 如梅毒、回归热、鼠咬热和钩端螺旋体病等,大剂量应用为治疗梅毒的首选药。

5. 治疗放线菌感染 宜大剂量,长疗程应用。

【不良反应和注意事项】

1. 过敏反应 为青霉素类最常见的不良反应,一般表现为皮肤过敏反应和血清病样反应,停药或服用 H_1 受体阻断药可消失;严重者可出现过敏性休克,表现为胸闷、呼吸困难、面色苍白、发绀、冷汗、血压下降、脉搏细弱、昏迷、惊厥等症状,若抢救不及时,可致呼吸困难、循环衰竭而死亡。

因此在应用青霉素 G 时,应采取以下防治措施:

(1)详细询问病人有无青霉素 G 过敏史及变态反应性疾病,如哮喘、荨麻疹、花粉症等,对青霉素 G 过敏者禁用。有其他药物过敏史或有变态反应性疾病者慎用。

(2)凡初次注射青霉素 G 或用药间隔 3d 以上者以及用药过程中更换不同厂家、不同批号青霉素时均应做皮肤过敏试验(皮试)。皮试阳性者禁用。皮试阴性者仍有可能发生过敏性休克,故用药后应观察 30min,无反应者方可离去。

(3)青霉素 G 应临用时现配,其最适 pH 5~7.5,静滴时最好选用 0.9% 氯化钠注射液稀释(pH 4.5~7.0)。

(4)应避免在饥饿状态下注射青霉素 G,并避免滥用和局部用药。

> **护理警示:**
>
> 在使用之前一定问清是否有青霉素过敏史,使用过程中前 30min 密切观察是否有过敏症状,一旦发现有皮疹、喉头发痒、喘憋等过敏症状立即停药,并给予相应治疗

(5)应用青霉素 G 前及皮试时,应准备好抢救过敏性休克的药物(肾上腺素等)和器材,一旦发生过敏性休克,应及时抢救。抢救措施:立即皮下或肌内注射肾上腺素,必要时可重复用药;严重者可稀释后缓慢静脉注射或静脉滴注肾上腺素;心脏停搏者,可心内注射,酌情加用大剂量糖皮质激素、H_1 受体阻断药;呼吸困难者可给予吸氧或人工呼吸,必要时作气管切开。

2. 青霉素脑病 静脉快速滴注大剂量青霉素时,可引起头痛、肌肉痉挛、惊厥、昏迷等反应,偶可引起精神失常,称为青霉素脑病。

3. 赫氏反应 青霉素治疗梅毒等螺旋体病或炭疽等感染时,可出现症状突然加重的现象,表现为全身不适、寒战、发热、咽痛、心跳加快等,严重时可危及生命。

4. 其他 青霉素肌内注射时可出现局部红肿、疼痛、硬结,甚至引起周围神经炎,钾盐尤甚,宜选深部肌内注射或缓慢静脉注射,且每次应更换注射部位,必要时热敷;大剂量静脉给予青霉素钾盐

时，尤其在肾功能不全或心功能不全时，可引起高钾血症甚至心律失常，故青霉素钾盐不可快速静脉注射，目前临床多用青霉素钠盐。青霉素与氨基糖苷类药物有协同抗菌作用，但不可混合在同一容器中使用。

【护理要点提示】

1. 用药前 ①青霉素 G 水溶液不稳定，室温放置 24h 大部分降解，并可产生具有抗原性的物质，故制成粉针剂，临用时现配。青霉素 G 遇酸、碱、醇、重金属离子及氧化剂易被破坏，应避免配伍使用；②应清楚病人的疾病史、用药史、过敏史、惊厥史等情况，如有，应提醒医生慎用本药；③用药前必须做皮试；④应清楚病人的血常规、肾功能状态、血清电解质、心脏功能等，如不正常，应提醒医生慎用本药；⑤应清楚高钾血症、高钠血症、心律失常的早期临床症状，以备用药后，一旦发生，能及时发现；⑥告知病人本药局部刺激等不良反应，减轻病人的心理压力。

2. 用药期间 ①遵医嘱用药；②长期应用或大剂量静脉给予青霉素钠盐或钾盐，应监测血清钾和钠水平，监测心脏及肾脏功能，如出现异常，应及时报告医生；③注意观察病人是否有皮肤过敏症状或呼吸状态的改变，如发现病人出现胸闷、喉头发痒、大汗及呼吸困难等过敏情况，应及时报告医生并采取措施；④大剂量静滴青霉素时，应注意观察病人有否头痛、喷射性呕吐、肌震颤、惊厥、昏迷等症状出现，婴儿、老人及肾功能不全的病人尤其应注意，一旦发生应及时报告医生；⑤对药效做出评价，感染是否得到控制，血象是否恢复正常。

微课：青霉素过敏性休克的防治措施

苄星青霉素

苄星青霉素（benzathine benzylpenicillin）为青霉素 G 的二苄基乙二胺盐，肌内注射后缓慢游离出青霉素而呈抗菌作用，具有吸收较慢，维持作用时间长等特点，是青霉素 G 的长效制剂。

苄星青霉素的抗菌谱与青霉素相似，可用于治疗敏感菌所致的轻、中度感染如肺炎、扁桃体炎、泌尿道感染、淋病等，也可作为风湿性疾病病人的治疗和预防用药。由于本药在血液中浓度较低，故不能替代青霉素 G 用于急性感染。

本药的不良反应主要是过敏性反应，防治措施同青霉素 G。

二、半合成青霉素类

为了克服青霉素 G 抗菌谱窄、不耐酸（胃酸）、不耐酶（β- 内酰胺酶）等缺点，在青霉素母核 6-APA 的基础上引入不同侧链，分别得到具有耐酸、耐酶、广谱、抗铜绿假单胞菌、抗革兰阴性菌等特点的半合成青霉素。其抗菌机制、不良反应与青霉素相同，并与青霉素有交叉过敏反应，注射用药前需用青霉素做皮肤过敏试验。

（一）耐酸青霉素类

主要有青霉素 V（penicillin V）。特点：①抗菌谱与青霉素相似，但抗菌作用弱于青霉素；②耐酸，可以口服；③不耐酶，对耐药金葡菌无效。适用于轻度敏感菌感染、恢复期的巩固治疗和防止感染复发的预防用药。

（二）耐酶青霉素类

主要有苯唑西林（oxacillin）、甲氧西林（methicillin）、氯唑西林（cloxacillin）、双氯西林（dicloxacillin）和氟氯西林（flucloxacillin）等。特点：①抗菌谱与青霉素相似，但抗菌作用较青霉素弱；②耐酸，可以口服，不易透过血脑屏障；③耐酶，主要用于耐青霉素的金葡菌引起的肺炎、心内膜炎、败血症和软组织感染等。

（三）广谱青霉素类

主要有氨苄西林（ampicillin）和阿莫西林（amoxicillin）等。特点：①抗菌谱广，对革兰阳性菌的作用比青霉素弱，对多种革兰阴性菌作用较青霉素强，对铜绿假单胞菌无效；②耐酸，可以口服；③不耐酶，故对耐药金葡菌无效；④与青霉素有交叉过敏反应，还可出现恶心、呕吐等消化道症状以及皮疹，少数人可出现氨基转移酶升高，偶有嗜酸性粒细胞增多。适用于敏感菌所致的呼吸道、泌尿道、胃肠道、胆道感染及伤寒、副伤寒等。氨苄西林为肠球菌感染的首选药，阿莫西林联合其他药物可用于慢性活动性胃炎、十二指肠溃疡幽门螺杆菌根除治疗。

（四）抗铜绿假单胞菌广谱青霉素类

主要有羧苄西林（carbenicillin）、磺苄西林（sulbenicillin）、替卡西林（ticarcillin）、哌拉西林（piperacillin）、阿洛西林（azlocillin）和美洛西林（mezlocillin）等。特点：①抗菌谱广，为广谱抗菌药，对革兰阳性菌和革兰阴性菌均有作用，对铜绿假单胞菌作用强；②不耐酸，均需注射给药；③不耐酶，对耐青霉素的金葡菌无效。适用于铜绿假单胞菌、奇异变形杆菌及大肠埃希菌及其他肠杆菌引起的感染，如腹腔感染、泌尿道感染、肺部感染及败血症等。

（五）抗革兰阴性菌青霉素类

主要有美西林（mecillinam）、匹美西林（pivmecillinam）和替莫西林（temocillin）等。本类药物对革兰阴性菌产生的 β- 内酰胺酶稳定，主要用于革兰阴性菌所致的泌尿道、软组织感染等。

第二节　头孢菌素类抗生素

头孢菌素类抗生素是以 7- 氨基头孢烷酸（7-ACA）为母核，引入不同侧链而制成的一类半合成广谱抗生素，其化学结构中含有与青霉素相同的 β- 内酰胺环。目前临床应用的头孢菌素类药物共有五代：

第一代头孢菌素类包括头孢噻吩（cefalotin）、头孢氨苄（cefalexin）、头孢唑林（cefazolin）、头孢拉定（cefradine）和头孢羟氨苄（cefadroxil）等。

第二代头孢菌素类包括头孢孟多（cefamandole）、头孢呋辛（cefuroxime）、头孢克洛（cefaclor）、头孢替安（cefotiam）、头孢尼西（cefonicid）和头孢雷特（ceforanide）等。

第三代头孢菌素类包括头孢噻肟（cefotaxime）、头孢唑肟（ceftizoxime）、头孢曲松（ceftriaxone）、头孢他啶（ceftazidime）、头孢哌酮（cefoperazone）和头孢克肟（cefixime）等。

第四代头孢菌素类包括头孢吡肟（cefepime）、头孢匹罗（cefpirome）和头孢利定（cefalome）等。

第五代头孢菌素类于 21 世纪初开始开发，包括头孢吡普（ceftobiprole）和头孢洛林（ceftaroline fosamil）。

除头孢氨苄和头孢拉定等少数药物口服吸收良好外，大多数头孢菌素类药物须注射给药。吸收后在体内分布较广，特别是第三代头孢菌素类，在前列腺、房水、脑脊液等均有较高浓度。大部分以原形或代谢产物经肾排泄，尿液中浓度较高，头孢曲松、头孢哌酮则主要经肝胆系统排泄。多数头孢菌素类药物 $t_{1/2}$ 较短，但第三代药物 $t_{1/2}$ 较长，如头孢曲松抗菌作用可维持 24h。

【抗菌作用和临床应用】

头孢菌素类药物抗菌机制与青霉素相同，但具有抗菌谱广、抗菌作用强、对 β- 内酰胺酶稳定及过敏反应少等优点。

细菌对头孢菌素也可产生耐药性，耐药机制同青霉素类。

1. 第一代头孢菌素类　对革兰阳性菌作用较二、三代强，对革兰阴性菌的作用比二代、三代弱，对铜绿假单胞菌、厌氧菌无效。对金葡菌产生的 β- 内酰胺酶较稳定。肾毒性较二、三、四代大。

临床主要用于治疗敏感菌所致呼吸道、尿路感染、败血症、心内膜炎及皮肤、软组织感染等。头孢唑林常用于预防术后切口感染。

口服制剂如头孢拉定、头孢氨苄等抗菌作用较注射剂头孢唑林等差，主要用于治疗敏感菌所致的轻症感染。

2. 第二代头孢菌素类　对革兰阳性菌的作用略弱于第一代，强于第三代，对革兰阴性菌作用较强，对厌氧菌有一定作用，对铜绿假单胞菌无效。对多种 β- 内酰胺酶较稳定。肾毒性较第一代轻。

临床主要用于治疗敏感菌所致肺炎、尿路感染、胆道感染、败血症、骨、关节感染、盆腔、腹腔感染等。头孢呋辛尚可用于治疗对磺胺药、青霉素或氨苄西林耐药的脑膜炎球菌、流感嗜血杆菌所致的脑膜炎，也可用于手术前预防用药。头孢呋辛酯口服还可用于治疗淋病奈瑟球菌所致的单纯性淋菌性尿道炎、宫颈炎等。

3. 第三代头孢菌素类　对革兰阳性菌的作用不如第一代、第二代，对革兰阴性菌包括肠杆菌类、铜绿假单胞菌、厌氧菌作用均较强。对多种 β- 内酰胺酶稳定性较高。对肾基本无毒性。

临床主要用于治疗敏感菌所致的严重感染，如危及生命的败血症、脑膜炎、肺炎、腹腔感染、肾盂肾炎和尿路严重感染、盆腔炎性疾病、骨髓炎、复杂性皮肤软组织感染及铜绿假单胞菌感染等。治疗腹腔、盆腔感染时需与抗厌氧菌药如甲硝唑合用。

4. 第四代头孢菌素类　对革兰阳性菌、革兰阴性菌均有高效抗菌活性。对 β-内酰胺酶高度稳定，对肾无毒性。临床主要用于治疗对第三代头孢菌素耐药的细菌感染。

5. 第五代头孢菌素类　抗菌较宽，但主要针对耐甲氧西林金黄色葡萄球菌和多重耐药菌的肺炎链球菌作用较强，对革兰阴性菌如铜绿假单胞菌作用较弱。

【不良反应和注意事项】

1. 过敏反应　多为药热、皮疹、荨麻疹、血清样反应等，偶见过敏性休克。与青霉素类有部分交叉过敏反应，必要时做皮试，并密切观察。发生过敏性休克的处理同青霉素。对头孢菌素类药物有过敏史者禁用。

2. 肾毒性　大剂量应用第一代头孢菌素类可出现肾毒性，表现为蛋白尿、血尿、血中尿素氮升高，甚至肾衰竭。应避免与氨基糖苷类、强效利尿药等合用，并定期检测尿蛋白、血尿素氮。肾功能不全者可适当调整剂量。

3. 胃肠道反应　口服可引起恶心、呕吐、食欲缺乏等胃肠道反应。应在饭前 1h 或饭后 2~3h 服药，避免食物影响其吸收。

4. 二重感染　长期应用第三、四代药物可引起肠道菌群失调，导致二重感染，如肠球菌、铜绿假单胞菌和念珠菌的增殖现象，临床应严格掌握其适应证。

5. 双硫仑样反应　头孢哌酮、头孢孟多、头孢曲松钠等有抑制乙醛脱氢酶的作用，服药期间饮酒或含乙醇的饮料、药物可出现双硫仑样反应。

6. 其他　头孢菌素类药物如头孢哌酮、头孢孟多可抑制肠道细菌合成维生素 K，长期用药可能并发出血。应避免与抗凝血药、非甾体抗炎药合用，用药期间发现病人有出血倾向时应及时报告医生，酌情补给维生素 K。肌内注射有局部疼痛、硬结等，宜采用深部肌内注射。

3402

双硫仑样
反应

第三节　其他 β-内酰胺类抗生素

一、碳青霉烯类

本类药物的化学结构与青霉素相似，具有广谱、强效、耐酶、毒性低的特点。常用的有亚胺培南（imipenem）和美罗培南（meropenem）等，作用机制与青霉素相似，可由特殊的外膜通道快速进入靶位，杀菌作用强。亚胺培南在体内可被肾脱氢肽酶灭活而失效，故需与抑制肾脱氢肽酶的西司他丁（cilastatin）（1:1）组成复方制剂，用于严重需氧菌与厌氧菌混合感染。常见的不良反应有恶心、呕吐、药疹、静脉炎、一过性氨基转移酶升高，大剂量应用可出现惊厥、意识障碍等中枢神经系统不良反应。

美罗培南的抗菌谱和抗菌作用与亚胺培南相似，但对肾脱氢肽酶稳定，可单独给药。

二、头霉素类

本类药物化学结构与头孢菌素类相似，但对 β-内酰胺酶的稳定性较头孢菌素类高。临床应用的有头孢西丁（cefoxitin）、头孢美唑（cefmetazole）和头孢替坦（cefotetan）等，抗菌谱与第二代头孢菌素类相似，对厌氧菌有高效，对耐青霉素的金葡菌及头孢菌素类的耐药菌有较强活性。主要用于治疗厌氧菌和需氧菌所致的盆腔、腹腔及妇科的混合感染。不良反应有皮疹、静脉炎、蛋白尿、嗜酸性粒细胞增多等。

三、单环 β-内酰胺类

氨曲南（aztreonam）为单环 β-内酰胺类抗生素，其抗菌谱窄，主要对革兰阴性菌如大肠埃希菌、肺炎克雷伯菌、奇异变形杆菌、流感嗜血杆菌、铜绿假单胞菌、淋病奈瑟菌等有强大的抗菌活性，对革兰阳性菌和厌氧菌作用差，并具有耐酶、低毒、与青霉素无交叉过敏反应等优点，可用于青霉素过敏

笔记

的病人。临床常用于治疗革兰阴性杆菌所致的下呼吸道、尿路、软组织感染及脑膜炎、败血症等,尤其是常见耐药菌株所致的各种感染。不良反应较少而轻,主要为皮疹、氨基转移酶升高、胃肠道不适等。

四、氧头孢烯类

本类药物主要包括拉氧头孢(latamoxef)和氟氧头孢(flomoxef),为广谱菌药,对革兰阳性球菌、革兰阴性杆菌、厌氧菌和脆弱类杆菌均有较强的抗菌活性。临床主要用于治疗敏感菌所致的泌尿道、呼吸道、胆道、妇科感染及脑膜炎、败血症。不良反应以皮疹多见,偶见低凝血酶原血症和出血症状,可用维生素 K 预防。

(褚燕琦)

β- 内酰胺酶
抑制剂

思考题

1. 从护士的角度分析使用青霉素 G 时需要注意哪些问题?

2. 与青霉素类相比,头孢菌素类药物的优点有哪些?

3. 案例分析

病人,男,24 岁。发热咽痛伴咳脓痰 3d,体温最高 39℃。查体:扁桃体Ⅱ度肿大,其表面有脓性分泌物。诊断:化脓性扁桃体炎。使用抗菌药物青霉素 G 后,体温下降,但是出现四肢红色丘疹。

请问:

病人发生了什么反应? 在这种情况下,护理时应关注什么?

思路解析

扫一扫,测一测

第三十五章　大环内酯类、林可霉素类、多肽类和多磷类抗生素

学习目标

1. 掌握红霉素、阿奇霉素、地红霉素、克拉霉素的抗菌作用、临床应用、不良反应和注意事项。

2. 熟悉林可霉素、克林霉素的药理作用、临床应用、不良反应和注意事项；熟悉其他大环内酯类药物的抗菌作用特点及临床应用。

3. 了解去甲万古霉素、磷霉素的药理作用、临床应用及不良反应。

第一节　大环内酯类抗生素

大环内酯类药物是一类具有 14～16 元大内酯环结构的抗生素，通过抑制菌体蛋白质合成迅速发挥抑菌作用。本类药物之间存在不完全交叉耐药性。临床常用的包括红霉素、乙酰螺旋霉素等天然品及罗红霉素、克拉霉素、阿奇霉素、地红霉素等半合成品。

红霉素

红霉素（erythromycin）是从链丝菌培养液中提取的 14 元环大环内酯类抗生素，在酸性环境中不稳定，碱性环境中抗菌作用增强。为避免红霉素被胃酸破坏，常将其制成肠溶片或酯类制剂，如琥乙红霉素（erythromycin ethylsuccinate）、依托红霉素（erythromycin estolate）等。

红霉素为难溶于水的碱性药物，常采用口服或静脉滴注的方式给药。药物吸收后广泛分布于各种体液及组织中，在扁桃体、乳汁、唾液、胸水、腹水、前列腺中均可达到有效浓度，特别是在胆汁中分布浓度最高，但不易透过血脑屏障。红霉素在肝脏中代谢，主要以活性形式分泌在胆汁中并经胆汁排泄，少量药物以原形形式经肾排泄。红霉素口服后约 2h 血药浓度达峰，$t_{1/2}$ 约为 2h，作用可维持 6～12h。

【抗菌作用】

红霉素抗菌谱与青霉素相似而略广。对革兰阳性菌如金黄色葡萄球菌、溶血性链球菌、肺炎链球菌、草绿色链球菌、白喉棒状杆菌、破伤风梭菌等有较强的抗菌活性，但不及青霉素 G；对部分革兰阴性菌如脑膜炎奈瑟菌、淋病奈瑟菌、百日咳鲍特菌、流感嗜血杆菌、布鲁氏菌等高度敏感；对军团菌、弯曲杆菌、衣原体、肺炎支原体有强效；对立克次体、螺杆菌及某些螺旋体、除脆弱类杆菌和梭杆菌以外的厌氧菌等也有效。

红霉素属快速抑菌药,与β-内酰胺类等繁殖期杀菌药合用,可产生拮抗作用。

细菌对红霉素易产生耐药性,连续用药不宜超过一周,但停药数月后可逐渐恢复敏感性。与其他大环内酯类药物之间有不完全交叉耐药性。

【临床应用】

主要用于治疗对青霉素过敏或对青霉素耐药的革兰阳性菌感染,如金黄色葡萄球菌、肺炎链球菌及其他链球菌引起的感染;对军团菌病、白喉带菌者、支原体肺炎、沙眼衣原体所致的婴儿肺炎及结膜炎、弯曲杆菌所致的肠炎或败血症,本药可作为首选药;也可用于治疗百日咳、厌氧菌和需氧菌等引起的口腔感染。

军团菌与其
传播途径

【不良反应和注意事项】

1. 局部刺激　红霉素刺激性大,口服可出现恶心、呕吐、腹痛、腹泻等胃肠道反应,饭后服用可减轻。因食物可影响吸收,一般应在餐前或餐后3~4h服用。肠溶片应整片吞服,且不能与酸性药同服。静脉给药可引起局部疼痛或血栓性静脉炎,应稀释后缓慢滴注。

2. 肝损害　长期或大量使用红霉素,尤其是酯化红霉素如依托红霉素、琥乙红霉素可引起肝损害,主要表现为黄疸、胆汁淤积和转氨酶升高等,及时停药可自行恢复。应定期检测肝功能,如有异常应立即通知医生。肝功能不全、妊娠期妇女和哺乳期妇女慎用。

3. 耳毒性　红霉素过量应用(>4g/d)有一定的耳毒性,表现为耳鸣、耳聋等。用药期间注意观察病人有无眩晕、耳鸣等症状,一旦出现,应立即报告医生。应嘱病人多饮水。

4. 过敏反应　偶见药热、药疹等,对大环内酯类过敏者禁用。

5. 其他　口服红霉素偶见假膜性肠炎。静脉滴注速度过快易出现心脏毒性,表现为心电图复极异常、恶性心律失常、QT间期延长等,可发生晕厥或猝死。应缓慢静滴,禁止与特非那定等 H_1 受体阻断药合用,以免引起心脏不良反应。

阿奇霉素

阿奇霉素(azithromycin)是在红霉素结构基础上化学改造得到的半合成15元大环内酯类抗生素。对胃酸稳定,口服吸收快,生物利用度较红霉素高,组织分布广,血浆蛋白结合率低。大部分以原形自胆汁排入肠腔随粪便排出,少部分经肾排泄, $t_{1/2}$ 长达35~48h,每日仅需给药1次。抗菌谱较红霉素广,对多种革兰阳性球菌、支原体、衣原体及军团菌等有效,对肺炎支原体的作用是本类药物中最强的;对革兰阴性菌作用明显比红霉素强,甚至对某些细菌表现出快速杀菌作用。

临床主要用于治疗敏感菌所致的急性扁桃体炎、咽炎、中耳炎、鼻窦炎、支气管炎、肺炎、皮肤及软组织感染、沙眼等。

本药不良反应轻,主要为腹痛、恶心、呕吐等胃肠道反应,偶见肝功能异常及白细胞减少。肝功能不全、妊娠期妇女和哺乳期妇女慎用,对大环内酯类过敏者禁用。

地红霉素

地红霉素(dirithromycin)是红霉胺的前体药物,为口服有效的具有14元内酯环的大环内酯类抗生素。口服迅速吸收,通过非酶水解转化成红霉胺,后者迅速、广泛地分布到组织中。红霉胺大部分原形由胆汁途径消除,约2%的药物由肾消除。 $t_{1/2}$ 约8h。

地红霉素的抗菌谱类似于红霉素。临床用于治疗敏感菌引起的轻、中度感染:由流感嗜血杆菌、卡他莫拉菌、肺炎链球菌引起的慢性支气管炎急性发作;由卡他莫拉菌、肺炎链球菌引起的急性支气管炎;由嗜肺军团菌、肺炎支原体、肺炎链球菌引起的社区获得性肺炎;由化脓性链球菌引起的咽炎和扁桃体炎;由金黄色葡萄球菌、化脓性链球菌引起的单纯性皮肤和软组织感染等。

本药不良反应较少,主要为头痛、腹痛、恶心、腹泻、呕吐、消化不良等。对大环内酯类抗生素严重过敏的病人禁用。

克拉霉素

克拉霉素(clarithromycin)为半合成的14元大环内酯类抗生素。耐酸,口服吸收迅速而完全,广

笔记

泛分布于组织中，主要经肾排泄，$t_{1/2}$ 约 3.5～4.9h。抗菌谱与红霉素相近，对革兰阳性菌、军团菌、肺炎衣原体的作用是本类药物中最强者，对沙眼衣原体、肺炎支原体、流感嗜血杆菌、厌氧菌的作用强于红霉素。

临床主要用于治疗化脓性链球菌所致的咽炎、扁桃体炎；肺炎链球菌所致的急性中耳炎、肺炎、支气管炎；流感嗜血杆菌所致的支气管炎；支原体肺炎及衣原体肺炎；葡萄球菌、链球菌所致的皮肤、软组织感染。与其他药物合用，还可用于治疗幽门螺杆菌感染。

本药不良反应主要为胃肠道反应，偶见头痛、皮疹、转氨酶暂时升高、胆汁淤积性肝炎、二重感染、过敏反应等。妊娠期妇女禁用，哺乳期妇女慎用。

罗红霉素

罗红霉素（roxithromycin）为半合成的 14 元大环内酯类抗生素。空腹服用吸收好，血液与组织浓度均高于红霉素，$t_{1/2}$ 长达 12～14h。本药抗菌谱与红霉素相似，对肺炎支原体、衣原体作用较红霉素强，对革兰阳性菌及厌氧菌作用同红霉素，对流感嗜血杆菌的作用较红霉素弱。本药与红霉素间有交叉耐药性。

临床用于治疗敏感菌所致的呼吸道、泌尿道、皮肤和软组织等部位的感染。

本药不良反应发生率较低，常见恶心、腹痛、腹泻等胃肠道反应，偶见皮疹、皮肤瘙痒、头痛、头昏等。应用罗红霉素期间应嘱病人尽量避免驾驶、机械操作或高空作业。

乙酰螺旋霉素

乙酰螺旋霉素（acetylspiramycin）抗菌谱与红霉素相似，但作用较弱。耐酸，口服易吸收，组织中浓度较高。主要用于治疗敏感菌引起的呼吸道、泌尿道及软组织感染，也可用于治疗军团菌病及弓形虫病。

本药不良反应较红霉素轻，大剂量可产生胃肠道反应。

第二节　林可霉素类抗生素

本类药物包括链丝菌产生的林可霉素（lincomycin）和半合成衍生物克林霉素（clindamycin）。

克林霉素口服吸收快而完全，但林可霉素口服吸收不完全，并易受食物影响，应空腹或饭后 2h 服用。吸收后，两药分布广泛，在骨组织、关节中可达到有效浓度，胆汁、乳汁和胎盘中药物浓度高，不易透过血脑屏障。主要在肝中代谢，经胆汁和粪便排出，小部分经肾排泄。本类药物不可静脉推注。

【抗菌作用和临床应用】

林可霉素和克林霉素抗菌谱相同，对葡萄球菌、各型链球菌、肺炎球菌等革兰阳性球菌及各类厌氧菌具有强大抗菌作用，对白喉棒状杆菌、产气荚膜杆菌、人型支原体和沙眼衣原体、多数放线菌也有抑制作用。

抗菌机制是抑制细菌蛋白质合成。因与大环内酯类竞争同一结合位点而产生拮抗作用，故不宜与红霉素合用。克林霉素抗菌作用较强，且毒性较小，较林可霉素常用。两药之间有完全交叉耐药性。

本类药物临床主要用于治疗金黄色葡萄球菌引起的骨髓炎，为首选药；还可用于治疗链球菌引起的咽喉炎、中耳炎、肺炎以及厌氧菌引起的腹腔、口腔和妇科感染等。

【不良反应和注意事项】

不良反应主要为胃肠道反应，表现为恶心、呕吐、腹痛、腹泻，口服给药较注射给药多见；长期应用可发生严重的假膜性肠炎，可用万古霉素类和甲硝唑治疗。偶见皮疹、一过性中性粒细胞减少和血小板减少、黄疸等。用药期间如出现腹泻或便中带血，应立即停药，并报告医生处理。

第三节　多肽类抗生素

一、万古霉素类

万古霉素和去甲万古霉素

【抗菌作用和临床应用】

万古霉素（vancomycin）和去甲万古霉素（norvancomycin）对革兰阳性菌有强大杀菌作用，对厌氧的难辨梭菌亦有较好的抗菌作用，其抗菌机制是抑制细菌细胞壁的合成。

临床主要用于治疗耐药革兰阳性菌引起的严重感染，特别是耐甲氧西林金葡菌或耐甲氧西林表皮葡萄球菌、耐青霉素肠球菌属及耐青霉素肺炎链球菌所致感染，如败血症、肺炎、心内膜炎、结肠炎、脑膜炎、骨髓炎及某些抗生素如克林霉素引起的假膜性肠炎。也可用于对青霉素类过敏病人的严重革兰阳性菌感染。

【不良反应和注意事项】

较大剂量应用可出现耳鸣、听力减退甚至耳聋；也可损伤肾小管，出现蛋白尿、管型尿、少尿、血尿等；尚可出现恶心、寒战、药热、皮疹、皮肤瘙痒及血栓性静脉炎等不良反应。应用万古霉素类期间应注意听力变化，一旦出现耳鸣应立即停药。老年人、妊娠期妇女、哺乳期妇女、听力障碍和肾功能不全者慎用。应避免与氨基糖苷类抗生素及高效能利尿药合用，以免增加耳、肾毒性。

> **护理警示：**
>
> 毒性大，用药期间注意检测听力和肾功能

二、多黏菌素类

多黏菌素类是从多黏杆菌培养液中提取的碱性多肽类化合物，临床应用的是多黏菌素 E（polymyxin E）和多黏菌素 B（polymyxin B）。

【抗菌作用和临床应用】

本类药物对多数革兰阴性杆菌如铜绿假单胞菌、大肠埃希菌、流感嗜血杆菌、沙门菌属等有强大的杀灭作用，但对革兰阴性球菌、革兰阳性菌、真菌等无作用。多黏菌素 B 的抗菌作用较多黏菌素 E 略高。

本类药物的作用机制是作用于细菌胞浆膜，使膜的通透性增加，菌体重要成分外漏，导致细菌死亡。属窄谱杀菌药，对繁殖期和静止期细菌均有作用。

因本类药物毒性较大，临床多局部用于治疗敏感菌引起的眼、耳、皮肤、黏膜感染及烧伤后铜绿假单胞菌感染。

【不良反应和注意事项】

不良反应主要为肾损害及神经系统毒性。肾损害表现为蛋白尿、血尿等；神经系统的毒性为眩晕、手足麻木、共济失调等，但停药后可消失。也可出现瘙痒、皮疹、药热等；偶可诱发粒细胞减少和肝毒性。多黏菌素类应缓慢静滴。用药期间应注意药物对神经系统和肾脏的损害，如出现眩晕、视力模糊、运动失调等症状时，应立即停药；应监测尿量，如出现蛋白尿、血尿、管型尿等，应及时停药。多黏菌素类不宜与麻醉剂、肌松剂、氨基糖苷类等对肾、听神经有毒性的药物合用。用药期间不应进行高空作业等危险工作。

第四节　多磷类抗生素

磷霉素

磷霉素（fosfomycin）抗菌谱广，对葡萄球菌属、大肠埃希菌、沙雷菌属和志贺菌属等均有较高抗

菌活性,对铜绿假单胞菌、变形杆菌属、产气杆菌、肺炎杆菌、链球菌和部分厌氧菌也有一定抗菌作用,但作用较青霉素类和头孢菌素类弱。细菌对本药和其他抗生素间不产生交叉耐药性。

磷霉素的作用机制是抑制细菌细胞壁的早期合成,属杀菌药。

口服磷霉素钙盐适用于治疗敏感菌所致轻、中度感染,如皮肤软组织感染、尿路感染及肠道感染等;静脉给药可用于治疗肺部感染、腹膜炎、败血症及骨髓炎等较重感染,严重病例宜与β-内酰胺类或氨基糖苷类联合用药。

不良反应一般较轻,主要是胃肠道反应,恶心、呕吐、食欲缺乏、腹胀、腹泻等;还可出现过敏性皮疹、转氨酶升高等。肌内注射局部可出现疼痛、硬结,静脉用药可致血栓性静脉炎。心悸,心、肾功能不全、高血压等病人慎用。

（严继贵）

思考题

1. 为什么红霉素可用于对青霉素过敏或耐药的病人?

2. 阿奇霉素适合治疗敏感菌所致的胆道感染吗? 为什么?

3. 为什么万古霉素主要用于治疗耐药革兰阳性菌引起的严重感染?

4. 林可霉素类抗生素与青霉素 G 相比,其优缺点是什么?

5. 案例分析

李某,男,20 岁。高热,呼吸困难,双肺有广泛小水泡音。诊断:支气管肺炎。青霉素皮试阳性,医嘱给予红霉素 1g 加入 5% 葡萄糖注射液 500ml,静脉滴注,每日 1 次。

请问:

(1) 以上用药是否合理?

(2) 用药护理要点有哪些?

思路解析

扫一扫,测一测

第三十六章 氨基糖苷类抗生素

 **学习目标**

1. 掌握氨基糖苷类抗生素的共性特点及阿米卡星、庆大霉素的临床应用、不良反应和注意事项。
2. 熟悉其他氨基糖苷类药物的抗菌作用特点及临床应用。

第一节　氨基糖苷类抗生素的共性

氨基糖苷类抗生素是由氨基糖分子和氨基醇环以苷键连接而成的碱性化合物。根据来源可分为两类：一类为天然品，包括链霉素、新霉素、卡那霉素、妥布霉素、大观霉素、巴龙霉素、庆大霉素、小诺米星、西索米星等；另一类为半合成品，包括奈替米星、阿米卡星等。本类药物结构基本相似，因此在药动学、抗菌作用及不良反应方面有许多共同特性。

本类药物均为有机碱，制剂为硫酸盐，水溶性好，性质稳定，在碱性环境中抗菌作用增强。口服难吸收，仅用于肠道感染。肌内注射吸收迅速而完全，主要分布在细胞外液，在肾皮质及内耳内、外淋巴液中有高浓度聚积，可透过胎盘屏障，不易透过血脑屏障。大部分（约90%）以原形经肾排泄，$t_{1/2}$为2～3h，因尿药浓度较高，适用于治疗敏感菌所致的泌尿系统感染。肾功能减退时，$t_{1/2}$明显延长，应减小剂量或延长给药间隔时间。

【抗菌作用】

本类药物抗菌谱较广，对需氧的革兰阴性杆菌如大肠埃希菌、克雷伯菌属、肠杆菌属、变形杆菌属、志贺菌属等具有强大抗菌作用；有些药物对铜绿假单胞菌有强效；对枸橼酸菌属、沙雷菌属、沙门菌属、产碱杆菌属、不动杆菌属、分枝杆菌属等也有一定抗菌活性；对革兰阴性球菌如淋病奈瑟菌、脑膜炎奈瑟菌等作用较差；对革兰阳性球菌有作用；此外，链霉素对结核分枝杆菌敏感。

本类药物与β-内酰胺类抗生素合用，可获得协同抗菌作用，但两者不可在同一容器内混合给药，否则，会使本类药物失去活性。

抗菌机制主要是抑制菌体蛋白质合成，还能抑制细菌胞浆膜蛋白质的合成，增加通透性，使药物易于进入胞浆，导致胞浆内容物外渗而死亡。属于静止期杀菌药。

细菌对本类药物可产生不同程度的耐药性，本类药物之间有部分或完全交叉耐药性。

> **护理警示：**
>
> 不能与β-内酰胺类抗生素同容器混合使用

笔记

【不良反应和注意事项】

1. **耳毒性**　包括前庭功能和耳蜗功能损伤。前庭功能损伤多见于链霉素和庆大霉素，出现较早，表现为眩晕、恶心、呕吐、眼球震颤和平衡失调等；耳蜗功能损伤多见于阿米卡星，出现较迟，表现为耳鸣、听力减退，严重者可致耳聋。用药期间应注意询问病人有无耳鸣、眩晕等早期症状，并进行听力监测，一旦出现早期症状，应立即停药；避免与有耳毒性的药物如强效利尿药、甘露醇等合用，也应避免与能掩盖耳毒性的药物如苯海拉明等抗组胺药合用。肾功能减退者、老人、儿童、哺乳期妇女慎用，妊娠期妇女禁用。

> **护理警示：**
>
> 用药期间注意监测听力

2. **肾毒性**　常见蛋白尿、管型尿等，严重者可导致无尿、氮质血症和肾衰竭。庆大霉素和阿米卡星较易发生。用药期间应定期检查肾功能，一旦出现肾功能损害，应调整剂量或停药，并避免与有肾毒性的药物如磺胺类、呋塞米等合用。老人、小儿毒性反应尤其明显，更应注意观察尿量及颜色变化。老年人及肾功能不全者禁用。

3. **过敏反应**　皮疹、发热、嗜酸性粒细胞升高多见，也可引起过敏性休克，尤其是链霉素，用药前应作皮试。一旦发生过敏性休克，抢救措施除同青霉素外，还应静脉缓慢注射葡萄糖酸钙抢救。

> **护理警示：**
>
> 严禁静脉推注

4. **神经肌肉麻痹**　常见于大剂量腹膜内或胸膜内应用后或静脉滴注速度过快，也偶见于肌内注射后。可引起肌肉麻痹、心肌抑制、血压下降、四肢瘫痪、呼吸困难甚至呼吸停止。一旦发生，立即注射新斯的明及钙剂进行抢救。氨基糖苷类抗生素严禁静脉推注。避免与肌肉松弛药、全身麻醉药合用；重症肌无力、血钙过低的病人禁用或慎用。

本类药物之间不可联用，以免毒性相加。

第二节　常用氨基糖苷类抗生素

阿米卡星

阿米卡星（amikacin）肌内注射45～90min血药浓度达峰值，静脉滴注15～30min达峰值。主要以原形经肾排泄，$t_{1/2}$为2～2.5h。

阿米卡星在氨基糖苷类抗生素中抗菌谱最广，对革兰阴性杆菌和金黄色葡萄球菌均有较强的抗菌活性，但作用较庆大霉素弱。其显著的优点是对革兰阴性杆菌和铜绿假单胞菌产生的多种氨基糖苷类灭活酶稳定，不易产生耐药性。

临床主要用于治疗对其他氨基糖苷类抗生素耐药的菌株所致的泌尿道感染、肺部感染以及铜绿假单胞菌、变形杆菌所致感染；与羧苄西林或头孢噻吩合用，治疗中性粒细胞减少或其他免疫缺陷者严重革兰阴性杆菌感染。

本药不良反应以听力损害较常见，肾毒性较庆大霉素低，偶见过敏反应。

庆大霉素

庆大霉素（gentamicin）口服吸收很少，肌内注射吸收迅速而完全，主要以原形经肾排泄，$t_{1/2}$为4h，肾功能不全时可明显延长。

庆大霉素抗菌谱广，对多数革兰阴性菌具有有杀灭作用，如大肠埃希菌、奇异变形菌、肺炎克雷伯菌、流感嗜血杆菌、布鲁菌属、沙雷菌属，对铜绿假单胞菌有效；对革兰阳性菌如耐青霉素的金葡菌有效。其耐药性产生较慢，停药后可恢复敏感性。

临床主要用于治疗革兰阴性杆菌感染，如败血症、骨髓炎、肺炎、腹腔感染、脑膜炎等；也用于铜绿假单胞菌感染及耐青霉素的金葡菌感染。口服可用于肠道感染。

本药不良反应以肾毒性较多见；也易造成前庭功能损害，甚至出现不可逆耳聋；偶见过敏反应，甚至过敏性休克。

链霉素

链霉素（streptomycin）由链丝菌培养液中提出，是最早用于临床的氨基糖苷类药物，由于其耳毒性和肾毒性发生率高、耐药菌株多，随着新型青霉素类及头孢菌素类等抗生素的应用，链霉素的应用范围日渐缩小。临床主要用于治疗：①结核病：链霉素是治疗结核病的一线药物，常与利福平、异烟肼等同用，以增强疗效，延缓耐药性的产生；②鼠疫及兔热病：链霉素为首选药；③心内膜炎：链霉素常与青霉素合用治疗溶血性链球菌、草绿色链球菌及肠球菌等所致的心内膜炎。对链霉素耐药者，可改用庆大霉素等。

> **护理警示：**
>
> 该药可发生过敏性休克，用药前需皮试

妥布霉素

妥布霉素（tobramycin）抗菌谱与庆大霉素相似，对多数肠杆菌属、铜绿假单胞菌及葡萄球菌有良好的抗菌作用，对铜绿假单胞菌的作用比庆大霉素强，且对庆大霉素耐药者仍有效。临床主要用于治疗铜绿假单胞菌引起的心内膜炎、烧伤、败血症、骨髓炎等，对其他敏感革兰阴性杆菌所致的感染也可应用。

本药不良反应与庆大霉素类似，但比庆大霉素轻。

奈替米星

奈替米星（netilmicin）的抗菌谱与庆大霉素相似，对多种革兰阴性杆菌如大肠埃希菌、铜绿假单胞菌、克雷伯菌属、沙门菌属、奇异变形杆菌等都具有较强的抗菌活性；对耐其他氨基糖苷类的革兰阴性杆菌及耐青霉素的金葡菌也有效。临床主要用于治疗敏感菌所致的呼吸道、泌尿道、消化道、皮肤软组织等部位的感染。

本药的肾、耳毒性在氨基糖苷类抗生素中最小，但仍需注意。妊娠期妇女禁用，哺乳期妇女用药期间应停止哺乳。

大观霉素

大观霉素（spectinomycin）是链霉菌产生的氨基环醇类抗生素，因作用机制与氨基糖苷类相似而列入本类。仅对淋病奈瑟菌有强大的杀灭作用，对产生 β- 内酰胺酶的淋病奈瑟菌仍有效，对肠杆菌科细菌有中度抗菌活性。临床主要用于治疗对青霉素耐药或过敏的淋病病人。

本药不良反应有注射部位疼痛、荨麻疹、眩晕、恶心、发热、寒战等。妊娠期妇女、新生儿、肾功能不全者禁用。

（严继贵）

思考题

1. 氨基糖苷类药物与青霉素类合用时，应注意什么？

2. 口服庆大霉素能否治疗大肠埃希菌所致的泌尿系统感染？为什么？

3. 氨基糖苷类药物能与高效能利尿药合用吗？为什么？

4. 案例分析

某患儿在 0.5～2 岁期间，曾四次因肠炎去某医院就诊。该院医生四次分别给予以下药物治疗：第一次，肌内注射阿米卡星 40mg，每日 1 次，共 2d；第二次，口服庆大霉素 40 000U，每日 2 次，共 2d；第三次，静脉滴注阿米卡星 80mg，每日 2 次，共 1d；第四次，口服庆大霉素 80 000U，每日 2 次，共 4d。该患儿 3 岁左右时家长发现听力明显异常，经某眼耳鼻喉专科医院诊断为双耳感音性耳聋。

请问:

(1) 患儿出现感音性耳聋的可能原因是什么?

(2) 阿米卡星和庆大霉素用药时护理要点有哪些?

思路解析

扫一扫,测一测

第三十七章 四环素类和氯霉素类抗生素

学习目标

1. 熟悉四环素类抗生素的抗菌作用、临床应用、不良反应和注意事项。
2. 了解氯霉素的抗菌作用及主要不良反应。

第一节 四 环 素 类

本类药物的结构中均有菲烷的基本骨架，为酸碱两性物质，在酸性溶液中较稳定，碱性溶液中易被破坏，临床一般用其盐酸盐。根据来源分为天然品和半合成品两类：天然品包括四环素（tetracycline）、土霉素（oxytetracycline）和金霉素（aureomycin）等。半合成品有多西环素（doxycycline）、美他环素（metacycline）和米诺环素（minocycline）等。半合成四环素类的抗菌活性高于天然品。

天然四环素类口服吸收不完全，易受食物影响，半合成四环素类口服吸收较完全，受食物影响较小。多价金属离子如 Mg^{2+}、Ca^{2+}、Fe^{2+}、Al^{3+} 等能与四环素络合，使药物吸收减少。酸性药物如维生素 C 等可促进四环素吸收，碱性药、H_2 受体阻断药或抗酸药等可降低药物的溶解度而影响吸收。本类药物吸收后广泛分布于各组织和体液中，可沉积于形成期的骨及牙齿，但不易透过血脑屏障。多数四环素类以原形经肾排泄，但多西环素主要经胆汁排泄。天然四环素类 $t_{1/2}$ 较短，为 6～9h；半合成四环素类 $t_{1/2}$ 较长，为 14～22h。

【抗菌作用和临床应用】

本类药物抗菌谱广，对革兰阳性菌、革兰阴性菌、立克次体、支原体、衣原体、螺旋体及放线菌均有抑制作用。但对革兰阳性菌作用不如青霉素和头孢菌素类，对革兰阴性菌则不如氨基糖苷类和氯霉素。抗菌作用的强弱依次为米诺环素、多西环素、美他环素、金霉素、四环素、土霉素。本类药物的作用机制为抑制细菌蛋白质的合成，属快速抑菌药，高浓度时亦有杀菌作用。本类药物之间存在交叉耐药性，但在天然品和部分合成品之间无完全交叉耐药性。

四环素类药物可用于下列疾病的治疗，多西环素是本类药物的首选药物。

1. 治疗立克次体病　四环素类药物是治疗立克次体病的首选药物。
2. 治疗支原体感染　如支原体肺炎、解脲脲原体所致的尿道炎等。
3. 治疗衣原体属感染　包括肺炎衣原体肺炎、鹦鹉热、性病淋巴肉芽肿及沙眼衣原体感染等，四环素类药物可作为首选药。

4. 治疗其他感染　包括回归热螺旋体所致的回归热、布鲁菌病(需与氨基糖苷类联合应用)、霍乱、土拉热杆菌所致的兔热病、鼠疫耶尔森菌所致的鼠疫;四环素类亦可用于对青霉素类抗生素过敏的破伤风、气性坏疽、雅司、梅毒、淋病、非淋菌性尿道炎和钩端螺旋体病的治疗。也可用于炎症反应显著痤疮的治疗。

【不良反应和注意事项】

1. 局部刺激　口服可引起恶心、呕吐、上腹不适及食管烧灼感等,应饭后服或与食物同服以减轻其胃肠道反应,不宜与牛奶、奶制品同服,与抗酸药同服,应至少间隔2~3h为宜。

2. 二重感染(菌群交替症)　常见的有两种:①真菌感染:多见,表现为鹅口疮、肠炎、呼吸道炎、尿路感染等,一旦出现,应立即停药并用抗真菌药治疗;②假膜性肠炎:表现为肠壁坏死、体液渗出、剧烈腹泻甚至脱水或休克等。一旦发生,立即停药,并选用万古霉素或甲硝唑治疗。免疫功能低下的老年病人及幼儿尤易发生,故年老、体弱、免疫功能低下、合用糖皮质激素者应慎用。

3. 影响骨、牙生长　四环素类能与新形成的骨、牙中所沉积的钙结合,从而影响婴幼儿牙齿发育和骨骼的生长。因本类药物易透过胎盘和进入乳汁,故妊娠期妇女、哺乳期妇女、8岁以下儿童禁用。

4. 其他　长期大剂量应用,可引起肝、肾损坏;偶见皮疹、药热、血管神经性水肿等过敏反应。肝、肾功能不全者禁用。

多西环素易致光敏反应,应提醒病人注意;米诺环素有独特的前庭反应,用药期间不宜从事高空作业、驾驶车辆等。

第二节　氯霉素类

氯霉素

氯霉素(chloramphenicol)口服吸收快而完全,可广泛分布于全身各组织和体液中,脑脊液中分布浓度较其他抗生素高,主要经肝代谢,经肾排泄。

【抗菌作用和临床应用】

氯霉素抗菌谱广,对革兰阳性菌和革兰阴性菌均有抑制作用,对后者作用较强,尤其对伤寒沙门菌、流感嗜血杆菌作用最强,高浓度时有杀菌作用;对厌氧菌(脆弱类杆菌)、百日咳杆菌、布鲁杆菌也有较强作用;对立克次体和沙眼衣原体、肺炎衣原体等也有效。氯霉素的作用机制为抑制菌体蛋白质合成,属速效抑菌药。

因氯霉素毒性反应严重,全身应用可作为伤寒、副伤寒的用药选择,一般不作为首选,其他则少用。局部滴眼可用于治疗各种敏感菌所致的眼内感染、全眼球感染、沙眼和结膜炎。

【不良反应和注意事项】

1. 抑制骨髓造血功能　为限制氯霉素应用的最严重的毒性反应,表现为红细胞、粒细胞及血小板减少。有两种类型:一是可逆性抑制,表现为白细胞和血小板减少,并伴有贫血,与剂量和疗程有关,停药后可逐渐恢复;二是不可逆的再生障碍性贫血,与剂量、疗程无直接关系,发生率低,一旦发生很难逆转,死亡率高。氯霉素用药应严格掌握适应证,用药前、后及用药期间应系统监护血象,发现异常应立即停药。避免长期用药。

> 护理警示:
>
> 用药期间要注意检测血象

2. 其他　新生儿、早产儿用药可致灰婴综合征;也可发生胃肠反应、二重感染、中毒性精神病、皮疹、药热等。肝肾功能不全者、新生儿尤其是早产儿、妊娠期妇女、哺乳期妇女禁用。

氯霉素可抑制肝药酶,减少华法林、甲苯磺丁脲、苯妥英钠等药物的代谢,合用时应监测凝血酶原时间、血糖。

(严继贵)

思考题

1. 对于敏感菌所致的伴有肾衰竭的肾外感染病人，应选用哪种四环素类药物？为什么？

2. 氯霉素为广谱抗生素，对于敏感菌感染为何不做首选药？

3. 案例分析

蔡某，女，25 岁。因患有缺铁性贫血，医生给予硫酸亚铁口服治疗。服药期间因阵发性刺激性干咳伴发热再一次来院就诊，经检查后诊断为支原体肺炎。

请问：

（1）该病人可否选用四环素类药物治疗？

（2）四环素类药应用时护理要点有哪些？

思路解析

扫一扫，测一测

第三十八章　人工合成抗菌药

1. 掌握喹诺酮类药物、磺胺类药物的药理作用、临床应用、不良反应和注意事项。
2. 熟悉常用的硝基咪唑类抗菌药的临床应用。
3. 了解硝基呋喃类、甲氧苄啶的作用特点及临床应用。

第一节　喹 诺 酮 类

一、喹诺酮类药物的共性

喹诺酮类（quinolones）是含有 4- 喹酮母核的一类人工合成抗菌药物。根据药物合成先后和化学结构等不同将喹诺酮类抗菌药分为四代：

第一代：萘啶酸、吡咯酸，抗菌谱窄，仅对部分革兰阴性杆菌有效，易产生耐药性，口服吸收差，毒副作用大，目前已淘汰。

第二代：吡哌酸，抗菌谱比第一代有所扩大，对大多数革兰阴性杆菌有效，口服易吸收，不良反应少，血中药物浓度低，尿中药物浓度高，主要用于敏感的革兰阴性杆菌所致的尿道和肠道感染。

第三代：诺氟沙星、培氟沙星、依诺沙星、氧氟沙星、左氧氟沙星、环丙沙星、洛美沙星、氟罗沙星、司帕沙星等，本代药物的分子中均有氟原子，统称为氟喹诺酮类。其特点为抗菌谱广、抗菌活性强、口服吸收好、体内分布广、半衰期较长。

第四代：莫西沙星、加替沙星、吉米沙星、克林沙星、格帕沙星、妥舒沙星等，称为新氟喹诺酮类。保持原有氟喹诺酮类药物的特点，更加强抗革兰阳性菌、抗厌氧菌、抗耐药菌的活性，降低不良反应的发生。

【抗菌作用】

1. 对革兰阴性杆菌如大肠埃希菌、痢疾志贺菌、铜绿假单胞菌、流感嗜血杆菌、肺炎克雷伯菌、奇异变形杆菌、百日咳杆菌、伤寒沙门菌、霍乱弧菌及军团菌等，有强大的杀灭作用。

2. 对革兰阴性球菌如淋病奈瑟菌、脑膜炎奈瑟菌等也有效。

3. 对革兰阳性球菌如金黄色葡萄球菌、链球菌、肺炎球菌、肠球菌等也有良好的抗菌作用。

4. 某些氟喹诺酮类药物对厌氧菌、结核杆菌、支原体、衣原体也有作用。

喹诺酮类药物的抗菌机制是抑制细菌 DNA 回旋酶，阻碍 DNA 的复制，产生快速杀菌作用。喹诺酮类药物与其他抗菌药物之间无交叉耐药性，但本类药物之间存在交叉耐药性。随着氟喹诺酮类药物的广泛应用，耐药菌株逐渐增加，应加以警惕。

【临床应用】

1. 呼吸系统感染　主要用于革兰阴性菌、支原体、衣原体、军团菌等感染所致的肺炎、支气管炎等。

2. 消化系统感染　用于革兰阴性杆菌如大肠埃希菌、痢疾志贺菌、伤寒沙门菌等引起的腹泻、胃肠炎、细菌性痢疾、伤寒或副伤寒等疾病的治疗。

3. 泌尿生殖系统感染　用于铜绿假单胞菌、肠球菌、淋病奈瑟菌等引起的单纯性或复杂性尿路感染、前列腺炎、尿道炎或宫颈炎。

4. 骨骼系统感染　药物可渗入骨组织，用于急、慢性骨髓炎和骨关节炎的治疗。

5. 五官科、皮肤软组织、外科伤口感染。

6. 化脓性脑膜炎、败血症，耐药结核杆菌和麻风杆菌的感染。

【不良反应和注意事项】

1. 胃肠道反应　味觉异常、食欲减退、胃部不适、疼痛、恶心、呕吐等。

2. 中枢神经系统反应　表现为头晕、头痛、失眠、眩晕及情绪不安等。

3. 对肌肉骨骼系统的影响　影响软骨发育，引起关节肿胀、疼痛、骨损害等症状，故儿童、妊娠期妇女和哺乳期妇女禁用。少数病人有肌肉酸痛、肌无力现象。

4. 过敏反应　出现皮疹、红斑、瘙痒、血管神经性水肿等，个别病人出现光敏性皮炎。

5. 心脏毒性　部分药物可致心脏病病人的 Q-T 间期延长。

6. 对肝、肾的损害　大剂量或长期应用易致肝脏损害，引起转氨酶升高；肾脏损害，可产生结晶尿、血尿、间质性肾炎等。

【护理要点提示】

1. 用药前　①明确用药目的，首先要了解病人的症状、体征及血、尿常规等实验室检查结果，诊断为细菌感染者以及经病原检查确诊为细菌感染者才能应用抗菌药；②掌握病人基本情况，询问相关的用药史和药物过敏史；③尽早确定感染部位、致病菌的种类以及对抗菌药的敏感度；④根据抗菌药的抗菌活性、耐药性、药动学特性及药物敏感度试验结果选择用药；⑤儿童、青少年、妊娠期妇女及哺乳期妇女禁用喹诺酮类抗菌药物。

2. 用药期间　①告诉病人不要与含钙、镁、锌等高价离子的食物或药物合用，以免影响药物的吸收；②嘱咐病人每天多饮水，定时定量用药，胃肠道反应一般较轻，停药后症状会消失；③若病人合并有消化性溃疡和肝肾功能不良要谨慎用药，并做好观察、检查和防治；④有些药物会引起光敏反应，注意避免阳光和紫外线直接或间接照射；⑤用药后不要从事带危险性操作的工作；⑥出现皮疹、瘙痒、白细胞减少等情况应及时停药；⑦长期用药要注意关节肿胀、疼痛和肌腱炎等症状，一旦出现立即报告医生；⑧原有中枢神经系统疾病病人，例如癫痫及癫痫病史者均应避免应用，有指征时需仔细权衡利弊后应用；⑨避免与能使 Q-T 间期延长的药物（如胺碘酮、奎尼丁等）合用；⑩对喹诺酮类抗菌药的药效做出正确评价。

二、常用氟喹诺酮类药物

诺氟沙星

诺氟沙星（norfloxacin）空腹服药比饭后服药血药浓度高 2～3 倍，食物影响诺氟沙星吸收，抗菌谱广，对革兰阳性菌和革兰阴性菌均有杀灭作用。临床主要用于敏感菌所致泌尿道、肠道、胆道等感染的治疗。

护理警示：

在给予镁缺乏的饮食时，培氟沙星和氟罗沙星引起肌腱炎甚至肌腱破裂的风险更大

环丙沙星

环丙沙星（ciprofloxacin）抗菌谱广，对革兰阳性菌和阴性菌均有强大杀灭作用，是诺氟沙星的 2～4 倍，对支原体、衣原体也有作用，但对厌氧菌无效。口服吸收不完

全，一般选择静脉滴注。临床用于治疗：①敏感菌所致的泌尿道、胃肠道、呼吸道、胆道、盆腔、皮肤软组织、骨关节以及眼耳鼻喉的感染；②多重耐药的伤寒杆菌所致伤寒；③支原体、衣原体、军团菌、结核分枝杆菌的感染。

氧氟沙星

氧氟沙星（ofloxacin）为高效广谱抗菌药，口服吸收迅速而完全，生物利用度高，体内分布广泛，在胆汁中药物浓度是血药浓度的 7 倍。其突出特点是在脑脊液中浓度高，另一特点为尿中浓度居各种氟喹诺酮类药之首。抗菌活性强，对革兰阳性菌（包括耐甲氧西林金黄色葡萄球菌）、革兰阴性菌（包括铜绿假单胞菌）、结核分枝杆菌、衣原体、支原体有作用。临床主要用于敏感菌引起的呼吸道、泌尿道、胆道、耳鼻喉、皮肤软组织感染、妇科感染以及前列腺炎、伤寒、结核等。

左氧氟沙星

左氧氟沙星（levofloxacin）抗菌谱、药动学特性与氧氟沙星相似，抗菌活性是氧氟沙星的 2 倍，水溶性是氧氟沙星的 8 倍，更易制成注射剂。与环丙沙星比，对葡萄球菌和链球菌的活性是后者的 2～4 倍，对厌氧菌的活性是后者的 4 倍，对肠杆菌的活性两者相当。对支原体、衣原体及军团菌也有较强的杀灭作用。因不良反应远远低于氧氟沙星，故广泛应用于敏感菌所致的泌尿道、呼吸道、胆道、皮肤软组织、耳鼻喉及眼的感染，也是抗结核病的二线药物。

莫西沙星

莫西沙星（moxifloxacin）为第四代喹诺酮类药，对大多数革兰阳性菌和阴性菌、厌氧菌、结核分枝杆菌、衣原体和支原体均有较强的抗菌活性。临床用于敏感细菌所致的急、慢性支气管炎和上呼吸道感染及泌尿生殖系统和皮肤软组织感染等。其不良反应发生率低，至今未见严重过敏反应，几乎没有光敏反应。

微课：喹诺酮类药物的不良反应

第二节 磺胺类药物

一、磺胺类药物的共性

【抗菌作用】

磺胺类药物（sulfonamides）为广谱抑菌药，对大多数革兰阳性菌和阴性菌有良好的抗菌活性，以溶血性链球菌、肺炎链球菌、脑膜炎奈瑟菌、淋病奈瑟菌、鼠疫耶尔森菌、痢疾志贺菌最为敏感；对葡萄球菌、大肠埃希菌、变形杆菌属和沙门菌属有良好抑菌效果；对沙眼衣原体、弓形虫、放线菌、疟原虫也有抑制作用；但对支原体、立克次体、螺旋体无效，甚至可促进立克次体生长。磺胺米隆（SML）和磺胺嘧啶银（SD-Ag）局部应用对铜绿假单胞菌有效。磺胺甲噁唑（SMZ）对伤寒杆菌也有一定的抑制作用。

磺胺类药物与细菌竞争并抑制二氢叶酸合成酶，阻碍二氢叶酸的合成，进而影响核酸和蛋白质的合成，从而抑制细菌的生长繁殖（图 38-1）。细菌对磺胺类药易产生耐药性，且磺胺类药之间有交叉耐药性。

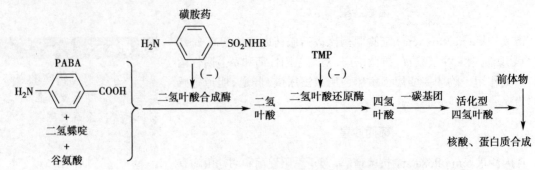

图 38-1 磺胺类药物和甲氧苄啶抗菌作用机制示意图

【不良反应和注意事项】

1. 泌尿系统损害　磺胺类药物的乙酰化代谢产物溶解度较低，易在肾小管析出结晶，引起腰痛、尿痛、血尿、结晶尿、尿少，甚至尿闭。

2. 过敏反应　以皮疹、药热多见，严重者可出现剥脱性皮炎、多形性红斑，甚至死亡。

3. 抑制骨髓造血功能　长期用药可引起粒细胞减少、血小板减少及再生障碍性贫血。葡萄糖-6-磷酸脱氢酶缺乏者可发生溶血性贫血。

4. 神经系统反应　可有头晕、头痛、乏力、精神不振等。

5. 肝损害　可出现黄疸、肝功能减退，严重者可发生急性肝坏死。

6. 胃肠道反应　可引起胃部不适、恶心、呕吐、食欲减退等症状。

> **护理警示：**
>
> 适当增加饮水量和碱化尿液，能降低磺胺类药物浓度和促进药物的离子化，预防结晶尿，从而减轻肾损害

二、常用磺胺类药物

（一）用于全身性感染的磺胺类药物

见表 38-1。

表 38-1　用于全身性感染的磺胺类药物

药物	半衰期（小时）	药物特点	临床应用
磺胺异噁唑 （sulfafurazole，SIZ）	6～7	口服易吸收，体内分布广泛，尿中浓度高且不易析出结晶，抗菌效力强于磺胺嘧啶	用于敏感菌引起的泌尿系统感染，亦可用于其他部位引起的感染
磺胺嘧啶 （sulfadiazine，SD）	10～13	口服吸收较慢但完全，体内分布广泛，能透过血脑屏障，脑脊液中浓度较高，尿中易析出结晶	用于防治流行性脑膜炎及敏感菌所致的感染
磺胺甲噁唑 （sulfamethoxazole，SMZ）	10～12	口服吸收完全，体内分布广泛，脑脊液浓度低于磺胺嘧啶，尿中易析出结晶而损害肾脏	用于敏感菌所致的呼吸系统、泌尿系统等感染

（二）用于肠道感染的磺胺类药物

柳氮磺吡啶

柳氮磺吡啶（sulfasalazine，SASP）临床用于治疗急性和慢性溃疡性结肠炎、节段性回肠炎、直肠炎或肠道手术预防感染。

（三）外用的磺胺类药物

磺胺米隆

磺胺米隆（sulfamylon，SML）有较强的组织穿透力，迅速到达感染部位，且不受脓液、分泌物、坏死组织的影响，同时能促进创面上皮愈合及提高植皮成活率。适用于烧伤后创面感染及化脓创面的治疗。外用局部刺激性强，可有疼痛、烧灼感等。

磺胺嘧啶银

磺胺嘧啶银（sulfadiazine silver，SD-Ag）临床用于治疗Ⅱ度或Ⅲ度烧烫伤创面感染和预防烧伤创面的感染。

磺胺醋酰钠

磺胺醋酰钠（sulfacetamide）刺激性小，组织穿透力强，主要用于敏感菌所致的眼部感染，如结膜炎、角膜炎、眼睑炎等；也可用于沙眼及其他衣原体感染的局部辅助治疗。滴眼时有轻度刺痛感。

第三节 甲氧苄啶

甲氧苄啶

甲氧苄啶（trimethoprim，TMP）抗菌谱与磺胺类药物基本相似，单用易产生耐药性。抗菌机制是抑制细菌二氢叶酸还原酶，阻止四氢叶酸的合成，干扰菌体核酸和蛋白质的代谢，抑制细菌的生长繁殖（图38-1）。与磺胺类药合用可对细菌的叶酸代谢形成双重阻断，抗菌作用增强数十倍，并可减少耐药菌株的形成。

用于敏感菌所致的呼吸道、泌尿道、肠道、伤寒等感染以及流脑的预防。本药也能增强四环素、庆大霉素、红霉素等多种抗菌药的抗菌作用。

不良反应有恶心、呕吐、皮疹、血尿、过敏反应等；因本药抑制二氢叶酸还原酶，可干扰人体细胞的叶酸代谢，出现粒细胞减少、巨幼红细胞性贫血、致畸等。用甲氧苄啶期间，会出现胃肠道反应，嘱咐病人多饮水；注意观察有无过敏现象，一旦发现立即停药；若长期用药需同时服用亚叶酸钙，并定期检查血象。

复方磺胺甲噁唑

第四节 硝基咪唑类和硝基呋喃类

一、硝基咪唑类

甲硝唑

甲硝唑（metronidazole）口服吸收迅速而完全，生物利用度达95%以上，体内分布广泛，可渗入全身组织和体液，能通过血脑屏障，脑脊液中可达有效浓度，也可进入唾液、乳汁、精液及阴道分泌物中。主要经肝代谢，代谢产物及部分原形药物经肾排出，$t_{1/2}$ 为 8～10h。

【抗菌作用和临床应用】

1. 抗厌氧菌　甲硝唑对革兰阴性厌氧杆菌、革兰阳性厌氧芽孢梭菌和厌氧球菌均有杀灭作用，尤其对脆弱杆菌更为敏感，至今未发现耐药菌株。临床用于厌氧菌感染的治疗和预防，如牙周炎、骨髓炎、口腔黏膜感染、中耳炎、盆腔炎、腹膜炎、阑尾炎、妇产科手术的病人等。目前，甲硝唑是临床治疗厌氧菌感染的首选药。

2. 抗滴虫　甲硝唑对阴道滴虫有强大的杀灭作用，是治疗阴道滴虫病的首选药。

3. 抗阿米巴原虫　对肠内和肠外阿米巴滋养体均有强大杀灭作用，是治疗肠内、肠外阿米巴病的首选药。

4. 抗贾第鞭毛虫　对贾第鞭毛虫杀灭作用强大，是目前治疗贾第鞭毛虫病最有效的药物。

5. 抗幽门螺杆菌　幽门螺杆菌对甲硝唑敏感，常与其他抗菌药物联合用于治疗消化性溃疡，以清除幽门螺杆菌，治愈消化性溃疡。

【不良反应和注意事项】

1. 胃肠道反应　可出现食欲缺乏、恶心、呕吐、腹痛、腹泻、口腔金属味等。

2. 神经系统反应　表现为头痛、头晕、肢体麻木、感觉异常及共济失调等。

3. 过敏反应　少数人可发生皮疹、白细胞减少、荨麻疹等。

4. 用硝基咪唑类药物期间，应告诉病人会出现恶心、厌食、头晕、头痛、感觉异常等，停药后自然消失。若出现眩晕、共济失调、惊厥的情况，立即停药。此类药抑制乙醇代谢，用药期间禁止饮酒及含乙醇的饮料。长期大剂量应用有致癌和致突变作用，妊娠早期禁用。

替硝唑

替硝唑（tinidazole）为甲硝唑的衍生物，有效血药浓度可维持72h，抗菌活性强于甲硝唑，用于厌

笔记

氧菌、滴虫引起的感染，也可用于鞭毛虫病和阿米巴病的治疗。病人对本药的耐受程度比甲硝唑好，不良反应少而轻，偶有恶心、呕吐、食欲下降、皮疹等。

二、硝基呋喃类

呋喃妥因

呋喃妥因（nitrofurantoin）为人工合成的硝基呋喃类抗菌药，可有效地杀灭引起下尿路感染的革兰阳性菌和革兰阴性菌，包括大肠埃希菌、肠球菌、葡萄球菌和肺炎克雷伯菌等。主要用于敏感菌引起的急性下尿路感染、慢性菌尿症和反复发作的慢性尿路感染，对上尿路感染效果较差。不良反应常见恶心、呕吐、腹泻，亦可引起头痛、眼球震颤和伴有脱髓鞘的多种神经病变等，长期应用可引起急性肺炎，部分病人可出现高敏反应。新生儿和妊娠期妇女禁用。

（范业宏）

思考题

1. 喹诺酮类药物的主要不良反应有哪儿些？
2. 磺胺类药物引起肾损害的原因及其防治？
3. 案例分析

王某，女，50 岁。因"尿频、尿急，排尿时尿道有烧灼痛 2d"去医院就诊。经血常规、尿常规等检查后，诊断为急性尿道炎。医生给予诺氟沙星，每次 0.2g，一日 3 次口服治疗。

请问：

诺氟沙星是哪类抗菌药？如何对其进行用药护理？

思路解析

扫一扫，测一测

第三十九章 抗真菌药和抗病毒药

学习目标

1. 熟悉常用抗真菌药的药理作用、临床应用、不良反应和注意事项。
2. 了解常用抗病毒药的临床应用、不良反应和注意事项。

第一节 抗 真 菌 药

抗真菌药（antifungal agents）是一类能抑制或杀灭真菌生长繁殖的药物，主要用于真菌感染性疾病。真菌感染分为浅部真菌感染和深部真菌感染两类。浅部真菌感染较多见，由各种癣菌引起，主要侵犯皮肤、毛发、指（趾）甲，引起各种癣症，治疗药物常用唑类药物。深部真菌感染常由白色念珠菌和新型隐球菌等引起，主要侵犯内脏器官和深部组织，发病率低，但危害性大，治疗药物主要有两性霉素 B 及唑类抗真菌药等。

一、抗生素类抗真菌药

两性霉素 B

两性霉素 B（amphotericin B）口服和肌内注射均难吸收，一般采用缓慢静脉滴注。静脉滴注后药物缓慢释放，血浆蛋白结合率为 10%。不易透过血脑屏障，脑膜炎时需鞘内注射。$t_{1/2}$ 为 24h，缓慢经肾排泄，大部分在 72～96h 排出，但 1 年后仍可于尿中检出，停药 1 年内仍可出现肾脏毒性。

【抗菌作用】

两性霉素 B 与真菌细胞膜上的麦角固醇相结合，改变细胞膜的通透性，使 K^+、Na^+ 等重要成分漏出而导致真菌生长受到抑制或死亡。两性霉素 B 对多种深部真菌如新型隐球菌、荚膜组织胞浆菌、粗球孢子菌及白色念珠菌等均有强大抗菌作用。

【临床应用】

两性霉素 B 为治疗深部真菌感染的首选药，用于治疗全身性念珠菌病、隐球菌病（特别是隐球菌性脑膜炎）等真菌感染。预防艾滋病病人隐球菌病复发；局部应用治疗眼科、皮肤科及妇科真菌感染。

【不良反应和注意事项】

两性霉素 B 毒性较大。静脉滴注时可出现寒战、高热、头痛、恶

> **护理警示：**
>
> 两性霉素 B 禁用 0.9% 氯化钠注射液稀释，需用 5% 葡萄糖注射液稀释

心和呕吐,有时可出现血压下降、眩晕等,静脉滴注过快可出现心室颤动和心搏骤停。此外,尚有肾损害、低钾血症和贫血,偶见过敏反应。为减轻用药初期寒战、高热等不良反应的发生,可静脉滴注前加用解热镇痛抗炎药和抗组胺药,滴注液中加一定量的氢化可的松或地塞米松,并加强监护。用药期间应定期做血钾、血常规、尿常规、肾功能和心电图检查。

制霉菌素

制霉菌素(nystatin)抗真菌作用与两性霉素 B 相似,但毒性更大,不能注射给药。口服难吸收,可用于防治消化道念珠菌病,局部用药可治疗口腔、皮肤及阴道念珠菌感染。大剂量口服可有恶心、呕吐、腹泻等胃肠道反应,阴道用药可致白带增多。

二、唑类抗真菌药

氟康唑

氟康唑(fluconazole)口服易吸收,体内分布较广,可透过血脑屏障,主要以原形经肾排泄。具有广谱抗真菌作用,对浅部、深部真菌均有抗菌作用,尤其对白色念珠菌、新型隐球菌具有较高的抗菌活性。用于治疗口咽、食管、泌尿道等部位的念珠菌感染。对白色念珠菌所致的肺部感染、腹腔感染、肝脓肿、败血症均有良效。艾滋病病人的隐球菌性脑膜炎首选氟康唑。

不良反应常见恶心、头痛、皮疹、腹泻、呕吐等,少数病人有一过性血清转氨酶升高等肝功能损害。可导致畸胎,故不能用于妊娠期妇女。氟康唑与甲苯磺丁脲、格列吡嗪合用时,能使降糖药血药浓度升高,可发生低血糖反应。

伊曲康唑

伊曲康唑(itraconazole)抗菌谱及作用与氟康唑相似,主要用于隐球菌病、全身性念珠菌病、急性或复发性阴道念珠菌病及免疫功能低下者预防真菌感染。不良反应较轻,可出现胃肠道反应,少见头痛、头晕、红斑、瘙痒、血管神经性水肿等,偶有一过性氨基转移酶升高。

三、丙烯胺类抗真菌药

特比萘芬

特比萘芬(terbinafine)为第二代广谱抗真菌药,口服吸收快而完全,很快弥散和聚集于皮肤、指(趾)甲和毛发等处。其作用特点是高效、速效、低毒、低复发率。外用或口服用于皮肤癣菌引起的体癣、股癣、手足癣、甲癣等。不良反应主要有胃肠道反应,也可出现皮疹、荨麻疹等过敏反应,偶见肝功能损害和中性粒细胞减少,严重肝功能减退者慎用。

四、嘧啶类抗真菌药

氟胞嘧啶

氟胞嘧啶(flucytosine)抗菌谱窄,主要用于念珠菌病、隐球菌病和其他敏感菌引起的感染。单独应用易产生耐药性,需与两性霉素 B 等联合应用,可用于治疗隐球菌脑膜炎。可致骨髓抑制,慎用于骨髓移植、再生障碍性贫血及同时接受骨髓抑制药物者。

第二节　抗病毒药

病毒是一类由贮存遗传基因的核酸和蛋白质外壳组成的严格细胞内寄生微生物。病毒感染性疾病的发病率高、传播快。病毒需寄生于宿主细胞内,并借助宿主细胞的代谢系统而进行繁殖。抗病毒药（antiviral agents）可通过干扰病毒吸附、阻止病毒穿入和脱壳、阻碍病毒在细胞内复制、抑制病毒释放或增强宿主抗病毒能力等方式呈现作用。

一、抗艾滋病病毒药

艾滋病毒（human immunodeficiency virus，HIV）属逆转录 RNA 病毒，分为 HIV-1 和 HIV-2 两种，HIV 复制子代病毒过程依赖逆转录酶将 RNA 反转录为 DNA；在 HIV 复制的后期蛋白酶可将病毒 gag 及 pol 基因编码的多蛋白水解成为功能蛋白及结构蛋白，促成子粒病毒的成熟；最终导致 CD₄ 淋巴细胞减少，引起获得性免疫缺陷综合征（AIDS，又称艾滋病）。目前抗艾滋病病毒药主要有入胞抑制药、逆转录酶抑制剂、整合酶抑制剂和蛋白酶抑制剂四类。

恩夫韦地

恩夫韦地（enfuvirtide）为抗 HIV 膜融合抑制药，能与 HIV-1 病毒转膜糖蛋白 gp41 亚单位的 HR1 相结合，阻止病毒膜和宿主靶细胞融合，从而阻断病毒入侵宿主细胞而阻止感染。用于 HIV 感染，推荐用于抢救治疗。可致失眠、焦虑、周围神经病变、疲乏等，常见皮肤注射部位疼痛、红斑、硬结、囊肿等。

齐多夫定

齐多夫定（zidovudine，ZDV）口服生物利用度为 52%～75%，血浆蛋白结合率为 34%～38%，主要在肝脏代谢，$t_{1/2}$ 为 1h。

【药理作用和临床应用】

为核苷类逆转录酶抑制药，代谢物通过竞争性地抑制天然二脱氧核苷与逆转录酶的结合而竞争性抑制 RNA 逆转录酶的活性，作用于 HIV 病毒复制的早期，抑制病毒 DNA 的合成并终止病毒 DNA 链的延伸。

齐多夫定用于治疗艾滋病及重症艾滋病相关综合征。单独用药易产生耐药性，与核苷类逆转录酶抑制剂和蛋白酶抑制剂联合应用可产生协同作用，大大降低了病毒在体内的复制水平，故目前临床多采用复方或联合用药。

【不良反应和注意事项】

不良反应主要为骨髓抑制，发生率与剂量和疗程有关。也可出现喉痛、无力、发热、恶心、头痛、皮疹、失眠、肝功能异常、粒细胞减少、贫血及味觉改变等。用药期间注意定期检查凝血功能、血常规和肝功能。

奈韦拉平

奈韦拉平（nevirapine）为非核苷类逆转录酶抑制药，特异性与 HIV-1 病毒逆转录酶的催化中心结合，使酶蛋白构象改变而失去活性。单独用药易产生耐药性，必须与其他核苷类抗 HIV 药物合用。临床上主要作为 HIV-1 感染者联合治疗失败后的抢救药物，也可单独用于预防母婴传播。

最常见的不良反应是出现皮疹和肝脏毒性。由于是肝细胞色素 P450 代谢酶的诱导剂，应特别注意药物相互作用。

英地那韦

英地那韦（indinavir）为 HIV 蛋白酶抑制药，能够使蛋白酶不能与底物结合而水解相应的肽键，从而抑制新病毒组装时所需的功能性酶和结构蛋白的合成，阻碍病毒的成熟。因由此产生的不成熟的病毒颗粒不具有感染性，无法启动新一轮感染。用于治疗成人及儿童 HIV-1 感染。与齐多夫定等合用能减缓艾滋病的发展进程及致死亡的危险性。本药可引起胆红素升高、溶血性贫血和肝炎、肾结石、排尿困难等。服用 3 个月或以上蛋白酶抑制剂后，部分病人可出现"库欣综合征"症状。

二、其他抗病毒药

阿昔洛韦

阿昔洛韦（aciclovir，ACV）口服生物利用度为 15%～30%，在肾脏药物浓度比血药浓度高 10 倍，$t_{1/2}$ 为 2～3.5h。

【药理作用和临床应用】

阿昔洛韦具有广谱抗疱疹病毒作用，是特异性抗疱疹类病毒的 DNA 聚合酶抑制剂，对单纯疱疹病毒、水痘、带状疱疹病毒和 EB 病毒有效，对巨细胞病毒作用较弱。

阿昔洛韦为治疗单纯疱疹病毒感染的首选药。局部用于治疗疱疹性角膜炎、单纯疱疹和带状疱疹；口服或静脉注射可治疗单纯疱疹脑炎、生殖器疱疹、免疫缺陷病人单纯疱疹感染等。

【不良反应和注意事项】

不良反应较少，可见皮疹、恶心、食欲缺乏等。静脉给药可见静脉炎。静脉给药时，须选择较粗的血管，定期更换给药部位，以免引起静脉炎。由于药物在尿中溶解度较低，易在肾小管内析出结晶，因此可引起暂时性的肾功能不全，可通过减慢注射速度、控制剂量及增加饮水等方法以减轻肾损害。不宜与氨基糖苷类等有肾毒性的药物配伍。肾功能不全、小儿及哺乳期妇女慎用，妊娠期妇女禁用。

利巴韦林

利巴韦林（ribavirin）为广谱抗病毒药，可抑制多种 RNA 和 DNA 病毒，包括呼吸道合胞病毒、疱疹病毒、痘病毒、流感病毒、副流感病毒、鼻病毒、肠病毒等。主要用于防治流感、腺病毒性肺炎、疱疹病毒引起的角膜炎、结膜炎、疱疹性口腔炎、带状疱疹等；对甲、乙型肝炎及麻疹也有效。不良反应包括疲倦、头痛、虚弱、乏力、胸痛、发热、寒战、流感等症状。口服治疗后最初 1～2 周内出现血红蛋白下降、红细胞下降、白细胞下降，治疗前后及治疗中应频繁监测血红蛋白。有地中海贫血、镰状细胞贫血病人不推荐使用本品药。有较强的致畸作用，妊娠期妇女禁用。

奥司他韦

奥司他韦（oseltamivir）是前体药物，其代谢产物是强效的选择性的甲型和乙型流感病毒神经氨酸酶抑制剂，可阻止新形成的病毒颗粒从感染细胞中向外释放，从而阻止病毒在宿主细胞间感染的扩散和在人群中的传播。用于治疗甲型、乙型流感病毒引起的流行性感冒，亦适用于甲型 H1N1 型和 H5N1 型高危人群的预防及病人的治疗。最常见不良反应为恶心、呕吐，其次为失眠、头痛和腹痛。对本药过敏者禁用。

拉米夫定

拉米夫定（lamivudine）选择性抑制 HBV DNA 聚合酶，可迅速抑制肝炎病毒复制，使血氨基转移酶降低，长期应用可减轻或阻止进化为肝硬化和肝癌。常与干扰素合用。主要用于治疗有病毒活动的慢性乙型肝炎病人、乙型肝炎后肝硬化失代偿期、防治肝移植术后乙型肝炎的复发。可与齐多夫定合用治疗艾滋病。少数病人可出现恶心、腹泻和头痛。

干扰素

干扰素（interferon，IFN）是机体细胞在病毒感染或其他诱导剂刺激下产生的一类生物活性糖蛋白，临床常用的是重组干扰素。干扰素具有广谱抗病毒作用，通过使未受感染的细胞产生抗病毒蛋白而干扰病毒的复制和增殖，对 RNA 和 DNA 病毒均有效。此外，还有免疫调节和抗恶性肿瘤作用。主要用于治疗急性病毒感染性疾病，如流感及其他呼吸道病毒感染、病毒性心肌炎、流行性腮腺炎、乙型脑炎以及慢性病毒性感染如慢性活动性肝炎、巨细胞病毒感染等。主要不良反应有倦怠、头痛、肌痛、全身不适，少见白细胞和血小板减少，停药后可恢复。大剂量可出现共济失调、精神失常等。对本药过敏者、肾功能不全及妊娠期妇女禁用。

（范业宏）

思考题

1. 简述抗真菌药物的分类及代表药物。

2. 简述利巴韦林抗病毒特点及临床应用。

3. 案例分析

李某，女，36岁。近半月出现发热、咳嗽，给予 β- 内酰胺类抗生素治疗后未见好转，且症状加重。1 周前因"气短、哮喘伴呼吸困难"入院，CT 检查示双肺多发浸润性阴影，经支气管镜活检组织病理学检查诊断为肺曲霉菌病。

请问：

首选何药治疗？应如何进行用药护理？

思路解析

扫一扫，测一测

第四十章 抗结核病药

 学习目标

1. 掌握异烟肼、利福平的抗菌作用、临床应用、不良反应和注意事项。
2. 熟悉吡嗪酰胺、乙胺丁醇、链霉素的作用特点和临床应用；抗结核病药的应用原则。
3. 了解其他抗结核病药的作用特点。

结核病是由结核分枝杆菌感染所致的慢性传染性疾病，可累及全身各组织器官，其中以肺结核最常见，其次为结核性脑膜炎、肠结核、肾结核、骨结核等。

抗结核病药（antituberculous drugs）是指能抑制或杀灭结核分枝杆菌治疗结核病的药物。根据药物的疗效、不良反应和病人的耐受情况把抗结核病药分为两大类：①一线抗结核病药：异烟肼、利福平、乙胺丁醇、吡嗪酰胺、链霉素等；②二线抗结核病药：对氨基水杨酸钠、乙硫异烟胺、丙硫异烟胺、阿米卡星、卡那霉素、卷曲霉素、氟喹诺酮类等。

第一节　一线抗结核病药

异烟肼

异烟肼（isoniazid）口服吸收快而完全，分布广泛，其穿透力强，易透过血脑屏障和浆膜腔，也可透入巨噬细胞、纤维化或干酪样病灶中，经肝脏乙酰化代谢，分为快乙酰化代谢型和慢乙酰化代谢型。

【抗菌作用】

对结核分枝杆菌有高度的选择性，能抑制结核分枝杆菌分枝菌酸的合成，低浓度抑菌，高浓度杀菌，对静止期结核分枝杆菌有抑制作用，对繁殖期结核分枝杆菌有杀灭作用，对细胞内、外的结核杆菌均有作用。单用易产生耐药性，与其他抗结核病药之间无交叉耐药性，常选择联合用药，以延缓耐药性的产生。

【临床应用】

具有疗效高、毒性小、口服方便、价格低廉的优点，故为治疗结核病的首选药，适用于全身各部位、各类型的结核。临床上常与其他抗结核病药合用治疗结核病，单用适合于结核病的预防和维持治疗。

【不良反应和注意事项】

1. 神经系统毒性　对于慢乙酰化代谢型病人，常引起：①周围神经炎：表现为手脚麻木，肌肉震

199

颤,步态不稳等;②中枢神经系统兴奋症状:表现为头痛、眩晕、失眠、惊厥、精神错乱。此两者均与长期用药引起维生素 B_6 缺乏有关。偶可见中毒性脑病或中毒性精神病。

2. 肝脏毒性　对于快乙酰化代谢型病人,常引起转氨酶升高、黄疸,严重者可发生多发性肝小叶坏死,甚至死亡。

3. 其他　皮疹、药热、粒细胞减少、血小板减少、口干、上消化道不适等。

【护理要点提示】

1. 用药前　①明确用药目的;②了解病人患有哪种结核病,感染结核的时间,是初治还是复治,身体状况能否耐受药物,有无药物过敏史;③明确病人是否患有严重肾功能不全、严重肝功能不全、血液及造血系统疾病及神经系统疾病,如确认病人有严重肝功能异常、癫痫、精神病、糖尿病、胆道阻塞、消化道溃疡、过敏、妊娠、哺乳等禁用或慎用异烟肼;④结核病是一种慢性消耗性疾病,治疗时间较长,且需联合用药,规律用药,嘱咐病人不可擅自减量、停药及更换药物,不能随意更改化疗方案;⑤指导病人合理用药,应严格遵守抗结核药的应用原则;⑥嘱咐病人用药期间注重加强营养等。

2. 用药期间　①遵医嘱用药;②应严密监测病人的肝功能及神经系统毒性,并及时采取措施;③服用维生素 B_6 以防治异烟肼的神经系统毒性;④单用易产生耐药性需要视病情联合用药;⑤主动向病人解释定期检查肝脏功能的必要性;⑥对药效作出正确评价。

> **护理警示:**
>
> 提醒病人,异烟肼属于药酶抑制剂,可干扰乙醇代谢,用药期间不宜饮酒

利福平

利福平(rifampicin)口服吸收快而完全,易受食物影响,分布于全身各组织,穿透力强,可进入细胞、结核空洞、痰液及胎儿体内,此药为肝药酶诱导剂,能加快自身及其他药物的代谢,主要从胆汁排泄,形成肝肠循环。

【抗菌作用】

抗菌谱较广,对结核分枝杆菌、麻风分枝杆菌、革兰阳性球菌特别是耐药的金葡菌、革兰阴性菌如大肠埃希菌、奇异变形杆菌、流感嗜血杆菌及沙眼衣原体等有较强的杀灭作用。对繁殖期和静止期的结核分枝杆菌均有效,且对繁殖期结核分枝杆菌的作用更强,对巨噬细胞、纤维空洞、干酪样病灶中的结核分枝杆菌也有杀灭作用。单用易产生耐药性,与异烟肼、乙胺丁醇合用能延缓耐药性的产生,发挥协同作用。

【临床应用】

利福平是治疗结核病的有效药物之一,常与其他抗结核病药合用,治疗各种类型的结核病,包括初治和复治。也可用于耐药金葡菌及其他敏感菌引起的感染。还可用于麻风病和沙眼、结膜炎、角膜炎等。

【不良反应和注意事项】

1. 胃肠道反应　常见恶心、呕吐、腹痛、腹泻,一般不严重。

2. 肝损害　为主要不良反应,表现为黄疸、转氨酶升高、肝大等。与异烟肼合用可加重肝损害,应注意监测肝功能。

3. 过敏反应　少数病人可出现药热、皮疹,偶见白细胞和血小板减少等。

4. 神经系统反应　可见头痛、眩晕、嗜睡、乏力、视物模糊和运动失调等症状。

5. 用利福平期间,指导病人空腹用药,宜晨起顿服,以避免食物影响吸收;提前告知病人,利福平的排泄物可将汗液、唾液、泪液、尿液、粪便等染成橘红色,对健康无影响,避免出现恐慌情绪。

利福定

利福定(rifandin)为利福平的衍生物,抗菌作用和临床应用与利福平相似,对结核分枝杆菌的作用比利福平强3倍,临床主要用于结核病、麻风病等的治疗。

乙胺丁醇

乙胺丁醇(ethambutol,EMB)抗结核分枝杆菌作用较异烟肼、利福平弱,对繁殖期结核分枝杆菌

有较强的抑制作用，耐药性形成缓慢，与其他抗结核病药无交叉耐药性。主要与异烟肼、利福平联用治疗各种类型结核病，可增强疗效，延缓耐药性产生。

大剂量长期应用可致球后视神经炎，表现为视力下降、视野缩小、辨色力减弱、红绿色盲等；也可出现胃肠道反应如恶心、呕吐，过敏反应和肝脏损害。用药期间，告知病人要密切观察视力的变化和红绿色分辨力，若出现异常应立即报告医生，并立即停药给予大剂量的维生素 B_6，一般服药 2～4 周应做一次眼科检查。

吡嗪酰胺

吡嗪酰胺（pyrazinamide，PZA）对结核分枝杆菌有抑制和杀灭作用，在酸性环境中抗菌作用增强，单用易产生耐药性，与其他抗结核病药之间无交叉耐药性。与异烟肼、利福平合用治疗各型结核病，产生协同作用，缩短疗程。长期、大剂量使用可产生肝损害、关节痛、高尿酸血症。应用吡嗪酰胺期间，嘱咐病人定期检查肝功，警惕肝毒性；注意关节疼痛，并监测血尿酸，防止诱发痛风。

链霉素

链霉素（streptomycin，SM）抗结核杆菌作用较异烟肼和利福平弱，穿透力也弱，不易渗入纤维化、干酪化及厚壁空洞病灶，单用易产生耐药性且毒性较大，但与其他药物合用可减少用量，从而使毒性反应发生率降低，并延缓耐药性产生。主要与其他抗结核病药合用治疗结核病，如浸润性肺结核、粟粒型肺结核和重要器官的结核病等。用链霉素期间，嘱咐病人关注自己是否出现听力障碍、眩晕、平衡失调等；应在用药前和用药后每 1～2 个月进行一次听力检查；定期做尿常规，及时发现肾功能改变。

第二节 二线抗结核病药

对氨基水杨酸钠

对氨基水杨酸钠（sodium aminosalicylate，PAS）抗菌谱窄，仅对结核分枝杆菌有较弱的抑制作用，耐药性形成缓慢，常与其他抗结核病药合用，以增强疗效，延缓耐药性产生。主要不良反应为胃肠道反应及肾损害；偶见过敏反应，如皮疹、药热、关节痛等。用药期间，应嘱咐病人多饮水，以防出现结晶尿或血尿；静滴时应现用现配制，并在避光条件下使用，注意避热。

乙硫异烟胺

乙硫异烟胺（ethionamide）为异烟肼的衍生物，主要抑制结核分枝菌酸的合成而发挥抗结核作用。尽管结构与异烟肼相似，但与异烟肼无交叉耐药性。不良反应为胃肠道反应及神经系统症状。

氟喹诺酮类药

如氧氟沙星、环丙沙星、莫西沙星等，具有良好的抗结核作用，杀菌作用强，不易产生耐药性，与其他抗结核病药之间无交叉耐药性，口服生物利用度高，组织分布广，尤其在巨噬细胞内、呼吸道内浓度高，主要与其他抗结核病药联合，用于治疗多药耐药性结核病。

第三节 抗结核病药的应用原则

1. 早期用药 结核病的早期多为渗出性反应，病灶局部血液循环良好，药物容易渗入，此时机体的抗病能力和修复能力也较强，且细菌正处于繁殖期，对药物较敏感，故疗效显著。

2. 联合用药 单用一种药物时，结核分枝杆菌极易产生耐药性，联合用药的目的是延缓耐药性的产生，提高疗效。临床常将两种或两种以上的抗结核病药联合应用，一般多在异烟肼的基础上加用利福平，严重结核病则采用三药或四药联合应用。

世界防治结
核病日

微课:抗结
核病药

3. 规律用药　病人随意停用抗结核病药或变换抗结核病药的剂量是结核病治疗失败的主要原因。目前广泛采用的是6～9个月的短程疗法,前2个月每日给异烟肼(H)、利福平(R)与吡嗪酰胺(Z),后4～7个月每日给异烟肼和利福平,即2HRZ/4HR方案。

4. 适量用药　用药剂量要个体化,以最佳疗效、最小不良反应为目标。

5. 全程督导　病人的病情、用药、复查等都应在医务人员的监督之下,确保得到规范治疗是当今控制结核病的首要策略。

(范业宏)

思考题

1. 比较异烟肼、利福平、吡嗪酰胺、乙胺丁醇、链霉素的抗结核病作用特点。

2. 简述抗结核病药的用药原则。

3. 案例分析

郝某,女,30岁。因"午后低热、食欲减退、全身疲乏无力,夜间盗汗3个月,咳嗽、咯血1周"入院。经临床多项检查,诊断为肺结核。医嘱给予异烟肼、利福平和吡嗪酰胺联合用药进行治疗。

请问:

用药期间应如何进行用药护理?

思路解析

扫一扫,测一测

第四十一章 抗寄生虫病药

41章PPT

学习目标

1. 掌握氯喹、伯氨喹、乙胺嘧啶、甲硝唑、甲苯达唑、阿苯达唑、噻嘧啶的药理作用、临床应用、不良反应和注意事项。
2. 熟悉抗肠道线虫药的常用药及临床应用。
3. 了解其他抗寄生虫病药的特点。

第一节 抗 疟 药

疟疾流行于热带、亚热带地区，由疟原虫经按蚊传播的传染病。致病的疟原虫主要有间日疟原虫、三日疟原虫及恶性疟原虫，它们分别引起间日疟、三日疟和恶性疟，前两种又称良性疟。恶性疟病情严重，死亡率高。我国以间日疟最常见，恶性疟较少见。抗疟药（antimalarial drugs）是防治疟疾的药物。疟原虫的生活史分为两个阶段，即蚊体内的有性生殖阶段和人体内的无性生殖阶段。不同的抗疟药物对疟原虫生活史中的不同发育阶段作用不同。

一、疟原虫的生活史和抗疟药的作用环节

（一）人体内的无性生殖阶段

1. 原发性红细胞外期　当受感染的雌性按蚊叮咬人体时，蚊体内的子孢子随唾液进入人体血液，在肝细胞内发育成熟为裂殖子后释入血液。此阶段为疟疾的潜伏期，无临床症状。乙胺嘧啶对此期有杀灭作用，可发挥病因预防作用。

2. 继发性红细胞外期　良性疟的红外期子孢子有两种遗传类型：速发型和迟发型。按蚊叮咬人体时两种子孢子同时进入肝细胞后，速发型子孢子首先完成原发性红外期的裂体发育过程，转入红内期导致疟疾的临床发作；而迟发型子孢子则经过长短不一的休眠后开始发育，这是间日疟复发的原因。伯氨喹可杀灭迟发型子孢子而用于根治疟疾，防止复发。恶性疟和三日疟无此期，故无复发性。

3. 红细胞内期　肝细胞破裂释放出的裂殖子进入血液后，继续侵入红细胞内生长发育为滋养体、裂殖体，最后红细胞被破坏并释出大量裂殖子，后者又侵入新的红细胞进行新一轮裂体增殖，临床表现为周期性反复发作的寒战、高热、大汗、贫血及肝脾大。氯喹、奎宁、青蒿素对此期疟原虫有杀灭作用，能控制临床症状发作。

4. 配子体期　红细胞内期疟原虫经 3~4 代裂体增殖后，部分裂殖子分化为雌、雄配子体，成为

4101

图片：疟原虫生活史和各类抗疟药作用部位

笔记

疟疾传播的根源。伯氨喹对配子体有杀灭作用，可控制疟疾传播。

（二）按蚊体内有性生殖阶段

当雌按蚊叮咬疟疾病人时，雌、雄配子体随血液进入蚊胃内受精，两者结合形成合子，进一步发育成子孢子，移行至按蚊的唾液腺内，当它再次叮咬人时，子孢子则随唾液进入被叮咬的人体内，造成疟疾的传播。疫区人群服用乙胺嘧啶后，药物随血液进入叮咬人体的蚊体内抑制配子体在蚊体内的发育，能防止疟疾的传播，但不能杀灭子孢子。

二、常用抗疟药

（一）用于控制症状药

氯喹

氯喹（chloroquine）口服吸收快而完全，血药浓度达峰时间为 1~2h，抗酸药可影响其吸收。广泛分布于血管外组织，以脾、肾、肺、心和肝的药物含量较高，被疟原虫寄生的红细胞内的浓度则较正常红细胞高 25 倍。主要从肾缓慢排泄，酸化尿液可促进其排泄。

【药理作用】

1. 抗疟作用　氯喹对红细胞内各种疟原虫的无性繁殖体均有较强的杀灭作用，能迅速控制临床症状。氯喹治疗后 24~48h，体温降至正常，48~72h 血检原虫转阴。对间日疟、卵形疟和三日疟原虫的配子体和未成熟的恶性疟原虫配子体亦有杀灭作用，但对肝细胞内的休眠子和红外期疟原虫无效。

2. 抗肠外阿米巴病作用　氯喹可用杀灭阿米巴滋养体。

3. 免疫抑制作用　大剂量氯喹能抑制免疫反应。

【临床应用】

1. 控制各型疟疾症状　是控制疟疾症状的首选药，用于治疗间日疟、三日疟、卵形疟和敏感的恶性疟。与伯氨喹联用根治间日疟和卵形疟。

2. 治疗肠外阿米巴病，见本章第二节抗阿米巴病药。

3. 治疗自身免疫性疾病　如系统性红斑狼疮、类风湿关节炎等。

【不良反应和注意事项】

用于治疗疟疾的剂量不良反应较少且轻微，偶有轻度头晕、胃肠道反应和皮肤瘙痒、皮疹等，一般能耐受，饭后服药可减轻胃肠道反应。大剂量应用时可导致视网膜病，应定期进行眼科检查，以免发生严重的不良反应。大剂量（10mg/kg）肌内注射或快速静脉滴注可导致严重低血压和呼吸心跳停止，故需严密注意病人血压，必要时应进行心电监护。

奎宁

奎宁（quinine）是从金鸡纳树皮中提得的一种生物碱。现已化学合成，为奎尼丁的左旋体。

【药理作用和临床应用】

对各种疟原虫的红细胞内期繁殖体均有杀灭作用，对红细胞外期疟原虫无效。奎宁疗效较氯喹差，且毒性较大。临床主要用于耐氯喹或耐多种药物的恶性疟治疗，尤其是严重的脑型疟。

【不良反应和注意事项】

1. 金鸡纳反应　治疗量时引起的一系列反应，称金鸡纳反应，表现为恶心、呕吐、耳鸣、头痛、视听力减弱，甚至发生暂时性耳聋。重复给药时多见，停药一般能恢复。

2. 心血管反应　静脉给药速度过快时可致严重低血压和致死性心律失常。用于危急病例时，静脉滴注速度应缓慢。

3. 特异质反应　葡萄糖 -6- 磷酸脱氢酶（G6PD）缺乏者，可出现急性溶血，少数恶性疟病人即使应用很小剂量也能引起急性溶血，发生寒战、高热、背痛、血红蛋白尿（黑尿）和急性肾衰竭，甚至死亡。

4. 其他　奎宁对妊娠子宫有兴奋作用，故妊娠期妇女禁用，月经期慎用。可引起头晕、精神不振等中枢神经抑制症状。

甲氟喹

甲氟喹（mefloquine）为奎宁衍生物，有长效抗疟作用，起效较慢。与氯喹、奎宁无交叉耐药，主要用于耐氯喹或耐多药的恶性疟。与乙胺嘧啶合用可增强疗效、延缓耐药性的产生。可能是因存在肝肠循环，甲氟喹 $t_{1/2}$ 较长（约30d）。用于症状抑制性预防，每两周给药一次。

青蒿素

青蒿素（artemisinin）是我国学者1971年从黄花蒿分离提取的抗疟药，口服吸收迅速，0.5～1h血药浓度达高峰，广泛分布于各组织，易透过血脑屏障进入脑组织，主要从肾及肠道排泄。

【药理作用和临床应用】

青蒿素杀灭红内期裂殖体的作用快速、疗效良好，对耐氯喹虫株感染有效，是我国抗疟治疗的首选用药。青蒿素的多种衍生物如双氢青蒿素、青蒿琥酯、蒿甲醚、蒿乙醚等均是治疗疟疾的有效单体。

主要用于恶性疟症状控制，症状控制率可达100%，其退热时间及疟原虫转阴时间都较氯喹短。主要用于治疗耐氯喹的恶性疟和脑型疟。对凶险的脑型疟疾有良好抢救效果。青蒿素与伯氨喹合用，可使复发率降至10%左右，因而青蒿素必须与伯氨喹合用根治间日疟。

【不良反应和注意事项】

不良反应轻微，偶见恶心、呕吐、腹痛、腹泻、白细胞减少、四肢麻木、氨基转移酶轻度升高、发热等。有致畸作用，妊娠期妇女禁用。

屠呦呦与青
蒿素

咯萘啶

咯萘啶（pyronaridine）对间日疟、恶性疟原虫的裂殖体有杀灭作用，对耐氯喹疟原虫也有较强的作用，毒性较低，主要适用于耐氯喹恶性疟。

（二）用于控制复发与传播药

伯氨喹

伯氨喹（primaquine）为人工合成的8-氨基喹啉类衍生物。口服吸收迅速而完全，体内代谢快，代谢产物经肾排泄。

【药理作用和临床应用】

伯氨喹能杀灭间日疟和卵形疟肝内休眠体，但对红内期的作用弱，不能控制疟疾症状的发作，是防治疟疾复发的主要药物，疟原虫对此药很少产生耐药性。用于根治间日疟和控制疟疾传播，但须与氯喹合用。本药对各种疟原虫的配子体也有杀灭作用，可阻止疟疾传播。

【不良反应和注意事项】

毒性较大是本药一大缺点，但目前尚无合适药物取代。绝大多数的疟疾病人能耐受治疗剂量的伯氨喹。常用量即可出现头晕、恶心、呕吐、腹痛、发绀等，停药后逐渐消失。少数特异质者可发生严重的急性溶血性贫血和高铁血红蛋白血症，G6PD缺乏病人禁用。

（三）用于控制症状药

乙胺嘧啶

乙胺嘧啶（pyrimethamine）口服吸收良好，作用持续时间长，服药一次预防作用可维持1周以上。

【药理作用和临床应用】

乙胺嘧啶为二氢叶酸还原酶抑制剂，抑制疟原虫裂体增殖。本药对恶性疟及间日疟某些株的红外期有效，对疟原虫红内期裂殖体的核分裂亦有抑制作用，但不能阻止成熟阶段原虫分裂，故控制临床症状起效缓慢，不用于控制疟疾症状，是病因性预防的首选药。乙胺嘧啶虽不杀灭配子体，但能抑制配子体在蚊体内发育，从而阻断疟疾的传播。主要用于疟疾的病因性预防，和磺胺多辛合用可用于耐氯喹的恶性疟。

【不良反应和注意事项】

治疗量不良反应轻。长期大剂量应用时可干扰人体的叶酸代谢，出现巨幼红细胞性贫血或白细胞减少症，停药或服用亚叶酸钙可逐渐恢复，应每周检查白细胞、血小板两次，以便及早发现对造血功能的影响。药物带有甜味，易被儿童大量误服中毒，在服药后 1～2h 出现胃肠道反应、心悸、烦躁不安、眩晕、模糊、阵发性抽搐和惊厥昏迷，甚至死亡。

磺胺类和砜类

磺胺类和砜类均与对氨基苯甲酸（PABA）竞争二氢叶酸合成酶，从而抑制疟原虫二氢叶酸的合成。单用效果较差，仅抑制红细胞内期。主要用于耐氯喹的恶性疟。对红细胞外期无效。与乙胺嘧啶或甲氧苄啶（TMP）等二氢叶酸还原酶抑制剂合用，可增强疗效。常用药物有磺胺多辛和氨苯砜。

第二节　抗阿米巴病药和抗滴虫病药

一、抗阿米巴病药

图片：阿米巴原虫的生活史示意图

阿米巴病是由溶组织阿米巴原虫感染人体所致的疾病。阿米巴原虫的发育包括小滋养体、包囊和大滋养体三种类型，小滋养体在不同的条件下分别转变成传染源包囊和具有侵袭力的大滋养体。大滋养体破坏肠壁引起阿米巴痢疾和肠炎，称为肠内阿米巴病；由血液进入肝、肺等组织形成脓肿，为肠外阿米巴病。目前应用的抗阿米巴病药主要杀灭滋养体，根据药物作用部位，将抗阿米巴病药分为：①抗肠内、肠外阿米巴病药，如甲硝唑；②抗肠内阿米巴病药，如二氯尼特；③抗肠外阿米巴病药，如氯喹。

（一）治疗肠内、外阿米巴病药

甲硝唑

甲硝唑（metronidazole）对肠内、外阿米巴滋养体均有强大杀灭作用，治疗急、慢性阿米巴痢疾和肠外阿米巴病具有高效、低毒的特点，是治疗肠内、外阿米巴病的首选药，但本药在结肠内浓度低，因而治疗阿米巴痢疾时宜和在肠道浓度高的药物联用，详见第三十八章人工合成抗菌药。

替硝唑

替硝唑（tinidazole）口服吸收好，比甲硝唑作用维持时间长，不良反应少而轻。替硝唑也可用于治疗肠内、外阿米巴病，详见第三十八章人工合成抗菌药。

（二）治疗肠内阿米巴病药

二氯尼特

二氯尼特（diloxanide）是目前最有效的杀阿米巴包囊药，单用为无症状或轻微症状的包囊携带者首选药；也可用于慢性阿米巴痢疾；单用对急性阿米巴痢疾疗效差，可用甲硝唑控制症状后，再用本药肃清肠腔内包囊。对肠外阿米巴病无效。不良反应较轻，多见胃肠胀气，偶见皮疹、呕吐。

卤化喹啉类药物

喹碘方（chiniofon）和双碘喹啉（diiodohydroxyquinoline）为卤化喹啉类药物。本类药物口服吸收较少，肠腔内浓度高，能直接杀灭阿米巴原虫，肃清肠内包囊。主要用于无症状带包囊者及慢性阿米巴痢疾。对急性阿米巴痢疾疗效差，须与甲硝唑合用。常见不良反应为腹泻。

（三）治疗肠外阿米巴病药

依米丁和去氢依米丁

依米丁（emetine）是从吐根碱中提取出的一种生物碱。去氢依米丁（dehydroemetine）为其衍生物，

笔记

抗阿米巴作用更强,毒性略低。两者对组织中阿米巴滋养体均有直接杀灭作用,对阿米巴肝脓肿、急性阿米巴痢疾和慢性阿米巴痢疾的急性发作均有效。但因毒性大,对心肌有较强的抑制作用,一般只在阿米巴病病情严重,且甲硝唑治疗无效时,在医师的严密监护下使用。妊娠期妇女、儿童和有心、肝、肾疾病人禁用。对胃肠道刺激性强,易致呕吐。宜深部肌内注射。

氯喹

氯喹(chloroquine)为抗疟药,并具有杀灭阿米巴滋养体作用。口服吸收迅速、完全,肝中药物浓度比血浆药物浓度高数百倍。但肠壁分布量少,肠内浓度低,对肠内阿米巴病无效。临床仅用于甲硝唑治疗无效的阿米巴肝脓肿,并应与抗肠内阿米巴病的药物联合,以防复发。

二、抗滴虫病药

甲硝唑

甲硝唑(metronidazole)是治疗阴道滴虫的最有效药物,口服和局部应用疗效均佳。在 2.5μg/ml 浓度时,24h 可杀灭 99% 的阴道滴虫。治疗失败原因多为配偶未同时治疗,故夫妻必须同查同治。

乙酰胂胺

乙酰胂胺(acetarsol)为五价胂剂,将其片剂置于阴道穹隆部有直接杀滴虫作用。本药有一定的局部刺激作用,使阴道分泌物增多。

第三节　抗血吸虫病药和抗丝虫病药

一、抗血吸虫病药

血吸虫病是由血吸虫寄生人体而引起的,是一类严重危害人类健康的疾病。我国流行的是日本血吸虫病,中华人民共和国成立后在国内已得到有效控制,但目前在南方部分农村地区尚有流行,防治工作仍十分艰巨。

吡喹酮

吡喹酮(praziquantel)口服吸收快,首过消除强,血药浓度浓度低,$t_{1/2}$ 为 2~3h。

【药理作用和临床应用】

吡喹酮能使血吸虫短暂兴奋、持续挛缩,继则活动减弱;也能广泛损害血吸虫的皮层,形成空泡和出现肿胀;虫体糖原含量明显减少;抑制血吸虫的 RNA 合成,但对 DNA 的合成则无影响。

本药是治疗血吸虫病的首选药物,特点是剂量小、疗程短、不良反应轻、有较高的近期疗效。因本药对尾蚴、毛蚴也有杀灭效力,故可用于预防血吸虫感染。也是广谱抗蠕虫药,可用于治疗华支睾吸虫、肺吸虫、绦虫和姜片虫病等。

【不良反应和注意事项】

吡喹酮不良反应轻微、短暂。服药后短期内可见恶心、腹痛以及头昏、头痛、肌肉颤动等,偶见心电图异常。治疗脑囊虫病时,如剂量过大,大量虫体迅速死亡,可诱发颅内压升高和癫痫发作等神经系统症状,严重者可发生脑疝。如发现颅内压增高或癫痫症状时,应立即停药并使用糖皮质激素和甘露醇治疗。采取低剂量长疗程和间歇给药的方法可减轻上述不良反应。

二、抗丝虫病药

乙胺嗪

乙胺嗪(diethylcarbamazine)口服吸收迅速,能进入非脂肪组织,也可进入鞘膜积液,$t_{1/2}$ 为 5~

13h，50% 药物以原形经肾排泄。

【药理作用和临床应用】

乙胺嗪在体外对丝虫的微丝蚴和成虫并无杀灭作用，但在体内能使微丝蚴几乎全部集中在肝脏，并在肝脏内被吞噬和溃溶。剂量大时对成虫也有杀灭作用。也可用于罗阿丝虫病、盘尾丝虫病、热带嗜酸细胞增多症和内脏丝虫幼虫移行。

本药是治疗丝虫病的首选药。

【不良反应和注意事项】

乙胺嗪对非丝虫感染者并不引起不适，但用于丝虫病人可引起发热、头痛、全身软弱、心率加快、恶心、呕吐和食欲减退。症状的严重程度和乙胺嗪剂量、血微丝蚴计数和寄生部位有关。不良反应和体内微丝蚴被杀死释放大量的异体蛋白有关。

伊维菌素

伊维菌素（ivermectin）为广谱抗线虫药，也可用于治疗盘尾丝虫病和丝虫病。其抗虫机制与刺激神经突触前的 γ- 氨基丁酸释放有关，γ- 氨基丁酸中介的信号被加强，从而使虫体麻痹。伊维菌素抗微丝蚴作用可持续达 1 个月。伊维菌素不良反应发生率低，有时可引起眼睛刺激症状和短暂的非特异性心电图改变，偶有短暂头痛、皮疹、瘙痒、关节痛、肌肉痛、淋巴结肿大、水肿、发热、乏力、恶心和呕吐。剂量过大可引起震颤和共济失调。

第四节　抗线虫病药和抗绦虫病药

一、抗线虫病药

阿苯达唑

阿苯达唑（albendazole）具有广谱、高效、低毒的特点。因不溶于水，在肠道内吸收缓慢。在体内分布依次为肝、肾、肌肉，可透过血脑屏障，脑组织内也有一定浓度。口服后 2.5～3h 血药浓度达峰值。$t_{1/2}$ 为 8.5～10.5h。本药及其代谢产物在 24h 内 87% 经肾排泄，13% 从粪便排出，在体内无积蓄作用。

【药理作用和临床应用】

阿苯达唑可抑制寄生虫对葡萄糖的吸收，导致虫体糖原耗竭，或抑制延胡索酸还原酶系统，阻碍 ATP 的产生，使寄生虫无法存活和繁殖。本药尚有完全杀死钩虫卵和鞭虫卵及部分杀死蛔虫卵的作用。除可杀死或驱除寄生于动物体内的各种线虫外，对绦虫及囊尾蚴亦有明显的杀死及驱除作用。

临床可用于驱蛔虫、蛲虫、绦虫、鞭虫、钩虫、粪圆线虫等，

【不良反应和注意事项】

本药不良反应较少，可有轻度头痛、头昏、恶心、口干、乏力等，一般不需特别处理。妊娠期妇女、哺乳期妇女，化脓性或弥漫性皮炎及有癫痫病病人禁用。

甲苯达唑

甲苯达唑（mebendazole）为广谱驱肠虫药，不仅对多种线虫和绦虫的成虫有杀灭作用，且对蛔虫、钩虫、鞭虫的虫卵及幼虫也有杀灭和抑制发育作用。作用机制为选择性地使线虫的体被和肠细胞中的微管消失，抑制虫体对葡萄糖的摄取，减少糖原量，使虫体糖原耗竭，ATP 生成减少，而致虫体生长发育抑制甚至死亡。对钩虫、蛔虫、蛲虫、鞭虫及绦虫感染治愈率高达 90% 以上，特别适用于上述蠕虫的混合感染。并对钩虫卵、蛔虫卵和鞭虫卵均有杀灭作用，可有效地控制传播。

本药不良反应较少。少数病人可见短暂腹痛、腹泻。大剂量偶见转氨酶升高、脱发、粒细胞减少等。也可引起过敏反应。有致畸可能，妊娠期妇女、哺乳期妇女禁用。2 岁以下儿童及本药过敏者不宜使用。注意儿童服药期间可出现吐蛔虫现象。

噻嘧啶

噻嘧啶（pyrantel）为广谱驱肠虫药。对鞭虫和绦虫无效。不良反应短暂而轻微，主要为胃肠道反应，其次为头昏、发热等。

哌嗪

哌嗪（piperazine）对蛔虫和蛲虫有较强的驱除作用。本药能引起虫体肌细胞膜超极化，阻断神经 - 肌肉冲动传递。主要治疗肠道蛔虫病，1～2d 疗法的治愈率可达 70%～80%。对也用于蛲虫病，需用药 7～10d。不良反应轻，大剂量时可出现恶心、呕吐、上腹不适，甚至出现神经症状如震颤、共济失调、脑电图异常等。肝、肾、神经系统疾病或有癫痫史者禁用。

左旋咪唑

左旋咪唑（levamisole）具有广谱驱肠虫作用，可用于丝虫病、蛔虫病、钩虫病等多种肠道蠕虫病的治疗，且有增强免疫作用，常用于肿瘤辅助治疗等。可见胃肠道反应及皮疹，偶见肝功能异常等不良反应。

恩波吡维铵

恩波吡维铵（pywinium embonatc）口服不易吸收，肠道内浓度高。对蛲虫有强大驱虫作用。作用机制可能是因干扰蛲虫的呼吸酶系统，抑制其需氧代谢，同时阻碍蛲虫对葡萄糖的吸收，导致虫体逐渐衰竭死亡。不良反应常见恶心、呕吐、腹痛、腹泻、眩晕等症状。本药系红色染料，可使粪便染红。

二、抗绦虫病药

氯硝柳胺

氯硝柳胺（niclosamide）对各种绦虫均有杀灭作用，尤以牛肉绦虫最敏感。由于不能杀死虫卵，为防止猪肉绦虫死亡节片被消化后，释出虫卵逆流入胃继发囊虫病的危险，应在服药 1～3 小时内服硫酸镁导泻。本药口服不易吸收，故不良反应少，偶见胃肠道反应。

（黄幼霞）

思考题

1. 简述抗疟药及抗阿米巴病药的分类。
2. 氯喹与伯氨喹联合应用治疗疟疾合理吗？为什么？
3. 临床常用驱肠线虫药有哪些？
4. 案例分析

（1）李某，男，43 岁。到非洲技术援助 20 天。回国一个星期后，突然高热，体温达到 41℃。李某以为感冒，到就近医院按感冒治疗 3d，但病情加重，随后进入深度昏迷，多脏器衰竭，生命危在旦夕。后转入当地一家三甲医院，检查出血液中含有 RBC 内环状体即疟原虫。被确诊为恶性疟疾，经过 4d 的抢救，终于脱离危险。

请问：

1）恶性疟疾感染应选用何药进行治疗？用药依据有哪些？
2）试述护理人员应对该病人进行的护理措施。

（2）张某，女，54 岁。因"腹痛腹泻，黏液血便 3d"入院，大便常规检查示脓细胞（+++）、红细胞（+++），考虑为急性肠炎，给予氧氟沙星 0.2g，静脉注射，1 次 /12h，口服黄连素 0.3g，3 次 /d，治疗 4d 症状无明显好转。随后两次复检中均查到原虫滋养体，给予甲硝唑 800mg 口服，3 次 /d，1d 后症状明显好转，第 6d 张某痊愈出院。

请问：

1）治疗急性阿米巴痢疾的首选药物为何药？该药有哪些不良反应和注意事项？

2）该类病人用药如何护理？

思路解析

扫一扫，测一测

学习目标

1. 熟悉乙醇、甲醛、聚维酮碘的药理作用、临床应用、不良反应和注意事项。
2. 了解其他消毒防腐药的作用特点和临床应用。

第一节 消毒防腐药概述

消毒药（disinfectants）指能迅速杀灭病原微生物的药物，防腐药（antiseptics）指能抑制微生物生长繁殖的药物。两者之间没有严格的界限，低浓度的消毒药仅有抑菌作用，而高浓度的防腐药可有杀菌作用。因此，总称为消毒防腐药。一般不作为全身用药，主要用于体表、器械、器具、排泄物以及周围环境等消毒。

1. 消毒防腐药杀菌或抑菌的作用方式　①使病原微生物的蛋白质凝固、变性；②干扰病原微生物的重要酶系统，影响其代谢功能，呈现杀菌作用；③增加病原微生物细胞膜的通透性，使细胞内物质外渗或药液浸入细胞内，呈现抑菌或杀菌作用；④氧化、水解或脱水作用。

2. 影响消毒防腐药作用强弱的主要因素

（1）药物本身因素：①药物本身的理化因素；②药物浓度，一般来说，随浓度的增加，效果提高，但有些药物需选择合适的浓度；③作用时间，作用时间越长，杀菌抑菌效果越好，但其不良反应将加大；④药物配制所用的溶媒，溶媒不同可以影响药物的抗菌效能。

（2）环境因素：①药物作用部位的有机物，如病变部位有大量脓血等蛋白质有机物，其抗菌效能将减弱；②药物溶液 pH，影响药物对微生物细胞膜的吸附性和穿透性；③温度和湿度。因此，在应用消毒防腐药时需从多方面考虑。

第二节 常用消毒防腐药

一、醇类

醇类能渗入细菌体内使菌体蛋白质变性而呈现杀菌作用，但对芽孢、病毒、真菌无效。

乙醇

乙醇（alcohol）为无色澄明液体，易挥发和燃烧，燃烧呈淡蓝色火焰。可与水、甘油及多种有机溶

笔记

剂任意混溶。

【药理作用和临床应用】

乙醇能够凝固菌体蛋白和溶解其细胞膜而具有抑菌或杀菌作用。乙醇可杀灭葡萄球菌、链球菌、铜绿假单胞菌和各种肠道杆菌等细菌繁殖体,亦可杀灭结核分枝杆菌,但不能杀灭细菌芽胞和肝炎病毒。乙醇的杀菌作用随浓度升高而增强,但过高浓度使菌体蛋白质凝固形成保护层降低杀菌效果,故消毒时浓度不宜超过90%,以70%~75%的浓度杀菌作用最强。有机物的存在可减弱其杀菌作用。

用于皮肤消毒、医疗器械与小型物品浸泡或涂抹消毒(不得用于灭菌处理)。20%~30%乙醇溶液擦浴用于高热病人的物理降温;40%~60%乙醇溶液用于预防压疮;75%乙醇溶液用于皮肤及器械表面消毒。

【不良反应和注意事项】

1. 因有刺激性,不宜用于伤口,包括皮肤与黏膜破损处,少数人较长时间接触可引起过敏反应。

2. 消毒时浓度不宜超过90%,不宜用于消毒被大量血、脓、粪便污染的表面。

3. 因本药引起周围血管扩张,导致热量散失,勿将其作大面积涂搽。

4. 使用中注意防火,勿接近火源而引起燃烧。

5. 乙醇易挥发和吸收空气中水分,应密闭保存。

二、醛类

醛类能与菌体蛋白质中的某些化学基团,使其变性,从而能杀灭细菌、真菌、芽孢及病毒。

甲醛

甲醛(formaldehyde),36%~40%的甲醛水溶液称为福尔马林(formalin),外观无色透明,具有腐蚀性,有刺激性气味。福尔马林不可接触强氧化剂、强碱、酚类、尿素等物质,易引起化学反应造成危险。

【药理作用和临床应用】

阻止细胞核蛋白的合成,抑制细胞分裂及抑制细胞核和细胞质的合成,导致微生物死亡。

甲醛蒸气用于畜禽棚舍、仓库、卵化室、皮毛、衣物、器具等的消毒;2%甲醛溶液用于器械消毒;10%甲醛溶液用于保存和固定病理标本、尸体防腐、保存疫苗和血清;牙科用甲醛配成干髓剂,充填髓洞,使牙髓失活。

【不良反应和注意事项】

1. 甲醛蒸气对呼吸道、眼有刺激作用,可引起流泪、咳嗽、鼻炎、支气管炎等,使用时避免蒸气吸入。与皮肤接触过久可致皮肤角质化,甚至发生接触性皮炎。

2. 熏蒸时穿透力弱,衣服最好悬挂消毒。

3. 大量吸入本药可出现中枢神经系统症状,意识丧失或惊厥、中枢抑制,甚至死亡。

戊二醛

戊二醛(glutaral)是略带有刺激性气味的无色或微黄色透明油状液体。溶于热水、乙醇、氯仿、冰醋酸、乙醚等有机溶剂。

【药理作用和临床应用】

醛基作用于菌体蛋白的巯基、羟基、羧基和氨基,可使之烷基化,引起蛋白质凝固造成细菌死亡。

2%戊二醛溶液用于各种内镜、不耐热手术器械、导管注射器、口腔科器械、透析器械消毒。在内镜连续使用时需间隔消毒10min,每天使用前后各消毒30min。消毒后的物品使用前用无菌生理盐水冲洗。

【不良反应和注意事项】

1. 戊二醛杀菌效果受pH影响,用酸性或强化酸性戊二醛浸泡医疗器械时,应先用0.3%碳酸氢钠溶液调pH 7.5~8.8。pH超过9.0时,戊二醛迅速聚合则失去杀菌能力。

2. 2%酸性戊二醛溶液对金属有腐蚀性;2%中性戊二醛溶液对手术刀片等碳钢制品有腐蚀性,使用前应先加入0.5%亚硝酸钠溶液防锈。

3. 2%碱性戊二醛溶液室温只可保存2周,其余剂型可保存4周。

4. 戊二醛对皮肤黏膜有刺激性,接触溶液时应戴手套,防止溅入眼内或吸入体内。

5. 配制戊二醛溶液要用蒸馏水,盛放戊二醛溶液的容器要干净。

6. 用戊二醛消毒或灭菌后的器械一定要用灭菌蒸馏水充分冲洗后再使用。

戊二醛配制
错误引起医
院内感染

三、酚类

酚类能使菌体蛋白质变性而呈现抑菌或杀菌作用。对结核分枝杆菌效果差,对芽胞、病毒无效。

苯酚

苯酚(phenol)为无色或白色晶体,有特殊气味,微溶于水,有毒且具腐蚀性。溶于乙醇、乙醚、三氯甲烷、甘油、二硫化碳等。

【药理作用和临床应用】

苯酚能使细菌细胞的原生质蛋白发生凝固或变性而杀菌。对 G^+ 菌和 G^- 细菌及部分真菌均具有杀菌作用,浓度约为 0.2% 即有抑菌作用,大于 1% 能杀死一般细菌,1.3% 苯酚溶液可杀死真菌,5% 苯酚溶液 24h 杀灭结核分枝杆菌。对芽胞、病毒无效。

苯酚软膏(2%)用于皮肤感染瘙痒、神经性皮炎、慢性湿疹等;1%~5% 苯酚甘油滴耳液消炎止痛,用于治疗外耳炎与中耳炎;苯酚溶液加碳酸氢钠后可用于金属器械浸泡消毒。

【不良反应和注意事项】

本药对皮肤黏膜有刺激性,局部应用浓度过高可导致组织损伤甚至坏死。

四、酸类

酸类可解离出氢离子与菌体蛋白质中的氨基结合,使其变性、沉淀或改变细菌的生长环境而产生抗菌作用。

苯甲酸

苯甲酸(benzoicacid)为无色、无味片状晶体。微溶于水,易溶于乙醇、乙醚等有机溶剂。在酸性环境中抗真菌作用强,常与水杨酸制成复方醇溶液。用于浅部真菌感染,如体癣、手癣及足癣等;也用作食物和药品制剂的防腐剂。蒸气有很强的刺激性,吸入后易引起咳嗽。口服本药可发生过敏反应;外涂可发生接触性皮炎。

硼酸

硼酸(boric acid)对细菌及真菌有较弱的抑制作用,刺激性小。2%~4% 硼酸溶液用于皮肤、黏膜伤口和角膜冲洗;5%~10% 硼酸软膏用于皮肤及黏膜患处。硼酸的钠盐称硼砂,呈碱性,作用与硼酸相似,常制成复方硼砂溶液作口腔感染、咽炎、扁桃体炎的含漱剂。

醋酸

醋酸(acetic acid)刺激性小,其 0.1%~0.5% 醋酸溶液用于冲洗阴道,配合其他药物用于治疗阴道滴虫病;1%~3% 醋酸溶液用于洗涤烧伤感染创面;5% 醋酸溶液 $2ml/m^3$ 熏蒸用于房屋消毒,可预防流感和普通感冒。

五、卤素类

卤素类通过氧化细菌细胞质的活性基团并与蛋白质的氨基结合,使蛋白质变性而发挥强大杀菌作用。

聚维酮碘

聚维酮碘(povidone iodine)为非离子表面活性剂聚乙烯吡咯酮与碘的复合物。本药因能逐步释放碘而发挥抗菌作用,作用机制是使菌体蛋白质变性、死亡。对病毒、细菌、真菌均有良好的杀灭作用,其特点是对组织刺激性小。临床可用于皮肤和黏膜消毒,如 1%～3% 聚维酮碘溶液洗刷 2min,可作为医务人员在手术前或传染病房、传染病专科门诊时手的消毒;0.05%～0.1% 聚维酮碘溶液可用于伤口的消毒;0.03%～0.05% 聚维酮碘溶液可用于泌尿生殖系统和黏膜冲洗等。少数病人易引起过敏反应,所以对碘过敏者禁用。烧伤面积大于 20% 者,不宜局部使用。妊娠期妇女及 4 周岁以下儿童不宜使用。

碘酊

碘酊(iodine tincture),为红棕色的液体,主要成分为碘、碘化钾。色泽随浓度增加而变深。2% 碘酊溶液用于一般皮肤消毒;3.5%～5% 碘酊溶液用于手术野皮肤消毒,稍干后用 75% 乙醇溶液脱碘;2% 碘甘油用于牙龈感染和咽炎时涂搽咽部;500ml 水中加入 2% 碘酊溶液 2～3 滴,可作饮水消毒。对黏膜及皮肤有刺激性,破损处不宜使用。

含氯石灰

含氯石灰(chlorinatedlime)是由氯气与氢氧化钙(消石灰)反应而制得,为灰白色颗粒性粉末,有氯臭。可用于饮水消毒;0.5% 含氯石灰溶液用于非金属用具及无色衣物消毒;粪便及排泄物消毒时用干粉 1:5,留置 2h 即可。本药受潮易分解失效,宜盛放于密闭陶器内,于阴暗干燥处保存,临用时新鲜配制。禁与酸、铵盐、硫磺和其他有机化合物配伍。

六、氧化剂

氧化剂类药物遇有机物释放新生态氧,使菌体内活性基团氧化而杀菌。

过氧化氢

【药理作用和临床应用】
过氧化氢(hydrogen peroxide solution)在过氧化氢酶的作用下迅速分解,释放出新生氧而发生抗菌作用。可抑制或杀灭各种微生物,对厌氧菌效果更佳。

3% 过氧化氢溶液用于清洗创伤和黏附于伤口的敷料和痂皮;1% 过氧化氢溶液用于扁桃体炎、口腔炎漱口。

【不良反应和注意事项】
1. 高浓度对皮肤、黏膜产生刺激性灼伤。
2. 反复含漱可出现可逆性舌乳头肥厚,可致牙釉质脱钙。
3. 用于身体内部的医疗器材,消毒或灭菌后,应将残留的过氧化氢洗净;对金属器材有腐蚀作用,勿长期浸泡。
4. 本药性质不稳定,遇光、受热、震荡和贮存过久均可分解失效,故应密闭避光、置阴凉处存放。

过氧乙酸

过氧乙酸(peracetic acid)为无色透明液体,具强烈的酸性气味和刺激性。对物品腐蚀性强。过氧乙酸为强氧化剂,遇有机物放出新生氧而产生氧化抗菌作用。对细菌、芽胞、真菌和病毒均有高效杀灭作用。0.1%～0.2% 过氧乙酸溶液用于手消毒;0.3%～0.5% 过氧乙酸溶液用于医疗器械消毒;0.04% 过氧乙酸溶液用于熏蒸空气、橡胶制品、地面及家具等消毒。浓度较高的过氧乙酸溶液对皮肤和黏膜有强烈腐蚀性,甚至引起烧伤。对金属有腐蚀性,勿用于金属器械的消毒。有漂白剂腐蚀作用,禁用于有色织物和有色纸张的消毒。

高锰酸钾

高锰酸钾(potassium permanganate)为强氧化剂,杀菌力强,有收敛作用,高浓度有刺激性和腐蚀性。0.1% 高锰酸钾溶液用于膀胱及创面洗涤;0.01%～0.02% 高锰酸钾溶液用于某些药物中毒时洗胃;0.02% 高锰酸钾溶液用于阴道冲洗或坐浴。因浓溶液刺激性强会损伤皮肤,故应严格掌握用药浓度。禁与碘化物、还原剂及大多数有机物配伍。注意避光、密闭、防潮保存。

七、表面活性剂

表面活性剂类药物常用的是阳离子表面活性剂，易吸附在细菌表面，改变细菌胞壁的通透性，使蛋白变性；还具有清洁、溶解角质、乳化等作用。

氯己定

氯己定（chlorhexidine）为含氯的双胍类表面活性剂，常用其醋酸盐和盐酸盐。醋酸氯己定为白色或灰白色微晶粉，溶于水、醇；盐酸氯己定为白色或似白色的结晶性粉末，难溶于水、醇。

【药理作用和临床应用】

氯己定通过破坏细菌胞质膜的渗透屏障来发挥抗菌作用。对 G^+ 细菌、G^- 细菌、真菌和铜绿假单胞菌均有杀灭作用，而对抗酸杆菌、芽胞和病毒无效。

0.01% 氯己定溶液用作眼药水的防腐剂；0.02% 氯己定水溶液用于皮肤消毒；0.05% 氯己定水溶液冲洗伤口；0.1% 氯己定水溶液用于医疗器械消毒；0.5% 氯己定水溶液用于喷雾病房、手术室等环境消毒；0.5% 氯己定醇溶液用于手术部位皮肤消毒。

【不良反应和注意事项】

1. 含漱剂可使牙齿着色，味觉失调，可发生黏膜剥脱。使用本药的口腔制剂后至少需 30min 才可刷牙。

2. 可引起接触性皮炎，高浓度溶液对眼结膜刺激性较强。

3. 脑膜和穿孔的鼓膜不能接触本药。

4. 本药水溶液用于贮存器械时应加入 0.1% 亚硝酸钠，以防金属生锈，并且需要每 10d 换 1 次。

5. 禁与肥皂、碱等共用；不可与碘酊、红汞、高锰酸钾等配伍。

苯扎溴铵

苯扎溴铵（benzalkonium bromide）0.05%～0.1% 的溶液用于外科术前洗手；0.1% 苯扎溴铵溶液用于皮肤和器械消毒；0.01%～0.05% 苯扎溴铵溶液用于黏膜消毒。消毒金属器械时需加 0.5% 亚硝酸钠溶液防锈；禁与肥皂及盐类消毒药合用；不宜用于膀胱镜、眼科器械及橡胶制品的消毒；水溶液不得贮存于聚乙烯容器内。

八、染料类

染料类药物分为酸性染料和碱性染料，通过其阳离子或阴离子与细菌蛋白质的羧基或氨基结合，干扰细菌代谢而杀菌；以碱性染料作用为强，临床较常用。

甲紫

甲紫（methylrosanilinium chloride）为深绿紫色的颗粒性粉末。在乙醇或三氯甲烷中溶解，在水中略溶，在乙醚中不溶。

【药理作用和临床应用】

甲紫能与微生物酶系统发生氢离子的竞争性对抗，使酶成为无活性的氧化状态而发挥杀菌作用。毒性小，对组织无刺激，且能与坏死组织凝结成保护膜，起收敛作用。本药有较好的杀菌作用，对 G^+ 菌、白假丝酵母菌有杀灭和抑制作用。但 G^- 细菌及抗酸性细菌可对本药产生高度耐药性。

1%～2% 甲紫水溶液常用于皮肤、黏膜创伤感染及溃疡；0.1%～1% 甲紫水溶液用于烫、烧伤；1% 甲紫糊剂用于足癣继发感染及脓皮病等。

【不良反应和注意事项】

1. 对黏膜有刺激或引起接触性皮炎，不宜长期使用。

2. 面部有溃疡性损害时可造成皮肤着色，应慎用；治疗鹅口疮时，只在患处涂药，如将溶液咽下可造成食管炎、喉头炎。大面积破损皮肤不宜使用。

3. 脓、血及分泌物可明显减弱其活性,使用前应先清洗。

依沙吖啶

依沙吖啶(ethacridine)0.1%～0.3% 的依沙吖啶溶液用于创面皮肤、黏膜化脓性感染的冲洗和湿敷。不宜与氯化物或碱性溶液配伍,宜避光保存。

九、气体消毒剂

环氧乙烷

环氧乙烷是(ethylene oxide)一种广谱、高效的气体消毒剂,在低温下为无色透明液体,常温下为无色带有醚刺激性气味的气体,能与水以任意比例混溶,并能溶于常用有机溶剂和油脂。

【药理作用和临床应用】

环氧乙烷能与微生物的蛋白质、DNA 和 RNA 发生非特异性烷基化作用,导致微生物死亡。环氧乙烷对消毒物品的穿透力强,可达到物品深部,可以杀灭多数病原微生物,包括细菌繁殖体、芽孢、病毒和真菌。气体和液体均有较强杀灭微生物作用,以气体作用更强。

本药在医学消毒和工业灭菌上用途广泛。常用于其他方法不能使用的皮革、棉制品、化纤织物、精密仪器、生物制品、纸张、书籍、文件、某些药物、橡皮制品等的消毒。消毒时必须在密闭容器内进行,较常用的有固定容器消毒法、消毒袋消毒法等。消毒作用随温度的升高而增强,过分干燥的条件不利于消毒,必须给予水分湿润才能杀灭。

【不良反应和注意事项】

1. 本药易燃易爆,必须熟悉使用方法并严格遵守安全操作程序;放置阴凉通风、无火源及电源开关处;贮存温度不可超过40℃,在空气总浓度不能超过3%以防爆炸。

2. 因本药可导致红细胞溶解、补体灭活和凝血酶原破坏,不能用做血液灭菌。

3. 烷蒸气对眼、鼻有刺激。皮肤过度接触环氧乙烷液体或溶液可产生灼烧感,出现水疱、皮炎等。

4. 环氧乙烷属烷基化剂,有致癌可能。

(郭永洪)

思考题

1. 乙醇发挥抗菌作用的最佳浓度是多少?为什么?

2. 应用过氧化氢时应注意什么?

3. 案例分析

病人,女,29 岁。在某医院行输卵管囊肿切除术,2d 后手术切口裂开,大小约 4cm×2cm,有中等量淡红色渗液,无异味;切口边缘整齐,100% 红色组织,周围皮肤无红肿,无感染迹象。处理:伤口换药。

请问:

为病人进行换药时应选什么消毒药?为什么?

思路解析

扫一扫,测一测

第四十三章　抗恶性肿瘤药

学习目标

1. 熟悉常用抗恶性肿瘤药的常见不良反应和注意事项。
2. 了解抗恶性肿瘤药的分类及代表药的临床应用。

恶性肿瘤是严重危害人类健康的常见病和多发病。化学治疗（简称化疗）、外科治疗和放射治疗是治疗恶性肿瘤的主要手段。其中化疗尽管历史较短、疗效有限、不良反应严重，但发展迅速。随着现代分子生物学、细胞动力学和免疫学的研究进展，免疫治疗、基因治疗、分化诱导剂、生物反应调节剂、肿瘤疫苗等许多新的治疗手段和有效药物不断出现和应用于临床，在开拓肿瘤治疗新途径的同时，也使肿瘤化疗的内涵得到不断地充实。抗恶性肿瘤药（anticancer drugs）或肿瘤化学治疗药主要是指细胞毒类抗肿瘤药。合理应用化疗药物，尤其是与其他抗癌手段相结合，可延长病人的生存时间和改善生活质量。

第一节　抗恶性肿瘤药概述

一、抗恶性肿瘤药的分类

（一）根据抗恶性肿瘤药的化学结构和来源分类

1. 烷化剂　如氮芥类、乙烯亚胺类、亚硝脲类、甲烷磺酸酯类等。

2. 抗代谢药　如叶酸、嘧啶、嘌呤类似物等。

3. 抗癌抗生素　如丝裂霉素、博来霉素、放线菌素 D 等。

4. 植物成分药　如长春碱类、喜树碱类、紫杉醇类、三尖杉生物碱类、鬼臼毒素衍生物类。

5. 激素类　如肾上腺皮质激素、雌激素、雄激素等激素类药及其拮抗药。

6. 其他类　如铂类配合物和酶等。

（二）根据抗恶性肿瘤药的作用周期分类

1. 肿瘤细胞增殖周期　细胞从一次分裂结束到下次细胞分裂完成，这段时间称为细胞增殖周期。根据细胞生长繁殖特点将肿瘤细胞群分为两类。

（1）增殖细胞：根据细胞内 DNA 含量变化，可分 4 期：DNA 合成前期（G_1 期）、DNA 合成期（S 期）、DNA 合成后期（G_2 期）、有丝分裂期（M 期）。增殖期细胞呈指数式生长，对药物敏感。

（2）非增殖细胞：主要是静止期（G_0）细胞，有增殖能力，但暂不分裂。当增殖周期中对药物敏感的细胞被杀灭后，G_0期细胞又进入增殖期，成为肿瘤复发的根源，G_0期细胞对药物不敏感。此外，还有一部分无增殖能力的细胞群，在肿瘤化疗中无意义。

2. 按细胞增殖周期分类

（1）细胞周期非特异性药物（cell cycle nonspecific agents，CCNSA）：是指对细胞增殖周期中各阶段有抑制作用的化疗药物。此类药物又可分为两类：一类对增殖期及 G_0 期细胞均有杀伤作用，如氮芥、丝裂霉素等；另一类对增殖期细胞有杀伤作用，但对 G_0 期细胞作用弱或几乎无作用，如环磷酰胺、塞替派、白消安等。

（2）细胞周期特异性药物（cell cycle specific agents，CCSA）：是指对细胞增殖周期中某一阶段有抑制作用而对 G_0 期细胞不敏感的化疗药物，如主要作用于 S 期的抗代谢药甲氨蝶呤、氟尿嘧啶、羟基脲等；主要作用于 M 期的长春碱、长春新碱、秋水仙碱等。

（三）根据抗恶性肿瘤药的作用机制分类

1. 干扰核酸合成的药物　如甲氨蝶呤、氟尿嘧啶、巯嘌呤、羟基脲、阿糖胞苷等。

2. 直接破坏 DNA 结构与功能的药物　如环磷酰胺、白消安、塞替派、顺铂、丝裂霉素、博来霉素、喜树碱、鬼臼毒素类衍生物等。

3. 干扰转录过程和阻止 RNA 合成的药物　如放线菌素 D、多柔比星、柔红霉素。

4. 干扰蛋白质合成的药物　如长春碱类、紫杉醇类、三尖杉生物碱类、L-门冬酰胺酶。

5. 调节体内激素平衡的药物　如糖皮质激素类、雌激素类、雄激素类、他莫昔芬。

二、抗恶性肿瘤药的不良反应

绝大多数化疗药属于细胞毒类药物，都有化疗指数小、选择性差的特点。在抑制或杀伤肿瘤细胞的同时，对体内处于增殖期的正常细胞群同样有严重的毒性作用，这是限制化疗剂量和影响疗效的关键因素。稍有不慎，可因过度治疗导致病人器官损害，严重者甚至引起死亡。化疗药主要的不良反应有：

（一）近期毒性

1. 共有的毒性反应

（1）骨髓抑制：全血细胞减少，最早出现的是白细胞、血小板减少。

（2）消化道反应：恶心、呕吐、腹痛、腹泻、食欲缺乏、便血等。

（3）毛囊损伤：常出现脱发，停药后毛发可再生。

（4）免疫功能低下：化疗病人易受病原微生物感染，出现发热、咽痛等症状。

2. 特有的毒性反应

（1）心脏毒性：多柔比星等有此反应，表现为心肌损伤、心律失常等。

（2）呼吸系统毒性：博来霉素和白消安等可引起肺纤维化，表现为干咳、呼吸困难。

（3）肝毒性：甲氨蝶呤、羟基脲、环磷酰胺、长春新碱、鬼臼毒素类等有肝毒性，表现为氨基转移酶升高、脂肪变性及肝炎等。

（4）肾和膀胱毒性：顺铂及大剂量甲氨蝶呤可直接损伤肾小管上皮细胞，表现为急性或慢性血尿素氮、肌酐升高；环磷酰胺可引起急性出血性膀胱炎，尤其在大剂量静脉注射时易出现。

（5）过敏反应：L-门冬酰胺酶、博来霉素、紫杉醇等可引起发热、皮疹、血管神经性水肿等反应。

（6）神经毒性：长春新碱、紫杉醇和顺铂有周围神经毒性，可引起手足麻木、腱反射消失及末梢神经感觉障碍等。

（7）耳毒性：顺铂有此毒性，可致耳聋。

（二）远期毒性

1. 致突变致癌　多数抗恶性肿瘤药可导致基因突变，诱发新的肿瘤，以烷化剂最明显。

2. 不育和致畸　抗恶性肿瘤药可损伤生殖细胞和胚胎，以抗代谢药作用最强。

笔记

三、抗恶性肿瘤药的护理用药须知

抗肿瘤药物虽可最大限度杀伤肿瘤细胞，但其不良反应多而且严重，科学有效的护理方法可以减轻化疗中出现的各种不良反应，使化疗过程顺利完成。

1. 做好用药前指导，消除病人对化疗的担心和恐惧感，用积极的态度配合治疗；对治疗过程中可能出现的不良反应，积极采取应对措施，保证化疗顺利进行。

2. 为病人提供一个安静、舒适、通风良好的环境，减少不良刺激。注意卫生和消毒隔离，防治感染，做损伤性操作时应严格无菌。

3. 建立可靠的静脉通道，确保针头在血管内，针头固定妥善，方可注入药物。

4. 大多数抗恶性肿瘤药对血管有刺激性，不慎误入血管外可引起无菌性炎症、局部溃疡甚至难愈性的组织坏死。操作时，要做到有计划的使用，一般由远端向近端、由背侧向内侧，左右臂交替穿刺，避免反复穿刺同一部位。因下肢静脉易形成血栓，不宜采用下肢静脉给药。嘱病人少活动、少翻身，以免针头滑脱。

5. 一般选择 6.5～7 号较细的头皮针，药物宜稀释，静脉给药宜缓，如药液外漏，立即局部注射生理盐水，稀释药物，在漏液周围菱形注射解毒剂，24h 内局部冷敷以防扩散，24h 后局部热敷增加吸收，也可配合硫酸镁湿敷。疼痛严重的可用利多卡因、普鲁卡因局部封闭。拔针后用手指实施有效的局部压迫 3～5min。

6. 应用化疗药前，可先输入少量的 5% 葡萄糖注射液或生理盐水，应用化疗药后再输入少量的 5% 葡萄糖或生理盐水冲刷血管，从而减轻对血管的刺激。

7. 注意观察药物不良反应，做好记录，主动询问和评估病人有无不适反应，及时发现并及时处理。

第二节　常用抗恶性肿瘤药

一、干扰核酸合成的药物

本类药物的化学结构与核酸代谢所必需的物质如叶酸、嘌呤、嘧啶等相似，通过干扰正常核酸代谢而阻止肿瘤细胞分裂增殖，故又称为抗代谢药。主要作用于 S 期细胞，属细胞周期特异性药物。

图片：抗代谢药物作用

甲氨蝶呤

甲氨蝶呤（methotrexate，MTX）为二氢叶酸还原酶抑制药，对二氢叶酸还原酶具有强大而持久的竞争性抑制作用，通过干扰叶酸的代谢，主要抑制脱氧胸苷酸（dTMP）的合成，继而影响 S 期的 DNA 合成代谢。甲氨蝶呤主要用于急性白血病、绒毛膜上皮癌、恶性葡萄胎、骨肉瘤、卵巢癌、睾丸癌、头颈部及消化道肿瘤的治疗。也可作为免疫抑制剂用于组织器官移植的排斥反应和自身免疫性疾病的治疗。用药前后应密切监测骨髓及肝、肾功能，如出现严重黏膜溃疡、腹泻（5 次 /d 以上）、血便及白细胞、血小板明显减少等严重反应时应立即停药。大剂量应用时必须配合使用亚叶酸钙，以保护骨髓正常细胞。

氟尿嘧啶

氟尿嘧啶（fluorouracil，FU）为胸苷酸合成酶抑制药。氟尿嘧啶是尿嘧啶 5 位上的氢被氟取代的衍生物，与 5- 氟尿嘧啶脱氧核苷酸（5F-dUMP）竞争脱氧胸苷酸（dTMP）合成酶，抑制 dTMP 合成，继而影响 S 期的 DNA 合成代谢，是联合化疗方案中常用的周期特异性药物。主要用于消化道癌及乳腺癌、卵巢癌、绒毛膜上皮癌、头颈部癌、肺癌、膀胱癌、宫颈癌、皮肤癌的治疗。不良反应的监测及停药指征同 MTX，偶见共济失调等。

替加氟

替加氟（tegafur，FT207）为氟尿嘧啶的衍生物，在体内经肝脏活化逐渐转变为氟尿嘧啶而起抗肿瘤作用,在体内干扰、阻断 DNA、RNA 及蛋白质合成,是抗嘧啶类药物,为细胞周期特异性药物,化疗指数为氟尿嘧啶的 2 倍,毒性仅为氟尿嘧啶的(1/4)～(1/7)。主要治疗消化道肿瘤,如胃癌、结肠癌、直肠癌和胰腺癌,也可用于治疗乳腺癌、支气管肺癌和肝癌等。不良反应主要为轻度骨髓抑制,表现为白细胞和血小板减少。轻度胃肠道反应以食欲减退和恶心为主,停药后可消失。其他反应有乏力、寒战、发热、头痛、眩晕、运动失调、皮肤瘙痒、色素沉着、脱发、皮炎、黏膜炎及注射部位血管疼痛等。

巯嘌呤

巯嘌呤(mercaptopurine,6-MP)属于嘌呤核苷酸互变抑制药,是腺嘌呤 6- 位氨基被巯基取代的衍生物,可抑制腺嘌呤、鸟嘌呤的合成代谢或直接掺入 DNA、RNA 发挥细胞毒作用。对 S 期作用最显著,对 G_1 期有延缓作用。主要用于急性白血病、绒毛膜上皮癌和恶性葡萄胎,对恶性淋巴瘤和多发性骨髓瘤也有一定疗效。

阿糖胞苷

阿糖胞苷(cytarabine,Ara-C)为 DNA 多聚酶抑制药。在体内经脱氧胞苷激酶催化成二或三磷酸胞苷(Ara-CDP 或 Ara-CTP),与 dCTP 竞争,抑制 DNA 多聚酶而影响 DNA 的合成,也可掺入 DNA 中干扰其复制,使细胞死亡。主要影响 S 期,对 G_1/S、S/G_2 期的过渡期也有抑制作用。阿糖胞苷主要用于急性白血病及消化管癌,不应与氟尿嘧啶合用。

羟基脲

羟基脲(hydroxycarbamide,HU)为核苷酸还原酶抑制药。通过阻止核糖核酸还原为脱氧核糖核酸而影响 DNA 的合成,杀伤 S 期细胞。主要用于慢性粒细胞性白血病,疗效显著;对黑色素瘤有暂时缓解效果。

二、直接破坏 DNA 结构与功能的药物

(一)烷化剂

司莫司汀

司莫司汀(semustine)口服吸收迅速,脂溶性大,易透过血脑屏障,体内分布以肝、胃、肠、肺、肾中浓度最大,60% 的药物在 48h 后以代谢产物的形式经肾排泄,此外亦经胆汁、粪便及呼气时随 CO_2 排出。司莫司汀为细胞周期非特异性药物,对处于 G_1-S 边界,或 S 早期的细胞最敏感,对 G_2 期也有抑制作用。

司莫司汀进入体内后其分子从氨甲酰胺键处断裂为两部分,一是氯乙胺部分,将氯解离形成乙烯碳正离子,发挥烃化作用,使 DNA 链断裂,RNA 及蛋白质受到烃化,这与抗肿瘤作用有关;另一部分是氨甲酰基部分变为异氰酸酯,或再转化为氨甲酸,以发挥氨甲酰化作用。

用于治疗恶性淋巴瘤、脑瘤、黑色素瘤、肺癌等。

不良反应主要有胃肠道反应、骨髓抑制,还有肾毒性、口腔炎、脱发、轻度贫血及肝功能损害;可能出现肺纤维化,但较轻。

环磷酰胺

环磷酰胺(cyclophosphamide,CTX)为氮芥的衍生物。属于具有高度活性的周期非特异性抗癌药,能迅速与多种有机物的亲核基团结合。但体外无活性,需经肝微粒体细胞色素 P450 氧化,最终在组织或肿瘤细胞内分解出有活性的磷酰胺氮芥而发挥作用。CTX 口服易吸收,抗瘤谱广,对多种肿瘤有效。但不易透过血脑屏障。注射时药液外漏可致坏死和溃疡,肝功能异常时毒性加大。其代谢产物丙烯醛有较强的泌尿道毒性,可致出血性膀胱炎,应鼓励病人多饮水。

白消安

白消安（busulfan）为甲烷磺酸脂类，在体内解离后起烷化作用，小剂量即可明显抑制粒细胞生成，对淋巴细胞影响小。对慢性粒细胞性白血病疗效显著；但对急性白血病无效。可引起白细胞及血小板减少，严重者可见出血、再生障碍性贫血及肺纤维化等。

塞替派

塞替派（thiotepa）性质不稳定，易产生聚合作用，使其溶解度降低而失效，稀释后若发现浑浊，即不得使用。溶液需新鲜配制，并避光、干燥、低温（12℃以下）保存。在酸中不稳定，故不能口服，可静脉注射也可肌内注射，还可膀胱内、腔内、动脉内给药。膀胱癌病人进行膀胱灌注时，为增加药液与用药部位的接触面积和作用时间，应每15min改变一次体位，排便后灌注并保留2h。

塞替派抗癌谱广，对各期肿瘤细胞均有杀灭作用。常用于腔内给药治疗癌性渗出物，局部灌注治疗浅表膀胱癌。对卵巢癌、乳腺癌、肺癌和血液系统肿瘤等也有效。

不良反应一般较轻，主要是骨髓抑制、胃肠道反应。

顺铂

顺铂（cisplatin，DDP）为含铂的有机物，作用与烷化剂相似，破坏DNA的结构与功能，抑制细胞的分裂增殖，抗癌谱广，主要用于生殖和泌尿系统的恶性肿瘤治疗，如睾丸癌、卵巢癌、宫颈癌、膀胱癌等，也可用于肺癌和头颈部癌。与多种药物联用有协同效应，为联合化疗的常用药。

不良反应主要是胃肠道反应，急性呕吐通常在静脉注射后1～2d内发生，严重者可用昂丹司琼或格拉司琼止吐，必要时应停药。剂量过大可致听力减退，特别是高频听力丧失，儿童和听力不佳者应慎用。顺铂可损伤肾小管，引起较严重的肾毒性，用药期间应多饮水，静脉补液不少于1500ml/d，或用甘露醇强迫利尿，治疗后12h内要记录病人摄水量和排尿量。保持尿量在2000～3000ml/d。

卡铂

卡铂（carboplatin，CBP）是第二代铂类药物，抗恶性肿瘤作用较强，且毒性较低。主要用于小细胞肺癌、头颈鳞癌、睾丸癌、卵巢癌等。主要不良反应为骨髓抑制。

奥沙利铂

奥沙利铂（oxaliplatin）为第三代铂类抗癌药物，是第一个对结肠癌有效的铂类药物，它对耐顺铂的肿瘤细胞亦有作用。

（二）破坏DNA的抗生素

丝裂霉素

丝裂霉素（mitomycin C，MMC）为生物还原烷化剂，破坏DNA的抗生素。其化学结构中的烷化基团与DNA双链交叉联结，阻止其复制并使其断裂。对多种实体瘤有效，特别适用于消化道肿瘤。除一般毒性外，偶见心、肝、肾毒性及间质性肺炎。本药局部刺激性大，给药时不可漏于血管外。

博来霉素

博来霉素（bleomycin）临床主要用于各种鳞状上皮癌的治疗。也可用于淋巴瘤的联合治疗。不良反应有发热、脱发等。肺毒性最为严重，可引起间质性肺炎或肺纤维化，可能与肺内皮细胞缺少使博来霉素灭活的酶有关。

三、干扰转录过程和阻止 RNA 合成的药物

放线菌素 D

放线菌素 D（actinomycin D）为细胞周期非特异性药。通过直接嵌入到 DNA 双螺旋链的碱基对中，与 DNA 结合，抑制以 DNA 为模板的 RNA 多聚酶，阻止 RNA 的生物合成，从而抑制肿瘤细胞生长。本药抗瘤谱窄，对霍奇金病、绒毛膜上皮癌和肾母细胞瘤有较好疗效，对恶性葡萄胎、横纹肌肉瘤、神经母细胞瘤等有效。不良反应有骨髓抑制、恶心、呕吐、口腔炎等。局部刺激较强，勿漏出血管外。

多柔比星

多柔比星（doxorubicin）可嵌入 DNA 螺旋结构，破坏 DNA 的模板功能，阻止转录过程，抑制 DNA 复制和 RNA 合成。为周期非特异性药物，对 S 期和 M 期作用最强，对免疫功能也有抑制作用。抗癌谱广，疗效高。对急性白血病、淋巴瘤、乳腺癌及多种实体瘤有效。最严重的毒性反应为可引起心肌退行性病变和心肌间质水肿，心脏毒性的发生可能与多柔比星生成自由基有关。此外，还有骨髓抑制、消化道反应、皮肤色素沉着及脱发等。

柔红霉素

柔红霉素（daunorubicin，DNR）与多柔比星作用相似，临床主要用于治疗急性淋巴细胞白血病和急性粒细胞白血病。不良反应主要是骨髓抑制、心脏的毒性和胃肠道反应，最严重的是心脏毒性，表现为可恢复的与剂量无关的心电图异常，亦可表现为与剂量密切相关的进行性、潜伏性心肌病变，严重的可导致死亡。小儿、老人、有心脏病史的及肝肾功能不良者慎用。与肝素钠、磷酸氟美松溶液有配伍禁忌。

依托泊苷

依托泊苷（etoposide，VP-16）为植物西藏鬼臼有效成分鬼臼毒素的半合成衍生物。主要抑制 DNA 拓扑异构酶Ⅱ，从而干扰 DNA 复制、转录和修复功能。VP-16 在同类药物中毒性最低，临床用于治疗肺癌、睾丸肿瘤及恶性淋巴瘤，有良好效果。

四、干扰蛋白质合成的药物

长春碱类

长春碱（vinblastine，VLB）和长春新碱（vincristine，VCR）为夹竹桃科植物长春花所含的生物碱。属于微管蛋白抑制剂，主要作用于 M 期细胞，抑制微管聚合和纺锤丝的形成，致使细胞有丝分裂停止于中期。主要用于治疗急性白血病、恶性淋巴瘤及绒毛膜上皮癌。长春碱主要对恶性淋巴瘤疗效显著，也可用于急性白血病、绒毛膜上皮癌等。长春新碱对儿童急性淋巴细胞白血病疗效好、起效快，常与泼尼松合用作诱导缓解药。

长春碱可引起骨髓抑制，长春新碱骨髓抑制不明显，而对外周神经的损害较重，可引起四肢麻木、感觉异常、跟腱反射消失、眼睑下垂、声带麻痹等。其毒性大小与剂量有关。因此应严格控制剂量，总量不宜超过 25mg，必要时给予维生素 B_6 防治。因两药刺激性大，注射时切勿漏出血管外。

紫杉醇

紫杉醇（paclitaxel）为美国紫杉或我国红豆杉中提取的有效成分，也属于微管蛋白抑制剂。与长春新碱抑制微管聚合不同的是紫杉醇类能促进微管的装配，但抑制微管的解聚，从而使纺锤体失去正常功能，细胞有丝分裂终止。本药对卵巢癌和乳腺癌有独特的疗效，对肺癌、食管癌、结肠癌、黑色素瘤、头颈部癌、淋巴瘤、脑瘤也都有一定疗效。本药除共有毒性外，过敏反应、神经毒性和心脏

毒性较为严重。

三尖杉生物碱类

高三尖杉酯碱（homoharringtonine）和三尖杉酯碱（harringtonine）为三尖杉属植物提取的生物碱。属于干扰核糖体功能的抗恶性肿瘤药，使真核细胞多聚核糖体解聚，核糖体分解，蛋白质合成及有丝分裂停止。对急性粒细胞白血病疗效较好，也可用于急性单核细胞白血病及慢性粒细胞白血病等。三尖杉碱除共有毒性外，偶见心脏毒性。

门冬酰胺酶

门冬酰胺酶（asparaginase）通过选择性抑制某些肿瘤细胞生长所必需的氨基酸生成和供给而发挥作用。门冬酰胺是重要的氨基酸，某些肿瘤细胞不能自身合成，需从细胞外摄取。而正常细胞可自行合成门冬酰胺，受影响较少。本药可使血清内门冬酰胺水解，造成肿瘤细胞缺乏门冬酰胺。主要用于急性淋巴细胞白血病。常见的不良反应有胃肠道反应及精神症状等，偶见过敏反应，应做皮试。

亚砷酸

亚砷酸（arsenious acid）为细胞凋亡诱导剂。用于治疗急性早幼粒细胞白血病。主要不良反应为干燥、丘疹、红斑或色素沉着、恶心、胃肠胀满、指尖麻木、血清氨基转移酶升高。

五、调节体内激素平衡的药物

糖皮质激素类

糖皮质激素（adrenocortical hormones）药物迅速减少血液淋巴细胞，对急性淋巴细胞白血病和恶性淋巴瘤有较好的短期疗效，对其他恶性肿瘤无效。但与其他抗癌药少量短期合用，能减少血液系统并发症以及癌肿引起的发热等表现。应注意可因糖皮质激素抑制机体免疫功能而促进肿瘤的扩展。

雄激素类

雄激素抑制垂体分泌促卵泡激素，减少雌激素的分泌，还能对抗催乳素对肿瘤的促进作用，常用于晚期乳腺癌。

雌激素类

临床常用的雌激素是己烯雌酚，能直接对抗雄激素，又可反馈性抑制下丘脑、垂体释放促间质细胞激素，减少雄激素的分泌。临床常用于前列腺癌和绝经5年以上乳腺癌的治疗。绝经前的乳腺癌病人禁用雌激素类药物。

他莫昔芬

他莫昔芬（tamoxifen，TAM）为雌激素受体的部分激动药，在体内雌激素水平较高时表现为抗雌激素效应。主要用于雌激素受体阳性的乳腺癌病人及其他雌激素依赖性肿瘤的治疗。

（黄幼霞）

思考题

1. 简述根据抗肿瘤药对细胞增殖动力学的影响。可将抗肿瘤药分为哪两类？每类列举3个药物名称。
2. 简述抗恶性肿瘤药的主要不良反应。

3．案例分析

吴某，男，55 岁。于 6 月初无明显诱因出现咳嗽，无痰伴胸痛，遂去医院就诊。胸腔镜检查示右侧壁层、脏层胸膜多发转移瘤；胸腔镜刷片病理查见大量小细胞癌细胞；右侧壁组织活检病理报告示胸壁小细胞癌浸润；骨 ECT 示第四胸椎及双侧膝关节浓聚影，考虑多发骨转移。诊断：小细胞肺癌并多发骨转移。

请问：

治疗该类疾病应该选用何类药物？可能会有哪些不良反应？使用时应注意什么问题？

思路解析

扫一扫，测一测

学习目标

1. 熟悉环孢素、硫唑嘌呤、雷公藤多苷的药理作用、临床应用、不良反应和注意事项。
2. 了解干扰素、转移因子的作用特点和临床应用。

　　机体的免疫系统是识别异己、排除异己的特殊系统，具有免疫防御、免疫自稳和免疫监视三大功能。免疫系统功能主要是通过免疫应答完成的。当免疫系统功能异常时，可导致多种病理性免疫反应发生，严重者可危及生命，此时需用影响免疫功能药物调节机体免疫功能。影响免疫功能药物是一类通过影响免疫应答反应和免疫病理反应而调节机体免疫功能的药物，主要包括免疫抑制剂和免疫增强剂两大类。

第一节　免疫抑制剂

　　免疫抑制剂是一类能够抑制机体免疫反应的药物。其具有非特异性抑制机体免疫功能作用，在抑制异常免疫发生同时也抑制正常免疫反应作用。主要用于防治器官移植时排斥反应和自身免疫性疾病，以减轻免疫反应。长期应用可致免疫功能低下，诱发感染、肿瘤、胎儿畸形和不育等严重不良反应。常用的免疫抑制剂有：①肾上腺皮质激素类，如泼尼松等；②钙调磷酸酶抑制剂，如环孢素等；③抗增殖/抗代谢类，西罗莫司、硫唑嘌呤等；④抗体类，如抗淋巴细胞球蛋白等；⑤中药有效成分，如雷公藤总苷等。

肾上腺皮质激素类

　　常用药物有泼尼松、泼尼松龙、地塞米松等。其可抑制免疫反应的多个环节，产生强大的免疫抑制作用，详见第二十四章肾上腺皮质激素类药。临床用于过敏性疾病、自身免疫性疾病和器官移植后的排斥反应。

环孢素

　　环孢素（cyclosporin A，CsA）为从真菌的代谢产物中分离得到的中性环肽，含 11 个氨基酸，现可人工合成。口服吸收缓慢且不完全，组织浓度高于血浓度。$t_{1/2}$ 约 14～17h。大部分经肝代谢自胆汁排泄，有明显的肝肠循环。

【药理作用和临床应用】

本药免疫抑制作用强而毒性小。对细胞免疫和胸腺依赖性抗原的体液免疫有较高的选择性抑制作用。与环孢素受体结合抑制钙调磷酸酶对活化 T 细胞核因子去磷酸化的催化作用，抑制后者进入细胞核，从而阻止其诱导的基因转录。对 B 细胞和巨噬细胞的抑制作用较小，故一般不影响机体的防御能力。

临床主要用于抑制器官和组织移植后的排斥反应，如肾、心、肝、肺、角膜和骨髓等组织器官的移植手术；也用于其他药物无效的难治性自身免疫性疾病，如系统性红斑狼疮、骨髓增生异常综合征、银屑病等。

【不良反应和注意事项】

1. 肾毒性　为最常见的不良反应，发生率为 70%，表现为肾小球滤过率下降，肌酐和尿素氮升高，停药后可恢复。故用药期间应严格控制剂量，并密切监测肾功，血清肌酐水平较用药前增高 30% 时，应减量或停用。不宜与两性霉素 B、氨基糖苷类抗生素等肾毒性药物合用。

2. 高血压　可给予抗高血压药进行治疗，若无法控制应减量或停药。

3. 诱发肿瘤　用药者肿瘤发生率明显高于一般人群，故应用期间应定期进行体格检查。

4. 神经系统毒性　在治疗移植排异或长期用药时发生，表现为震颤、头痛、惊厥、癫痫发作等。

5. 其他　可有肝损害及食欲缺乏、恶心、呕吐等胃肠道反应，久用后出现多毛、牙龈增生等。长期用药可引起继发感染，应及时停药，并进行有效的抗感染治疗。

肾功能不全、未能控制的高血压或感染、恶性肿瘤病人禁用。

> **护理警示：**
>
> 注意病人肾功变化，避免与有肾毒性药物合用

硫唑嘌呤

硫唑嘌呤（azathioprine，Aza）为巯嘌呤的甲硝咪唑取代物，在体内能转化成巯嘌呤，干扰嘌呤代谢抑制嘌呤核苷酸的合成，进而抑制 DNA、RNA 及蛋白质的合成，发挥抑制 T、B 淋巴细胞及 NK 细胞的效应，对细胞免疫和体液免疫均有抑制作用。主要用于治疗肾移植排斥反应和自身免疫性疾病，如类风湿性关节炎、系统性红斑狼疮等。可见骨髓抑制、肝损害及低血压等不良反应。

雷公藤多苷

雷公藤多苷（tripterygium glycosides）是从卫矛科植物雷公藤去皮的根中提取，具有较强的免疫抑制作用。主要用于治疗类风湿性关节炎、肾病综合征、狼疮性或紫癜性肾炎、皮肌炎等自身免疫性疾病。常见胃肠道反应，如食欲减退、恶心、呕吐、腹痛、腹泻等，可见白细胞减少，偶见血小板减少及皮肤黏膜反应等，停药后多可恢复。

器官移植术与免疫抑制剂

第二节　免疫增强剂

免疫增强剂是一类能通过激活机体免疫系统，提高机体原来处于低下状态的免疫功能，并用于治疗与免疫功能低下有关疾病的药物。本类药物主要用于免疫缺陷性疾病、慢性感染及肿瘤的辅助治疗。免疫增强剂常具有双向调节的特点，因此有时也称之为免疫调节剂。常用的免疫增强剂有：①微生物来源的药物，如卡介苗、短小棒状杆菌苗等；②人或动物免疫产品，如胸腺肽、转移因子、干扰素、白介素等；③化学合成药物，如左旋咪唑、异丙肌苷等；④生物多糖类，如香菇多糖、灵芝多糖等；⑤中药及其他，如人参、黄芪、枸杞等的有效成分，植物血凝素等。

干扰素

干扰素（interferon，IFN）是一族具有多种功能的小分子活性蛋白质（主要是糖蛋白），对酸、碱、热有较强的抵抗力，但易被蛋白酶等破坏。应置于 1～4℃保存。不可口服和静脉注射，多采用皮下注

射、肌内注射、脑脊髓腔内或腹腔内、局部灌注给药。冻干制剂萎缩、变色，液体制剂浑浊、有异物或不溶性沉淀等均不宜使用。

干扰素根据细胞来源和抗原特异性不同，可分为三型：人白细胞产生的 α- 干扰素（IFN-α），人成纤维细胞产生的 β- 干扰素（IFN-β）和人 T 淋巴细胞产生的 γ- 干扰素（IFN-γ），现可采用 DNA 重组技术大规模生产。

【药理作用和临床应用】

干扰素具有高度的种属特异性，故动物的干扰素对人无效。具有广谱抗病毒、抑制肿瘤细胞增殖及免疫调节作用。免疫调节作用取决于剂量及注射时间，致敏前或大剂量给药可抑制免疫，致敏后或小剂量给药可增强免疫功能。

主要用于多种恶性肿瘤，包括毛细胞白血病、恶性黑色素瘤、艾滋病相关 Kaposi 肉瘤等。亦可作为放疗、化疗及手术的辅助治疗药物及病毒性疾病的防治。

【不良反应和注意事项】

常见不良反应是发热、寒战、肌肉疼痛和注射部位反应等类流感综合征。大剂量可引起白细胞和血小板减少等骨髓抑制。心肌梗死、严重高血压、脑血管疾病病人慎用。

转移因子

转移因子（transfer factor, TF）是从健康人或动物的淋巴细胞、脾、扁桃体等淋巴组织中提取的一种多核苷酸和低分子量多肽，无抗原性。具有免疫佐剂作用，可将供体的细胞免疫信息转移给未致敏受体，使之获得与供体同样的特异和非特异的细胞免疫功能，但不转移体液免疫。临床用于原发和继发性免疫缺陷病、难以控制的病毒性和真菌感染（如带状疱疹、流行性乙型脑炎、白色念珠菌感染、病毒性心肌炎等）、肿瘤（主要用于肺癌、鼻咽癌、乳腺癌、骨肉瘤等）辅助治疗。不良反应少，少数病人有皮疹、瘙痒等。禁与热的饮料、食物同服，以免影响疗效；浑浊或变色勿用。

（何　颖）

思考题

1. 常用免疫抑制药有哪些？主要不良反应有哪些？

2. 简述干扰素的临床应用。

3. 案例分析

李某，女，35 岁。半月前出现乏力、全身不适、双膝关节肿痛，近日面部出现蝶形红斑伴口腔溃疡。实验室检查示血小板、红细胞、白细胞均低于正常，抗 ds-DNA 抗体阳性、抗 SM 抗体阳性，狼疮细胞阳性，尿蛋白（+++），尿素氮和肌酐均增高。诊断：系统性红斑狼疮。

请问：

（1）病人宜选用何药物治疗？

（2）用药时需注意哪些问题？

思路解析

扫一扫，测一测

第四十五章　特效解毒药

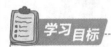

1. 掌握阿托品、氯解磷定的解毒作用、临床应用、不良反应和注意事项。
2. 熟悉金属及类金属中毒、氰化物中毒、灭鼠药中毒常用解毒药的作用及临床应用。
3. 了解有机磷酸酯类中毒的原理及中毒表现。

　　解毒药是指能直接对抗毒物或解除毒物所致毒性反应的一类药物，在中毒的抢救中发挥重要的作用。机体发生急性中毒的处理原则是：①清除毒物；②使用特效解毒药；③对症治疗。目的是减轻毒物对机体的损害，保护重要脏器功能，挽救病人生命。

第一节　解救有机磷酸酯类中毒的药物

　　有机磷酸酯类对人、畜有剧毒，主要用作农业杀虫剂，在生产、生活及使用过程中如防护不当，极易引起中毒。包括对硫磷、内吸磷、甲拌磷、马拉硫磷、乐果、敌敌畏（DDVP）、美曲膦酯等和战争神经毒剂沙林、塔崩等。

一、有机磷酸酯类中毒机制及中毒表现

（一）有机磷酸酯类中毒途径及机制

　　有机磷酸酯类可通过皮肤、呼吸道和消化道等多种途径进入体内，在体内与胆碱酯酶结合，生成难以水解的磷酰化胆碱酯酶，使其失去水解乙酰胆碱的能力，导致乙酰胆碱在体内大量堆积，过度激动胆碱受体，引起一系列中毒症状。

（二）有机磷酸酯类中毒表现

　　轻度中毒以 M 样症状为主，中度中毒可同时出现明显的 M 样和 N 样症状，重度中毒时除 M 样和 N 样症状加重外，还会有明显的中枢症状。死亡原因主要为呼吸肌麻痹及循环衰竭。

　　1. M 样症状　表现为恶心、呕吐、腹痛、腹泻、大小便失禁、瞳孔缩小、视物模糊、心动过缓、血压下降、出汗、流涕、呼吸道分泌物增加、肺部湿啰音、呼吸困难、发绀等。

　　2. N 样症状　激动 N_M 受体出现肌肉震颤、抽搐，严重者出现肌无力、呼吸肌麻痹；激动 N_N 受体引起心动过速、血压升高等。

　　3. 中枢症状　先兴奋后抑制，表现为躁动不安、幻觉、谵语，甚至抽搐、惊厥，进而出现昏迷、呼

吸抑制、血压下降、循环衰竭等,常因抢救不及时或不当造成死亡。

二、有机磷酸酯类中毒解救

有机磷酸酯类药物急性中毒的解救原则是:

1. 迅速清除体内毒物,防止继续吸收。吸入或皮肤吸收中毒者,应迅速脱离中毒现场,立即脱去衣服、鞋帽,用生理盐水、清水或肥皂水清洗被污染的头发、皮肤、手、脚等处。经消化道中毒者,可用清水、2% 碳酸氢钠溶液、1% 盐水或 1:5000 高锰酸钾溶液反复洗胃,直至洗出液中不含农药味,然后再用硫酸镁导泻。但应注意美曲膦酯(敌百虫)口服中毒时,不能用碱性溶液洗胃,因在碱性环境中美曲膦酯可转变为毒性更强的敌敌畏;而对硫磷中毒时则禁用高锰酸钾溶液洗胃,否则可使其转化为毒性更强的对氧磷。

> **护理警示:**
>
> 注意特殊有机磷中毒病人的洗胃用药

2. 积极进行对症治疗。

3. 尽早使用特异性解毒药解救。

有机磷酸酯类中毒的特异性解毒药主要有 M 受体阻断药和胆碱酯酶复活药两类,且两者效用互补,联用能明显提高疗效。

(一) M 受体阻断药

阿托品

阿托品(atropine)通过阻断 M 受体迅速缓解支气管痉挛和呼吸困难等 M 样症状;同时又能通过血脑屏障进入脑内消除部分中枢症状。有机磷中毒者对阿托品的用量不受药典规定的最大量限制,使用量视中毒程度而定。应用原则为:早期、足量、反复,直至"阿托品化",然后改用维持量。"阿托品化"指征为:瞳孔较前扩大、口干、皮肤干燥、颜面潮红、心率增快(90～100 次/min)和肺湿啰音消失。

但阿托品不能阻断 N_M 受体,对肌束颤动无效,也不能使胆碱酯酶复活,故中度和重度有机磷酸酯类中毒时必须与胆碱酯酶复活药合用。

(二) 胆碱酯酶复活药

应尽早、足量使用胆碱酯酶复活药以恢复胆碱酯酶活性。胆碱酯酶复活药主要有氯解磷定、碘解磷定等。

氯解磷定

氯解磷定(pralidoxime chloride)是目前解救有机磷酸酯类中毒的首选药。

【药理作用和临床应用】

氯解磷定与磷酰化胆碱酯酶中的磷酰基结合,使胆碱酯酶游离,恢复其活性。氯解磷定还直接与体内游离的有机磷酸酯类结合,形成无毒的磷酰化氯解磷定经肾排泄,从而阻止有机磷酸酯类与胆碱酯酶结合。

用于急性有机磷酸酯类中毒的解救,可静脉给药,也可肌内注射或皮下注射。能迅速解除肌束震颤等 N 样症状,但对 M 样症状疗效差,对体内堆积的乙酰胆碱无直接对抗作用,故须与阿托品合用。

氯解磷定解毒效果因有机磷酸酯种类不同而异,对内吸磷和对硫磷中毒的疗效较好,对美曲膦酯、敌敌畏、马拉硫磷中毒的疗效较差,对乐果中毒无效。抢救乐果中毒应以阿托品为主。本药易使刚形成不久的磷酰化胆碱酯酶复活,但对中毒数小时、已经"老化"的胆碱酯酶解救效果差,甚至无效,故应及早用药。

【不良反应和注意事项】

肌内注射时局部有轻微疼痛;静脉注射过快可引起头痛、恶心、乏力、眩晕、复视及心动过速等。

碘解磷定

碘解磷定(pralidoxime iodide)为最早应用的胆碱酯酶复活药,其药理作用与临床应用与氯解磷定相似,但作用弱,不良反应多。因刺激性大,必须静脉给药,并避免漏出血管。本药含碘会引起咽痛和腮腺肿大，碘过敏者禁用。

氯解磷定、碘解磷定在碱性溶液中易水解生成剧毒的氰化物，故禁与碱性药物配伍。一次剂量过大或注射过快可引起眩晕、心动过速、头痛、抽搐、恶心、呕吐等，故应缓慢静脉注射。

第二节　金属、类金属中毒解毒药

一、金属、类金属中毒机制

汞、银、锌、铅、锰、铜、镍等金属和砷、磷、锑、铋等类金属离子能与机体细胞氧化还原酶系统的巯基（-SH）结合，抑制此类酶的活性而影响组织细胞的生理功能，导致机体中毒。

二、金属、类金属常用解毒药

常用的解毒药有两类：含巯基解毒药和金属络合解毒药。

（一）含巯基解毒药

本类药物为竞争性解毒药。所含巯基（-SH）易与金属或类金属离子络合成无毒、难解离的环状化合物，由尿排出。此类药物与金属及类金属的亲和力比酶强，不仅能防止金属及类金属与含巯基的酶结合，还能夺取已与酶结合的金属、类金属，使酶恢复活性，起到解毒作用。常用的药物有二巯丙醇、二巯丁二钠、二巯丙磺钠、青霉胺等。

二巯丙醇

二巯丙醇（dimercaprol）分子中含 2 个活泼的巯基，与金属亲和力大，能夺取组织中已与含巯基的酶结合的金属，恢复含巯基酶的活性从而解除中毒症状。但其络合物在体内可发生一定程度的解离，解离出的二巯丙醇很快被氧化而失效，游离的金属或类金属离子仍能对机体产生毒性，因此应早期、反复用药。主要用于砷、汞和金中毒。

毒性较大，可见恶心、头痛、流涎、腹痛、肢端麻木、感觉异常、肌肉和关节酸痛等，亦有肝毒性。本药有收缩小动脉作用，剂量过大可致血压升高、心动过速、抽搐和昏迷，用药期间应监测血压和心率。

二巯丁二钠

二巯丁二钠（sodium dimercaptosuccinate）为我国研制的解毒药。水溶液不稳定，需新鲜配制。作用与二巯丙醇相似，对酒石酸锑钾解毒作用较强，对砷、汞、铅等中毒也有较好的疗效，对肝豆状核变性有驱铜和减轻症状的作用。本药毒性较低，注射后常见头痛、头晕、恶心、乏力、口臭等，减慢注射速度可减轻症状，偶见过敏反应。

二巯丙磺钠

二巯丙磺钠（sodium 2,3-dimercaptopropane sulfonate）作用与二巯丙醇相似，但较强。是治疗砷、汞中毒的首选药，对铬、铜、锑、铋中毒也有效，也可作为灭鼠药毒鼠强中毒的特效解毒药。毒副作用小，少数病人可发生过敏反应，甚至过敏性休克。

青霉胺

青霉胺（penicillamine）为青霉素的降解产物。作用比二巯丙醇强，对铜、铅、汞金属离子有较强的络合作用。主要用于铜中毒，是治疗肝豆状核变性的首选药；对锌、汞、铅中毒有效；也可用于某些自身免疫性疾病的治疗。可引起头痛、乏力、厌食、恶心、腹痛、腹泻、口腔炎和溃疡等；也可引起过敏反应如皮肤瘙痒、发热、皮疹、淋巴结肿大等。与青霉素有交叉过敏反应，用药前须做青霉素皮肤过敏试验，过敏者禁用。少数病人可出现骨髓抑制，用药期间应定期检查血常规。

（二）金属络合解毒药

本类药物可直接与金属离子结合成可溶性的络合物，由肾迅速排泄而解毒。常用的药物有依地酸钙钠、去铁胺等。

依地酸钙钠

依地酸钙钠（calcium disodium edetate）能与多种金属离子（铅、钴、铜等）络合形成可溶性络合物，随尿排出，使金属离子失去毒性作用。主要用于铅中毒，对无机铅中毒有特效。对铬、锰、镉、钴、铜、汞及某些放射性物质镭、铀、钇、钚等也有解毒作用。不良反应少，部分病人可出现短暂头晕、恶心、乏力等。大剂量可造成肾损伤，肾病病人禁用。

去铁胺

去铁胺（deferoxamine）可与组织中的铁离子络合，形成难解离的可溶性络合物从尿中排出，是铁中毒的特效解毒药。但口服吸收差，必须注射给药。不良反应主要有注射部位疼痛，注射过快可出现面部潮红、心动过速、低血压等。

第三节　氰化物中毒解毒药

工业生产使用的氰化物（如氰化钾、氰化钠、氢氰酸等）是作用最强的毒物之一，可由氰化氢气体或氰化物的盐类粉尘通过皮肤、呼吸道进入机体。此外，桃、杏、枇杷、梅等核仁和桃叶中均含有氰苷，可水解产生氢氰酸，若大量误食会引起中毒。

一、氰化物中毒机制及中毒解毒机制

（一）氰化物中毒机制

正常生理状态时，细胞色素氧化酶是生物氧化体系中的一种酶，含 Fe^{2+}，Fe^{2+} 在带氧时失去电子被氧化为 Fe^{3+}，当 Fe^{3+} 中的氧被组织细胞利用后又得到电子还原为 Fe^{2+}。氰化物进入人体释放出氰离子（CN^-），CN^- 在线粒体中与氧化型细胞色素氧化酶（呼吸酶）中的 Fe^{3+} 结合，阻止酶内 Fe^{3+} 的还原，使组织细胞不能及时获得足够的氧，造成组织细胞缺氧而中毒，可迅速致死。

（二）解毒机制

氰化物中毒的解救必须联合应用高铁血红蛋白形成剂和供硫剂。高铁血红蛋白形成剂（如亚硝酸盐或亚甲蓝）可使部分亚铁血红蛋白氧化为高铁血红蛋白，由于高铁血红蛋白的 Fe^{3+} 与氰化物有高度亲和力，结合成氰化高铁血红蛋白，可以阻止氰化物与组织的细胞色素氧化酶结合，又因所形成的高铁血红蛋白还能夺取已与细胞色素氧化酶结合的氰离子，恢复酶的活性，从而产生解毒作用。但因氰化高铁血红蛋白仍可部分离解出 CN^- 产生毒性，所以需与供硫剂（硫代硫酸钠）合用，供硫剂提供的硫原子能与 CN^- 生成无毒的硫氰酸盐，经肾排泄，从而达到彻底解毒的目的。

二、氰化物中毒常用解毒药

（一）高铁血红蛋白形成剂

亚硝酸钠

亚硝酸钠（sodium nitrite）为氧化剂，在体内可使亚铁血红蛋白变成高铁血红蛋白，后者易与 CN^- 结合形成氰化高铁血红蛋白，可减轻 CN^- 的毒性。临床主要用于解救氰化物中毒，作用比亚甲蓝强，且维持时间长。

可引起恶心、呕吐、头晕、头痛、出冷汗、气急、抽搐等不良反应。本药可扩张血管，故静脉注射时不宜过快，以免引起血压骤降。妊娠期妇女禁用。

亚甲蓝

亚甲蓝（methylthioninium chloride）为一种碱性染料，医用其氯化物。亚甲蓝静注后作用迅速，基本不经过代谢即经肾排泄。

亚硝酸盐中毒原理及临床表现

本药为氧化-还原剂,随剂量不同,产生不同的作用:①小剂量具有还原作用:体内与高铁血红蛋白作用,使后者还原为血红蛋白,因此小剂量对化工毒物(如亚硝酸盐等)引起的高铁血红蛋白血症有效;②大剂量有氧化作用:将血红蛋白氧化成高铁血红蛋白,后者与 CN⁻ 结合能力强,使被抑制的细胞色素氧化酶复活,可减轻 CN⁻ 对组织中酶的毒性,但氰化高铁血红蛋白仍可部分解离出 CN⁻,故应立即静注硫代硫酸钠,使形成无毒的硫氰酸盐经肾排泄。小剂量用于治疗高铁血红蛋白血症;大剂量与硫代硫酸钠合用解救氰化物中毒。

大剂量注射可引起头痛、恶心、腹痛、头晕、多汗、心前区疼痛、意识障碍等。用药后可使尿液呈蓝色,有时产生尿道灼痛。

(二)供硫剂

硫代硫酸钠

硫代硫酸钠(sodium thiosulfate)具有活泼的硫原子,在硫氰酸酶的参与下,与游离的 CN⁻ 或与高铁血红蛋白结合的 CN⁻ 相结合,形成无毒的硫氰酸盐,并经肾排泄。

临床上主要用于氰化物中毒,由于本药解毒作用缓慢,应与亚甲蓝或亚硝酸钠合用。此外,硫代硫酸钠还是钡盐中毒的特效解毒药。偶有头晕、乏力、恶心等反应,静注过快可引起血压下降。硫代硫酸钠与亚硝酸钠合用时,两者均可致血压下降,不宜混合注射。分别给药时也要控制静脉注射速度,避免速度过快引起血压骤降。

第四节　灭鼠药中毒解毒药

灭鼠药种类很多,不同种类的灭鼠药中毒机制及临床表现不同,解救药物也不同。因此,灭鼠药中毒应首先确定灭鼠药的种类,然后选用相应的解毒药并对症治疗。灭鼠药主要有抗凝血类灭鼠药、磷毒鼠药和有机氟灭鼠药等。

一、抗凝血类灭鼠药中毒解毒药

抗凝血类灭鼠药主要有敌鼠钠、杀鼠灵、杀鼠迷等。其中毒机制主要是破坏机体凝血功能及损伤小血管,引起出血等。人误食后中毒症状缓慢出现(数小时至 20d),表现为恶心、呕吐及精神不振,有时无特殊症状,之后出现鼻出血、牙龈出血、皮肤紫癜、便血、尿血、咯血等典型的抗凝血药的中毒症状,可伴有关节痛、腹痛及低热等;严重者可致休克。病人可有贫血,出、凝血时间及凝血酶原时间延长。维生素 K₁ 是特效解毒药。

维生素 K₁

维生素 K₁(vitamine K₁)化学结构与抗凝血类灭鼠药相似,可与灭鼠药竞争性结合凝血酶原,使凝血酶原恢复活性,从而使凝血过程正常。主要用于抗凝血类灭鼠药中毒的解救。同时可给予足量的维生素 C 及糖皮质激素辅助治疗。

二、磷毒鼠药中毒解毒药

磷毒鼠药主要有毒鼠磷和磷化锌。

(一)毒鼠磷中毒解毒药

毒鼠磷为有机磷化合物,其中毒机制和临床表现与有机磷酸酯类农药中毒相似,主要是抑制胆碱酯酶的活性,使突触间隙乙酰胆碱堆积,激动胆碱受体,产生一系列中毒症状。所以,毒鼠磷中毒的解救同有机磷酸酯类农药中毒,主要用阿托品和胆碱酯酶复活剂氯解磷定等。

(二)磷化锌中毒解毒药

磷化锌在胃内分解成磷化氢,对胃肠有刺激和腐蚀作用,毒性很强。磷化锌被吸收后,作用于神经系统,轻度中毒表现为头痛、头晕、乏力、恶心、腹痛等;中度中毒可出现抽搐、意识障碍、呼吸困难、轻度心肌损害等;重度中毒可有昏迷、惊厥、肺水肿、呼吸衰竭、明显心肌损害及肝损害等。

笔记

磷化锌中毒无特效解毒药。应尽快催吐、洗胃、导泻。洗胃用 0.5% 硫酸铜溶液，使磷化锌转变为无毒的磷化铜，直到洗出液无磷臭味为止。再用 0.3% 过氧化氢溶液或 0.05% 高锰酸钾溶液反复洗胃，使磷化锌被氧化为磷酸盐而失去毒性，直至洗出液澄清为止。导泻可口服硫酸钠 15～30g，油类泻药禁用，因为磷能溶于脂肪而吸收。如出现呼吸困难、休克、肺水肿及急性肾衰竭，应积极对症治疗。

三、有机氟灭鼠药中毒解毒药

有机氟灭鼠药主要有氟乙酰胺、氟乙酸钠，为剧毒类灭鼠药。中毒机制为氟乙酰胺在酰胺酶的作用下脱氨基生成氟乙酸，氟乙酸与辅酶 A 生成氟乙酸辅酶 A，从而阻断三羧酸循环，破坏细胞功能。中毒时主要表现为中枢神经系统及心脏受累。由于毒性强，无特效解毒药，极易引起人、畜死亡，国家已明令禁用。中毒解毒药物主要用乙酰胺（acetamide），对氟乙酰胺中毒的解救效果较好。

（何　颖）

思考题

1. 简述急性中毒的一般处理原则。
2. 简述有机磷酸酯类中毒的解救药物。
3. 案例分析

王某，女，45 岁。因家庭琐事与丈夫发生口角后，服用农药敌敌畏 200ml。服用后王某出现恶心、呕吐、大小便失禁、呼吸困难、大汗淋漓、瞳孔缩小、肌束颤动、谵妄等症状，被家人送入医院救治。诊断：有机磷酸酯类中毒。医生给予阿托品、氯解磷定救治，用药后病情稳定。

请问：

（1）有机磷酸酯类农药中毒的机制是什么？

（2）如何对病人进行正确的用药护理？

思路解析

扫一扫，测一测

中英文名词对照索引

J

K

L

M

N

P

Q

R

S

Y

参 考 文 献

[1] 陈新谦,金有豫,汤光. 新编药物学. 17版. 北京:人民卫生出版社,2011.
[2] 杨宝峰,陈建国. 药理学. 9版. 北京:人民卫生出版社,2018.
[3] 王开贞,于天贵. 药理学. 7版. 北京:人民卫生出版社,2014.
[4] 陈树君,秦红兵. 护用药理学. 3版. 北京:人民卫生出版社,2014.
[5] 秦红兵,苏淇淇. 药理学. 3版. 北京:高等教育出版社,2018.